Krafttraining mit Fitnessbändern

von Ronald Thomschke

Ronald Thomschke

Krafttraining mit Fitnessbändern

THERABAND® + BODY-TUBE® + MINIBAND + DEUSERBAND

- » 145 Übungen und Übungsvarianten
- » Alle Übungen mit Angabe der Muskelgruppen
- » Anatomische Abbildungen der Muskeln
- » Übungen für alle Körperregionen
- » Alle Abbildungen in Farbe
- » Fitnessbänder im Vergleich
- » Grundlagen eines erfolgreichen Krafttrainings mit Fitnessbändern
- » Zirkel- und Stationstraining im Vergleich
- » Ideal für Einsteiger und Fortgeschrittene
- » Inklusive Ganzkörper-Partner-Workout

steffen verlag

Einleitung

Die Bedeutung des Krafttrainings bei Erwachsenen hat in den letzten 15 Jahren stark zugenommen. Noch bis zum Anfang der 1990er Jahre wurde klassisches Ausdauertraining im aeroben Bereich mit seinen positiven Auswirkungen auf das Herz-Kreislauf-System und die Fettverbrennung als überlegene Trainingsmethode propagiert. Heute weiß man, dass einige Trainingseffekte überbewertet wurden. Auch ein gesundheitsorientiertes und dosiertes Muskelaufbautraining (= Hypertrophietraining) oder ein Kraftausdauertraining hat eine protektive (schützende) Wirkung auf unser Herz-Kreislauf-System. Wissenschaftliche Studien haben die positiven Auswirkungen dieser spezifischen Trainingsformen belegt.[1] So kann zum Beispiel der altersbedingte Um- und Abbau der Muskulatur, der bereits ab Mitte 30 beginnt, durch ein entsprechendes Training nicht nur verlangsamt werden. Bei einem regelmäßigen Hypertrophietraining mit einer entsprechenden Reizgebung ist ein Muskelaufbau mit entsprechender Steigerung der Muskelkraft in nahezu jeder Altersgruppe möglich. Frühere wie aktuelle Untersuchungen belegen, dass selbst bei Vorschädigungen im Herz-Kreislauf-System ein kontrolliertes Krafttraining absolviert und zur Bekämpfung von Risikofaktoren eingesetzt werden kann.[2]

Eine trainierte Muskulatur ist für alle Alltagsaktivitäten entscheidend, erhöht die körperliche Leistungsfähigkeit und Belastbarkeit, beeinflusst das Herz-Kreislauf-System und den Stoffwechsel positiv, beugt Haltungsschwächen und Dysbalancen vor, erhöht unsere Widerstandskraft, mindert das Verletzungs- und Verschleißrisiko, verbessert die Körperwahrnehmung und stärkt unser Selbstbewusstsein.

Mit diesem Buch möchte ich Ihnen die Vielseitigkeit des Krafttrainings mit Fitnessbändern (Widerstandsbändern) veranschaulichen, Übungen mit unterschiedlichen Bandarten vorstellen und viele praktische Trainingstipps geben.

Ronald Thomschke

1 Siehe u.a. Freerk T. Baumann, Klaus Schüle: Bewegungstherapie und Sport bei Krebs, 1. Auflage, Köln: Deutscher Ärzteverlag, 2008

2 Siehe u.a. B. Bjarnason-Wehrens, W. Mayer-Berger, E.R. Meister, K. Baum, R. Hambrecht, S. Gielen: Einsatz von Kraftausdauertraining und Muskelaufbautraining in der kardiologischen Rehabilitation. Zeitschrift für Kardiologie, Band 93, Heft 5 (2004), Darmstadt: Steinkopff Verlag; R. K. Reibis, A. Schlitt, J. Glatz, E. H. Langheim, M. Guha, M. Halle, A. Boscheri, C. Hegeler-Molkewehrum, H. Völler: Rehabilitation in der Herzinsuffizienz/Rehabilitation in Heart Failure, Stuttgart: Georg Thieme Verlag 2016

Wissenswertes zu Fitnessbändern

Fitnessbänder sind elastische Widerstandsbänder, die auch als Resistance Bands bezeichnet werden. Die Bänder gibt es in den unterschiedlichsten Arten und Ausführungen, die ich nachfolgend beschreiben werde. Zu den bekanntesten Bandarten gehören TheraBänder, Body-Tubes, Mini- und Deuserbänder sowie Superbänder.

Ursprünglich kamen Widerstandsbänder wie das TheraBand in der Physiotherapie und im Rehabilitationssport zum Einsatz. Die ständige Weiterentwicklung der Bänder und die daraus resultierenden unterschiedlichen Bandformen sowie die vielfältigen Einsatzmöglichkeiten sorgten dafür, dass die Bänder seit einigen Jahren auch im klassischen Fitnesstraining und im Krafttraining verwendet werden.

Je nach Hersteller werden die Bänder in verschiedenen Stärken und Längen angeboten. Die Bandstärke beschreibt den Dehnungswiderstand, der durch die Farbe des Bandes gekennzeichnet wird. Ein geringer Dehnungswiderstand bedeutet, dass sich das Band leichter auseinanderziehen lässt und umgekehrt. Beim Training arbeiten Sie gegen den Bandwiderstand und dieser steigt mit der Bewegungsausführung und zunehmender Banddehnung an, bis der maximale Zugwiderstand erreicht ist.

Das Prinzip ist somit sehr einfach: Die Bänder sind elastisch und je weiter sie gedehnt werden, desto größer wird der Widerstand. Auch beim Zurückführen des Bandes in die Ausgangsposition müssen Sie gegen den Widerstand arbeiten.

Im Gegensatz zum Hanteltraining ist das Training mit elastischen Widerstandsbändern sehr sicher, da sie als Trainingsgerät sehr leicht und gut zu führen sind. Aus diesem Grund kommen einzelne Bandarten auch im Rehabilitations- und Seniorensport zum Einsatz. Darüber hinaus fördert ein Workout mit Fitnessbändern neben der Muskelkräftigung die Bewegungskoordination, also das Zusammenspiel zwischen Muskulatur und Nervensystem.

Leicht und handlich, kostengünstig in der Anschaffung, ortsunabhängiges Training, Indoor und Outdoor Training sowie die vielseitigen Trainingsmöglichkeiten sprechen für die Bänder, die in den letzten Jahren stark an Popularität gewonnen haben.

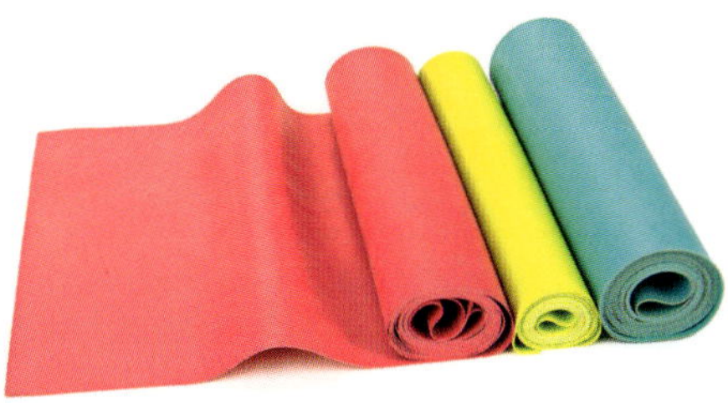

Fitnessbänder in verschiedenen Stärken

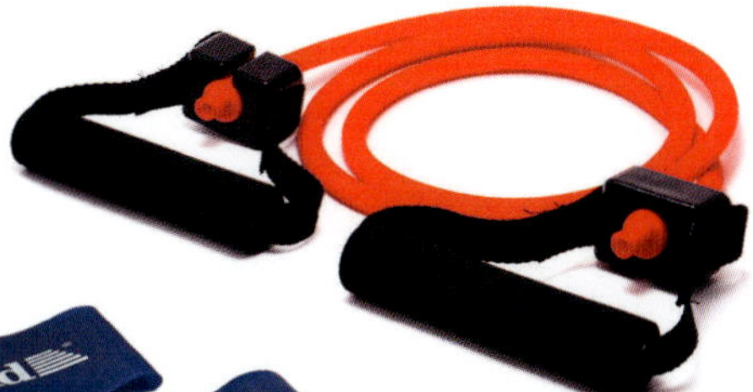

Tubing-Band

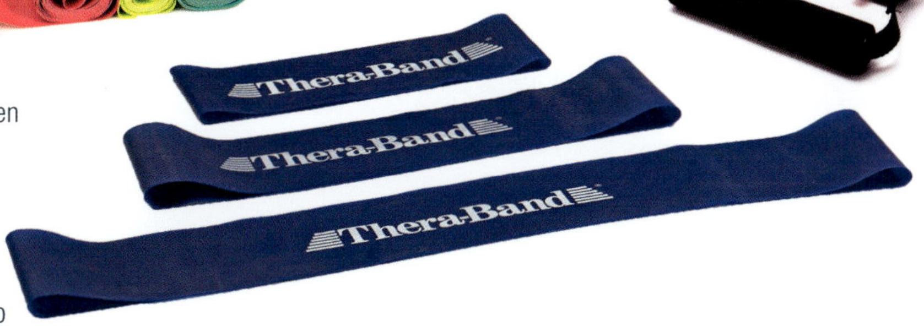

TheraBand Loop

Fitnessbänder im Vergleich

TheraBand

Das TheraBand wurde 1978 in den USA entwickelt und zuerst von Physiotherapeuten eingesetzt. Mit Hilfe der flachen Bänder, die auch als Gymnastikbänder bezeichnet werden, werden Übungen zur Verbesserung der Körperhaltung, zur Mobilisation einzelner Gelenke sowie zum Muskelaufbau ausgeführt. Der Name TheraBand stammt von der gleichnamigen Firma und wird heute aufgrund seiner Bekanntheit als Inbegriff für elastische Widerstandsbänder verwendet. Die Latex-Bänder gibt es in unterschiedlichen Stärken, die durch bestimmte Farben gekennzeichnet sind.

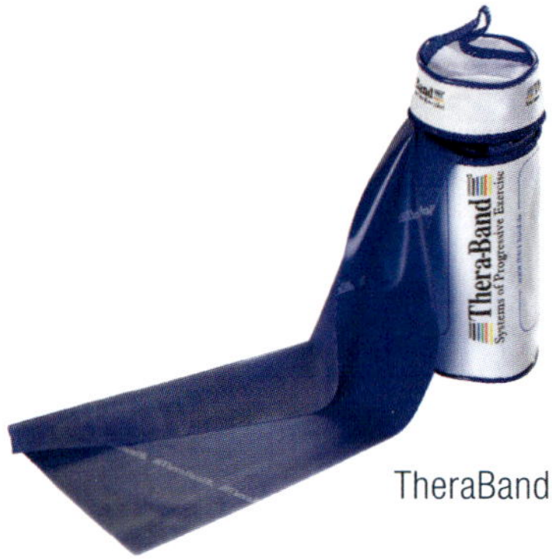

TheraBand Übungsband

Die Wahl der richtigen Bandstärke

Bei der Wahl der richtigen Bandstärke stellt sich die Frage, ob es überhaupt die passende Stärke für jeden Sportler gibt. Diese Frage muss mit NEIN beantwortet werden, da zum Beispiel für Kräftigungsübungen der Beine ein stärkeres Band erforderlich ist als für das Schulter-, Arm- und Rückentraining. Grundsätzlich sollten Sie in der Lage sein, eine Übung mit dem Band 15 Mal zu wiederholen. Danach sollten Sie spüren, dass die Muskeln gefordert wurden und entsprechend gearbeitet haben. Ist das nicht der Fall, wählen Sie ein Band mit einer höheren Bandstärke. Haben Sie keins zur Hand, nehmen Sie das Band doppelt, was auch den Widerstand verdoppelt.
Die Original TheraBänder werden in acht verschiedenen Farben beziehungsweise Stärken angeboten.
Im Handel finden Sie Bänder von vielen verschiedenen Herstellern. Da jeder Produzent Farben

Die Original TheraBänder werden in acht verschiedenen Farben beziehungsweise Stärken angeboten

Farben	Band-Widerstand	Einsatz
beige	sehr gering	zur Rehabilitation nach Verletzungen oder Operationen
gelb	gering	Seniorensport, Rehabilitationssport, Physiotherapie
rot	mittel	Physiotherapie, Freizeitsport
grün	mittelstark	Freizeitsport, leichtes bis mittleres Muskeltraining
blau	stark	mittleres bis anspruchsvolles Muskeltraining
schwarz	sehr stark	anspruchsvolles Muskeltraining
silber	super stark	Krafttraining und Leistungssport
gold	maximal stark	Krafttraining und Leistungssport

und Bandstärken selbst kombiniert, können Sie sich nicht grundsätzlich an der Farbgebung der TheraBänder orientieren. Beachten Sie unbedingt die Angaben in der Beschreibung, auf der Verpackung oder auf den Bändern.

Wie lang muss ein Band sein

Die flachen Bänder unterscheiden sich nicht nur in Farbe und Stärke, sie werden auch in unterschiedlichen Längen angeboten. Sie können TheraBänder fertig zugeschnitten von einem bis drei Metern Länge kaufen. Empfehlenswert sind Bänder mit einer Länge von mindestens zwei Metern. Sie sind vielseitiger einsetzbar als kurze Bänder und der Bandwiderstand lässt sich erhöhen, indem das Band doppelt gelegt wird.
Alternativ werden TheraBand-Rollen angeboten. Diese sind zwar wesentlich teurer als zugeschnittene Bänder, aber auch sehr praktisch, da Sie sich die Bänder entsprechend Ihrer Körpergröße und an die Übungen angepasst zuschneiden können.

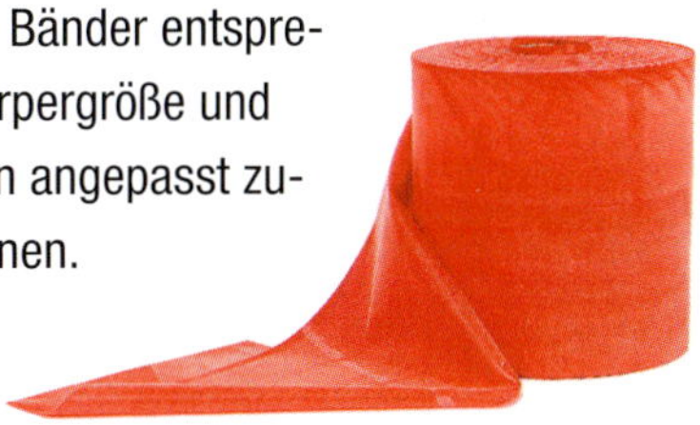

Pflege und Materialien

Klassische TheraBänder bestehen in der Regel aus Naturlatex. Das Material zeichnet sich durch eine hervorragende Dehnfähigkeit und eine sehr gute Haltbarkeit aus. Um diese Eigenschaften zu erhalten, müssen die Bänder regelmäßig mit Talkum oder Puder gepflegt werden. Bei stärkeren Verschmutzungen waschen Sie die Bänder mit Wasser und einem milden Reinigungsmittel und pudern sie nach dem Trocknen wieder ein.
Kommt es beim Training mit den Bändern zu einer allergischen Hautreaktion, kann der Naturlatex die Ursache sein. Alternativ verwenden Sie dann die latexfreien TheraBänder. Sie sind den Originalbändern in Stärke und Farbcodierung nachempfunden.
Auch viele der nachfolgend beschriebenen Bandarten wie Minibänder oder Tubes gibt es latexfrei. Sie können diese in Sanitätshäusern und diversen Online-Shops kaufen. Die latexfreien Bänder müssen nicht gepudert werden und verkleben auch nicht.

TheraBand Rollenware

TheraBand CLX

Eine Weiterentwicklung des klassischen TheraBandes ist das CLX-Band. Es besteht aus aneinandergereihten Schlaufen, die direkt in das Band eingearbeitet sind. Die Schlaufen ermöglichen eine einfache Fixierung des Bandes an Händen, Füßen und Beinen. Aus der einfachen Fixierung ergeben sich weitere Trainingsmöglichkeiten. Auch das häufig als unangenehm empfundene „Einschnüren“ der Hände entfällt. Des Weiteren lassen sich die Bänder durch die Schlaufen schnell in der passenden Länge greifen.

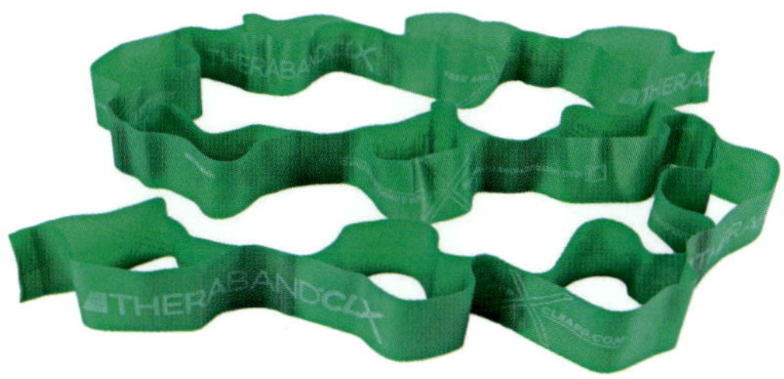

TheraBand CLX Band

Die Stärken der CLX-Bänder entsprechen den TheraBand-Stärken. Sie sind in der typischen TheraBand-Farbcodierung gelb, rot, grün, blau, schwarz, silber und gold erhältlich. Die Bänder sind latexfrei.

Tubes

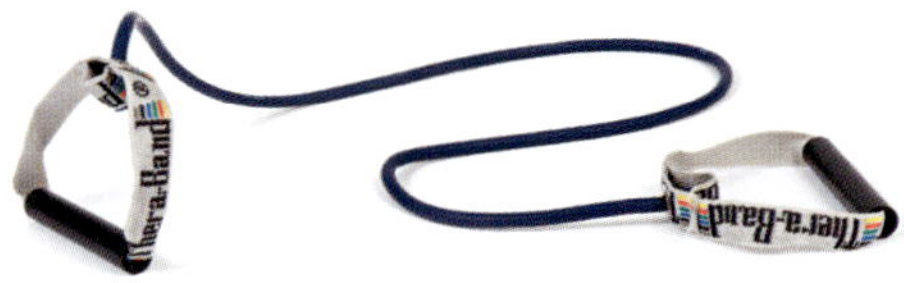

TheraBand Bodytrainer Tubing mit festem Griff

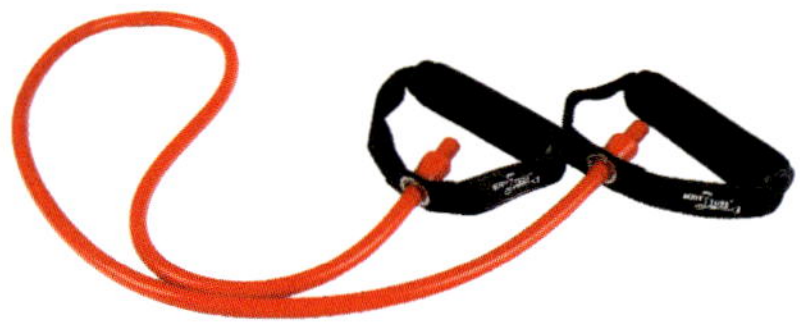

Dittmann Body-Tube mit Schaumstoffgriffen

Im Gegensatz zu den flachen TheraBändern bestehen Tubes – auch Body-Tubes, Bodytrainer Tubings oder Tubing-Bänder genannt – aus einem schlauchartigen Gummi und werden in der Regel mit Griffen ausgeliefert. Dadurch lassen sie sich besser greifen und sind während der Übungsausführung leichter zu halten. Bereits bei den Griffen gibt es unterschiedliche Modelle: Sie können zwischen variablen Schlaufengriffen, festen Griffen aus Kunststoff und gepolsterten Schaumstoffgriffen wählen. In Bezug auf die Handhabung im Training bevorzuge ich feste Griffe beziehungsweise feste Griffe mit Schaumstoffpolsterung. Sie liegen im Vergleich zu den Schlaufengriffen besser in den Händen und schnüren diese nicht ein, was insbesondere beim Training mit hohen Widerständen von Vorteil ist. Ebenso wie die flachen Gymnastikbänder zeichnen sich alle Arten von Tubes durch eine hohe Elastizität aus.

Bandstärken

Entsprechend den TheraBändern gibt es Tubes in unterschiedlichen Stärken beziehungsweise Widerstandsstufen und Farben. Sie werden von verschiedenen Herstellern angeboten. Die Farbgebung in Kombination mit dem Widerstand ist recht unterschiedlich. Meist kennzeichnen die Farben beige und gelb Bänder mit einem geringen Widerstand. Dann folgen grüne und rote Bänder. Sie zeichnen sich durch einen mittleren bis hohen Widerstand aus. In der höchsten Kategorie finden Sie blaue und schwarze Tubing-Bänder, die einen extrem hohen Widerstand aufweisen. Beachten Sie unbedingt die Verpackungs- beziehungsweise Beschreibungsangaben. Latexfreie Varianten sind auch hier erhältlich.
Die Wahl der richtigen Bandstärke richtet sich wieder nach Ihrem individuellen Trainingszustand und ist von der auszuführenden Übung abhängig.

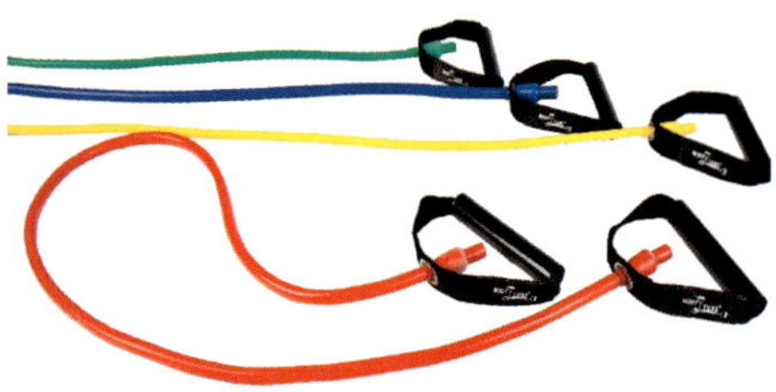

Dittmann Body-Tubes in unterschiedlichen Stärken

Tubes im Set

Beim Training mit den Tubes werden Sie schnell feststellen, dass Sie für Bein- und Rückenübungen vielleicht ein stärkeres Band als für Arm- und Schulterübungen verwenden können. Auch bei einem regelmäßigen Training werden Sie nach einigen Wochen die leichten Anfänger-Bänder gegen Bänder mit einem höheren Widerstand ersetzen wollen. Da der Widerstand eines ein-

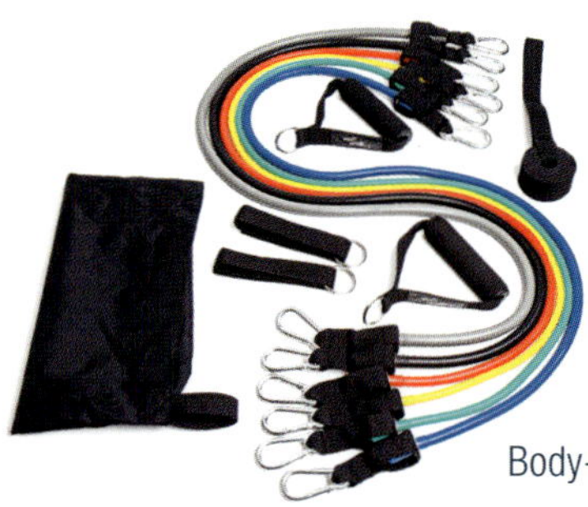

Dittmann
Body-Tubes im Set

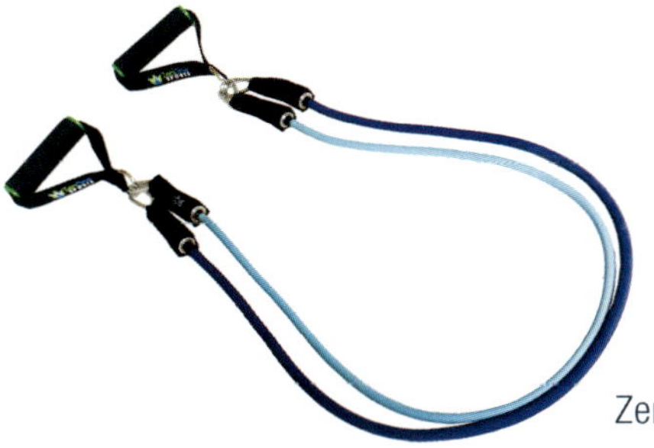

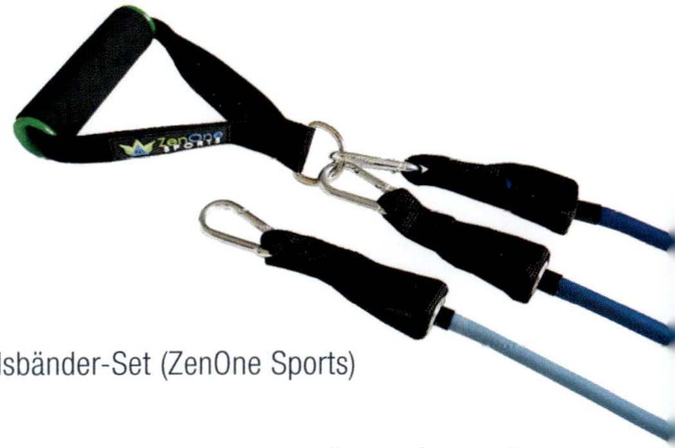

ZenBands Widerstandsbänder-Set (ZenOne Sports)

zelnen Bandes nicht zu ändern ist, benötigen Sie für die individuelle Trainingsgestaltung immer mehrere Bänder unterschiedlicher Stärke. Bevor Sie sich viele einzelne Bänder anschaffen, sollte Sie als Alternative ein Set in Betracht ziehen.

Ein Tube Set besteht meist aus vier bis sechs Schlauchbändern unterschiedlicher Stärke beziehungsweise unterschiedlicher Widerstandsstufen. Die Bänder besitzen an beiden Ende Karabinerhaken und lassen sich problemlos in die dazugehörenden Griffe einklinken. Sie können somit individuell den Widerstand festlegen und selbst entscheiden, wie viele Bänder Sie in die Griffe einhängen. Die Einsatzmöglichkeiten sind ausgesprochen vielfältig und durch die individuelle Wahl des Widerstands sind die praktischen Sets für Frauen und Männer jeden Alters und Leistungsstands geeignet. Zudem enthalten die Sets in der Regel noch zwei Fußschlaufen und einen Türanker. Dieses Zubehör ist sehr sinnvoll und erweitert das Trainingsspektrum. Im Kapitel „Zubehör für Fitnessbänder" wird insbesondere der Einsatz von Türankern detailliert erläutert.

Miniband

Bandeigenschaften

Im Gegensatz zum klassischen TheraBand ist das Miniband, auch Rubberband oder Loopband genannt, geschlossen und deutlich kürzer. Die Bänder gibt es in verschiedenen Längen (25 bis 50 Zentimeter), Breiten (3 bis 7 Zentimeter) und Stärken. Sie werden von einer Vielzahl an Herstellern angeboten.

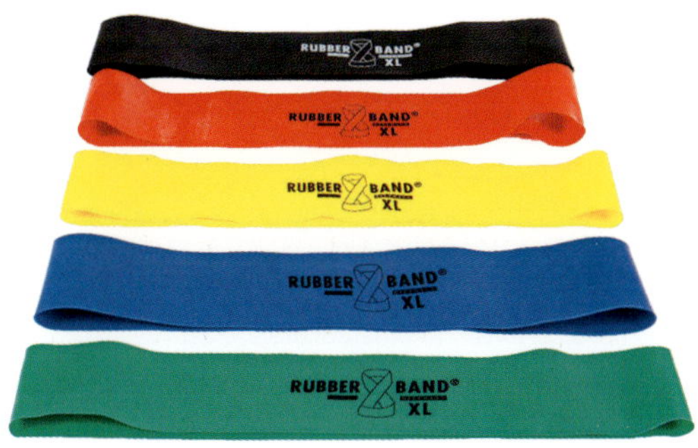

Dittmann Rubberband

Das Miniband ist ein kleines Allround-Trainingsgerät. Sie können es zur Kräftigung von Armen und Beinen einsetzten, aber auch in ein Lauftraining, in dynamische Warm-Ups oder in ein Körpergewichtstraining integrieren. Die Bänder kommen sogar in der Aerobic zum Einsatz. Das Anwendungsprinzip ist sehr einfach. Sie spannen das Miniband um die Beine oder Arme und setzen es durch Abspreizen unter Spannung. Je weiter Sie das Band auseinanderziehen, desto größer wird der Widerstand. (Siehe Abbildung Seite 12)

Da es sehr klein ist und kaum Platz benötigt, passt es in jede Tasche. Somit kann man es jederzeit mitführen und zuhause, im Sportstudio oder auch im Freien nutzen.

Das Training gegen den Bandwiderstand kräftigt

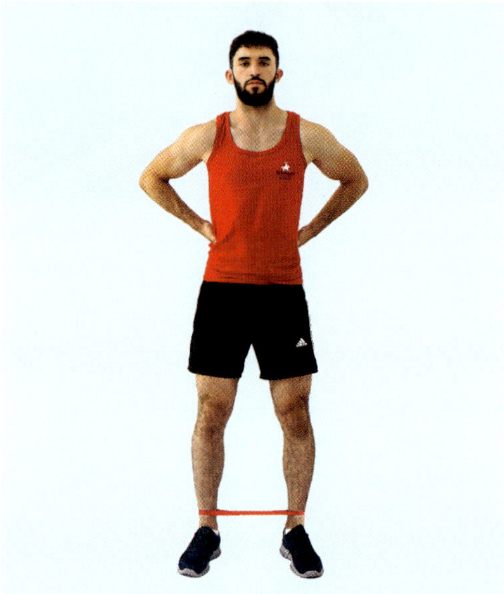

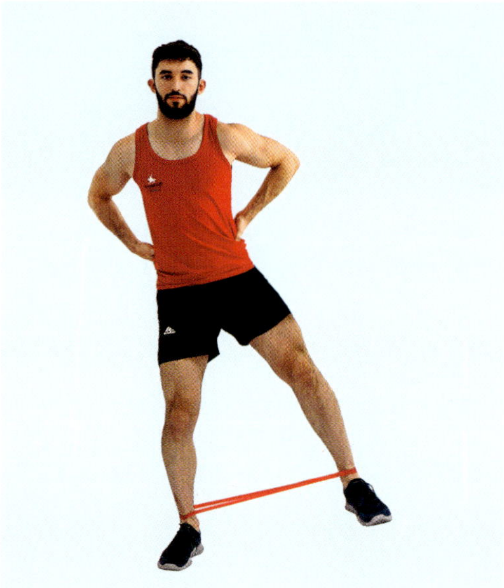

Beinabduktion im Stand, Übungsbeschreibung Seite 98–99

nicht nur die sichtbare Oberflächenmuskulatur. Führen Sie die Übungen mit dem Miniband in instabilen Positionen aus, zum Beispiel im Einbeinstand, werden auch die kleinen, tiefliegenden Muskeln aktiviert. Sie stärken Ihre Tiefenmuskulatur und sorgen damit für mehr Körperstabilität und Balance.

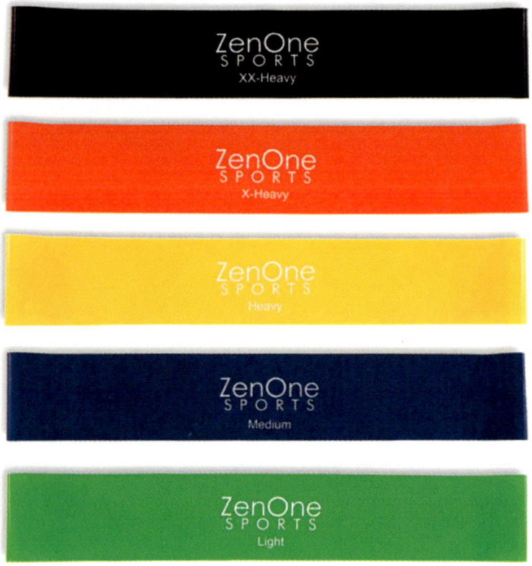

ZenLoops (ZenOne Sports)

Bandstärken

Wie beim TheraBand und Body-Tube gibt es auch bei den Minibändern unterschiedliche Stärken. Die Farbcodierung ist nicht einheitlich und lässt häufig keine Rückschlüsse auf den Stärkegrad beziehungsweise Widerstand zu. Beachten Sie dazu immer die Angaben auf den Bändern oder der Verpackung. Zusammenfassend lässt sich sagen, dass das Training mit Minibändern funktionell ist und, je nach Übungsausführung, die Oberflächen- und Tiefenmuskulatur anspricht. Zudem erlauben die Übungen ein gelenkschonendes Training. Darüber hinaus kann durch die verschiedenen Bandstärken jeder auf seinem individuellen Level trainieren.

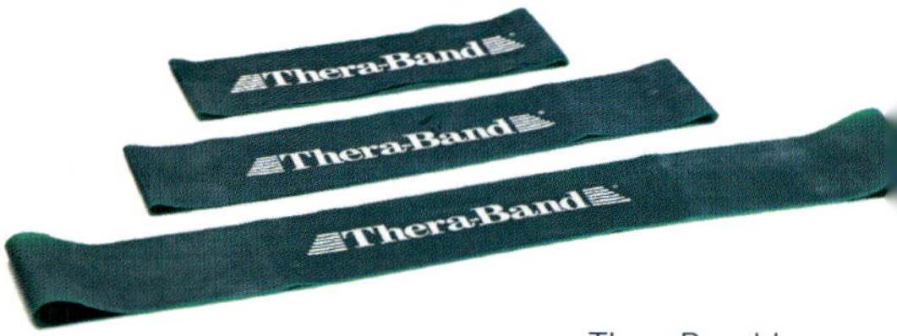

TheraBand Loop

Deuserband und Deuserband Light

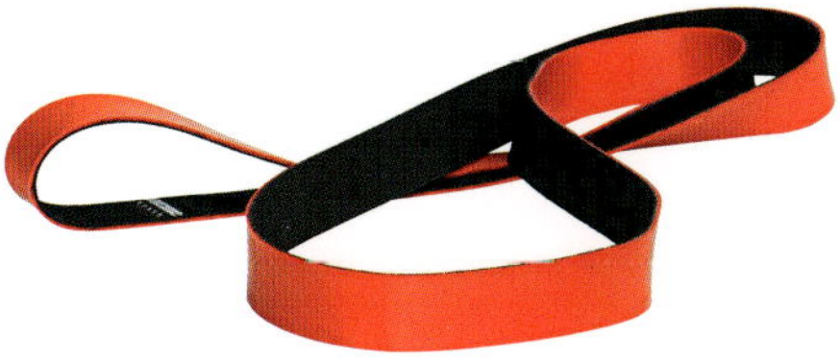

Original Deuser Band

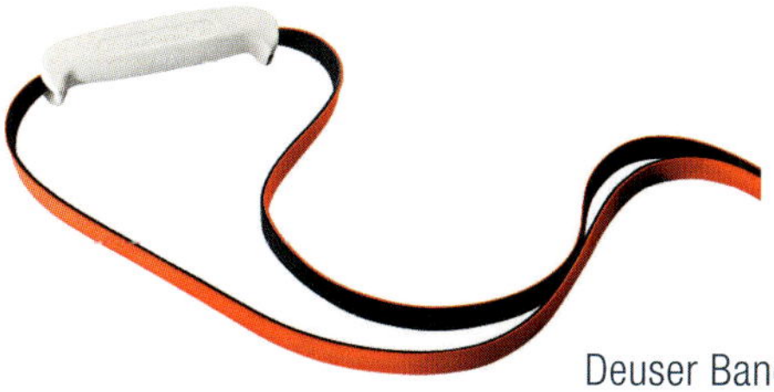

Deuser Band Light

Das Deuserband wurde ab 1967 in der Rehabilitation, im Ausdauertraining und zur Kräftigung der Muskulatur eingesetzt. Es handelt sich um ein ringförmig geschlossenes Trainingsband aus Naturkautschuk, das durch seine Dicke einen hohen Widerstand bietet. Der Name geht auf Erich Deuser zurück, der unter anderem die deutsche Fußballnationalmannschaft von 1951 bis 1982 betreute. Deuser war einer der Ersten, der die Vorteile des Trainings mit elastischen Bändern erkannte und zu nutzen wusste. Auf Grundlage der Eigenschaften von Fahrradschläuchen entwickelte er ein Kautschukband, das durch seine Elastizität und Stärke vielfältige Einsatzmöglichkeiten bot und sogar beim Krafttraining zur Anwendung kam. Da sich das Training mit den neu entwickelten elastischen Bändern bewährte, können wir heute aus einer großen Anzahl unterschiedlicher Bandausführungen und Stärken wählen.

Bandeigenschaften Deuserband

Auch das Original Deuser Band® kommt immer noch zum Einsatz. Das 3 bis 3,5 Zentimeter breite und im ungedehnten Zustand circa ein Meter lange Band hat eine klassische Ringform. Es wird in den Farben rot/schwarz angeboten und ist an der Innenseite geriffelt, um eine gute Griffigkeit zu gewährleisten. Durch seinen Zugwiderstand von bis zu 24 Kilogramm wird das Deuserband im Kraft-, Stabilisations- und Schnellkrafttraining eingesetzt. Auch beim kraftbasierten Ergänzungs- beziehungsweise Ausgleichstraining zu Spielsportarten wie zum Beispiel Fußball ist es unabkömmlich. Selbst bei klassischen Kniebeugen oder Liegestützen kann der Widerstand durch den Einsatz des Bandes erhöht und die Belastung intensiviert werden. Im Gegensatz zum Thera-Band sind die Übungen mit dem Deuserband in der Regel nicht ganz so einfach auszuführen. Die Bandform und der hohe Zugwiderstand ermöglichen zwar ein sehr gutes Muskeltraining, erfordern aber auch gleichzeitig einige Kenntnisse im Umgang mit dem Deuserband. Trainingseinsteiger sollten deshalb mit einfachen Übungen starten, bei denen sie nur Arme oder Beine gegen den Widerstand des Bandes drücken.

Bandeigenschaften Deuserband Light

Alternativ trainieren Sie mit dem Deuserband Light. Die Light-Version des Bandes ist schmaler und hat eine um 40 Prozent verminderte Zugkraft. Zudem verfügt das Light-Band über zwei Handgriffe, die das Halten und dadurch auch den Übungseinsatz vereinfachen. Die Bandlänge entspricht mit einem Meter der Länge des Original Deuserbandes. Auch beim Material wird Kautschuk eingesetzt.

Superband

Elastische Bänder in Schlaufen- beziehungsweise Ringform werden inzwischen von vielen Herstellern unter diversen Bezeichnungen wie zum Beispiel Superband, Powerband oder Pull-Up-Band angeboten. Je nach Einsatzgebiet – zum Beispiel als zusätzlicher Widerstand beim Bankdrücken und Kreuzheben oder als Klimmzughilfe – haben die Bänder unterschiedliche Breiten und Stärken sowie Elastizitäten. Auch die Bandlängen können unterschiedlich ein. Besonders häufig finden Sie jedoch Bandlängen von circa einem Meter.
Der Bandwiderstand beziehungsweise die Zugkraft in Kilogramm wird bei den Powerbändern durch die Bandbreite bestimmt. Diese beträgt circa ein bis acht Zentimeter.

Superbänder werden jedem Leistungsniveau gerecht und eignen sich in der Praxis für unterschiedlichste Anwendungen im Rücken- und Lauftraining, Functional Training, Crosstraining oder im Krafttraining.

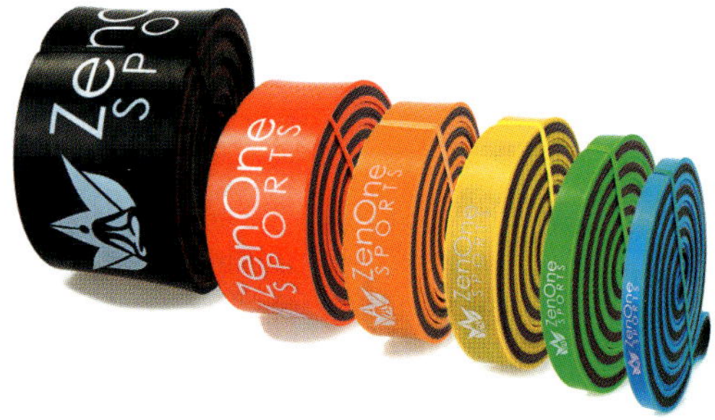

ZenBands Power (ZenOne Sports)

Zubehör für Fitnessbänder

Türanker

Im Praxisteil finden Sie Übungen, bei denen das Trainingsband zur Übungsausführung an einem festen Gegenstand fixiert werden muss. Wickeln Sie das Band um Geländer, Sofafüße oder Bettpfosten, kann es durch scharfe Kanten leicht beschädigt werden und reißen. Zudem befinden sich die Bänder bei derartigen Fixierungen nicht immer in der optimalen Trainingshöhe. Zur Lösung dieses Problems bieten sich Türanker an. Mit ihrer Hilfe lassen sich TheraBänder variabel und sicher befestigen. Besonders flexibel sind Türanker mit integriertem Karabinerhaken. Hier können Sie problemlos auch Body-Tubes, Mini- oder Deuserbänder einhängen, vorausgesetzt der Karabiner hat eine entsprechende Größe.
Die Installation des Türankers ist schnell und einfach auszuführen. Sie legen den Türanker über die Tür und schließen diese. Verwenden Sie aus Sicherheitsgründen nur stabile Türen, die sicher

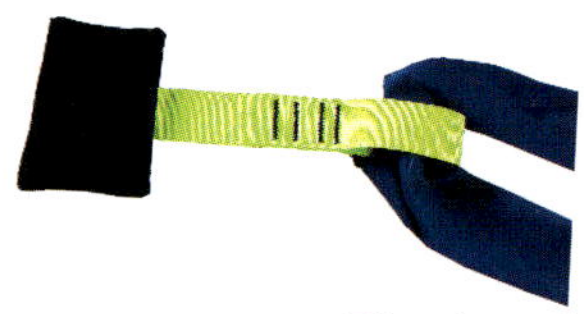

Türanker mit Schlaufe

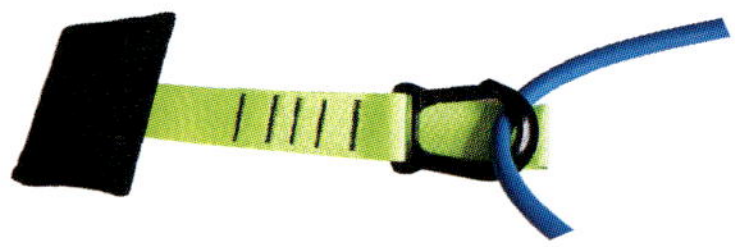

Türanker mit Schlaufe und Karabinerhaken

schließen. Damit niemand aus Versehen die Tür öffnet, schließen Sie diese ab.
Die Schlaufe des Türankers, durch die Sie das TheraBand ziehen, muss sich immer in Schließrichtung der Tür befinden. Die Zugbelastung kann sich dann während des Trainings über die Auflagefläche des Türblatts auf den Rahmen verteilen. Für Beinübungen klemmen Sie den Türanker seitlich zwischen Türblatt und Rahmen ein. Prüfen Sie vor Trainingsbeginn immer die Festigkeit des Türankers.

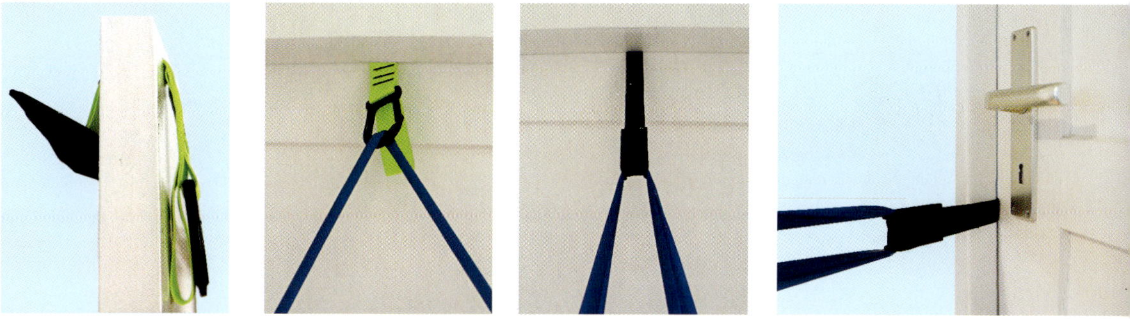

Vier Beispiele zur Befestigung von Türankern

Verwenden Sie einen Türanker mit Karabiner, achten Sie darauf, dass der Karabiner beim Einklemmen des Türankers immer auf dem Band des Türankers liegt und nicht gegen die Tür schlagen kann.
Die praktischen Türanker ermöglichen es, die Übungsvielfalt deutlich zu erhöhen und flexibel zwischen verschiedenen Bandtypen zu wechseln. Sie sind schnell und leicht zu installieren. Zudem sind Türanker relativ klein, leicht zu transportieren und günstig in der Anschaffung. Ideal für das Training zuhause und unterwegs.

Fuß- und Handschlaufen

Auch Fuß- und Handschlaufen erweitern die Trainingsmöglichkeiten und können als Griffe, Verbindungsstücke zu Karabinerhaken oder als Fixierungshilfen eingesetzt werden. Insbesondere beim Training mit TheraBändern können Schlaufen eine Wicklung überflüssig machen und einen besseren Halt ermöglichen. Dadurch können auch Personen mit geringer Greifkraft effektiv trainieren.

Wicklung und Fixierung

Damit Ihnen die flachen TheraBänder bei den Übungen nicht aus den Händen rutschen oder die Hände unangenehm eingeschnürt werden, sorgt die richtige Wicklung für den entsprechenden Halt. Legen Sie das Band flach auf die Hände, sodass die Bandenden Richtung Daumen zeigen.

Dann wickeln Sie das Band ein- bis zweimal um die Hände. Es fixiert sich durch die Wickeltechnik und Sie können auch während der Übungsausführung die Finger gestreckt halten. Wenn Sie möchten, halten Sie das Band zusätzlich mit dem Daumen.

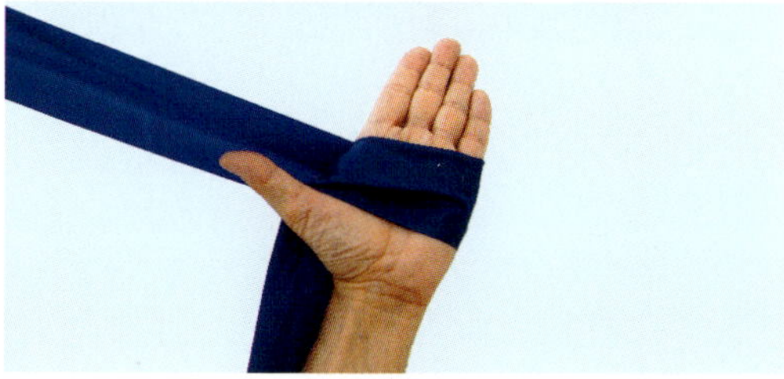

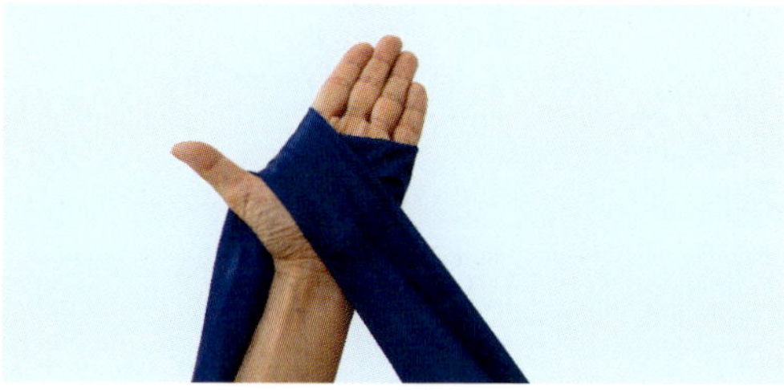

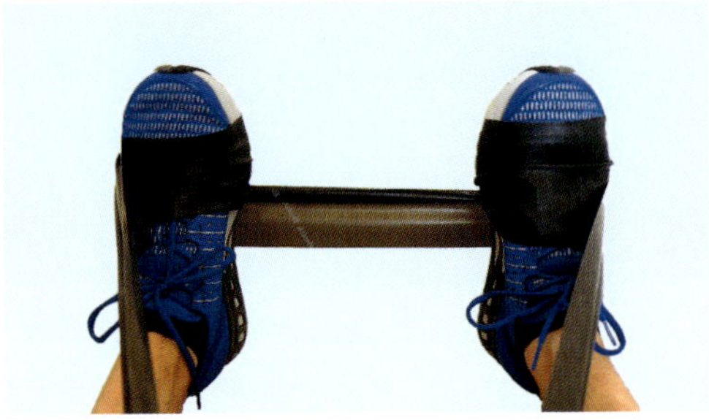

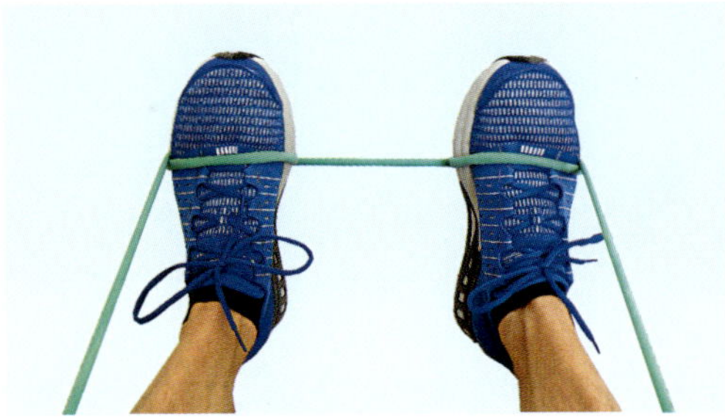

Achten Sie auch bei der Fixierung am Fuß darauf, dass das Übungsband nicht abrutschen und, wenn es unter Spannung, steht zurückschlagen kann. Dazu wickeln Sie das Band einmal um den Mittelfuß und greifen dann die Bandenden mit den Händen. Diese Methode können Sie beim TheraBand, dem Body-Tube oder dem Deuser- und Superband anwenden.

Fazit

Mit welchem Band Sie trainieren, hängt letztendlich von Ihren Trainingszielen, den Übungen und Ihrem Trainingsstand ab. Möchten Sie als ambitionierter und fortgeschrittener Sportler Kraft und Muskelmasse aufbauen, sind Tubing Sets, die robusten Deuser- und Superbänder sowie starke Minibänder Ihre erste Wahl. Wer noch nicht mit Widerstandsbändern trainiert hat, benutzt zuerst TheraBänder, Body-Tubes und Minibänder geringer und mittlerer Stärke. Die korrekte Übungsausführung mit den Bändern steht dabei im Vordergrund. Zudem müssen Sie sich an das Training mit wechselnden Widerständen unter Spannung gewöhnen.

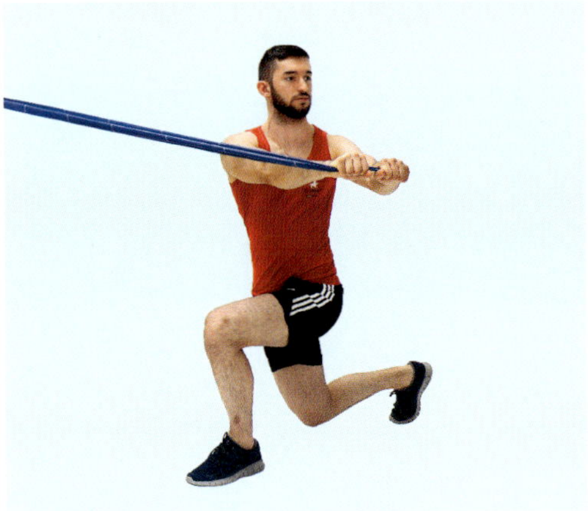

Übungsbeispiel mit TheraBand
(Ausfallschritt mit Rumpfdrehung, Seite 133)

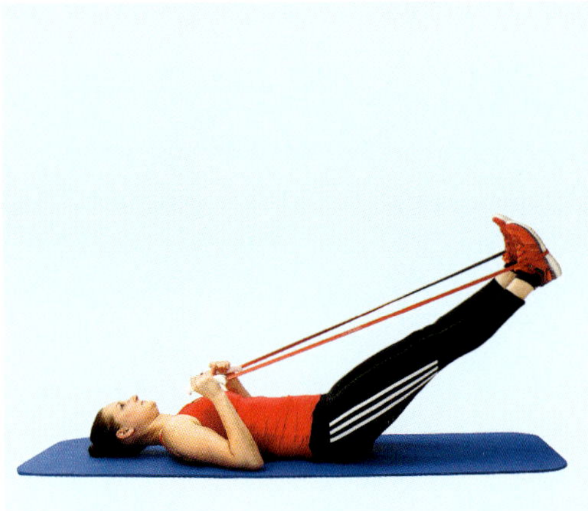

Übungsbeispiel mit Deuserband
(Beinpressen, Seite 111)

Vorteile des Fitnessband-Trainings

Prinzip des progressiven Widerstands

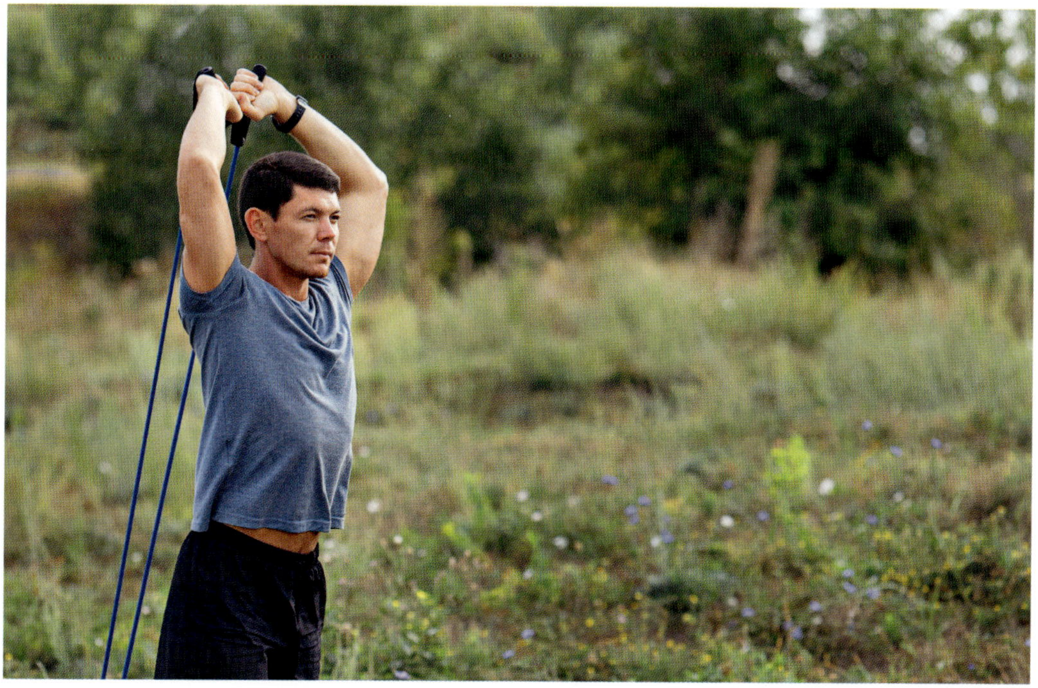

Aus Sicht der Muskelkräftigung und des Muskelaufbaus (Hypertrophie) kann Ihnen ein Training mit Widerstandsbändern einige nennenswerte Vorteile bieten. Im Kapitel „Wissenswertes zu Fitnessbändern“ habe ich bereits erläutert, dass der Widerstand des Bandes größer wird, je weiter Sie es dehnen. Das ist ein wesentlicher Unterschied zum Training mit freien Gewichten, wie zum Beispiel Kurzhanteln. Hanteln gibt es zwar in den unterschiedlichsten Gewichtsabstufungen, aber jede Hantel hat ein festes Gewicht. Beim Training mit einer Zehn-Kilogramm-Hantel bleibt demzufolge auch das Gewicht über den gesamten Bewegungsablauf einer Übung gleich. Führen Sie die gleiche Übung mit einem Widerstandsband aus, so arbeitet Ihre Muskulatur gegen den Bandwiderstand, der umso größer wird, je stärker Sie das Band dehnen. In der Regel erreichen Sie bei TheraBändern und Body-Tubes den größten Widerstand bei einer Banddehnung von circa 250 bis 300 Prozent. Fachlich bezeichnet man das als Prinzip des progressiven Widerstands. Einfach gesagt: Die größte Last liegt auf den letzten Zentimetern, bevor Arme oder Beine die Endposition erreichen und sich die Bewegung umkehrt. Vorteilhaft ist zudem, dass der Bandwiderstand mit zunehmender Dehnung langsam und gleichmäßig ansteigt. Das sorgt nicht nur für optimale Trainingsbedingungen, sondern ermöglicht auch den Einsatz in neuen Trainingsformen wie zum Beispiel Functional Training oder Crossfit.

Synergistisches Training

Einsteiger und Wiedereinsteiger profitieren von den Kraft-Workouts mit elastischen Widerstandsbändern in vielerlei Hinsicht. Wählen Sie zum Einstieg ein Band mit einer geringen bis mittleren Stärke, um die Bewegungsabläufe gut kontrollieren und über einen großen Bewegungsradius ausführen zu können. Insbesondere die Übungsausführung in großen beziehungsweise maximalen Bewegungsradien sorgt dafür, dass neben der Zielmuskulatur die stabilisierenden und unterstützenden Muskeln (Synergisten) gefordert werden und Sie gleichzeitig Ihre Beweglichkeit trainieren.

Sehen wir uns die Muskeln noch etwas genauer an: Jeder Muskel hat einen sogenannten Gegenspieler. Dieser sorgt dafür, dass eine Bewegung auch in die Gegenrichtung ausgeführt werden kann. Die Synergisten unterstützen Spieler und Gegenspieler bei ihrer Tätigkeit. Ein Beispiel dazu finden Sie im folgenden Kapitel.

INFO: Synergist

Als Synergist wird ein Muskel bezeichnet, der die Bewegung eines anderen Muskels ermöglicht, unterstützt und sogar verstärkt. Er hat die gleiche anatomische Funktion, ist an der Bewegung beteiligt und sorgt als Stabilisator für eine präzise Bewegungssteuerung. Somit übt er auch eine Schutzfunktion aus, indem er Gelenke stabilisiert und vor Überlastungen schützt. Ein synergistisches Training bezieht mehrere Muskeln ein. Ein Muskel entfaltet die Kraft, während andere Muskeln stabilisieren und ihn dabei unterstützen. Erst dadurch ist es dem Menschen möglich, bei allen Bewegungen im Alltag oder beim Sport Kraft gezielt und effektiv einzusetzen.

Intermuskuläre Koordination

Die intermuskuläre Koordination beschreibt das Zusammenwirken verschiedener Muskeln innerhalb eines Bewegungsablaufes. Dabei kommt dem Zusammenspiel von Agonist (Spieler) und Antagonist (Gegenspieler) besondere Bedeutung zu. Der Agonist übt eine aktive Kontraktion aus und ist somit maßgeblich an der Bewegung beteiligt. Der Antagonist führt gleichzeitig eine Gegenbewegung aus, die in Funktion eines Mitspielers die Bewegung abbremst oder steuert beziehungsweise dosiert oder stoppt. Die Synergisten wiederum unterstützen unter anderem die Bewegung des Agonisten.

Sehen wir uns dazu ein Trainingsbeispiel an: Bizeps-Curls mit dem Deuserband.

Die genaue Beschreibung der Übung finden Sie auf Seite 74.

Im hüftbreiten Parallelstand stehen Sie auf dem Trainingsband und greifen mit den Händen in das Band. Die Arme werden körpernah Richtung Boden gestreckt und sind in den Ellenbogengelenken leicht angewinkelt. Die Handflächen zeigen nach vorn oben. Das Trainingsband ist vorgespannt.

Beugen Sie nun gleichzeitig beide Arme, führen Sie die Hände in Richtung der Schultern und

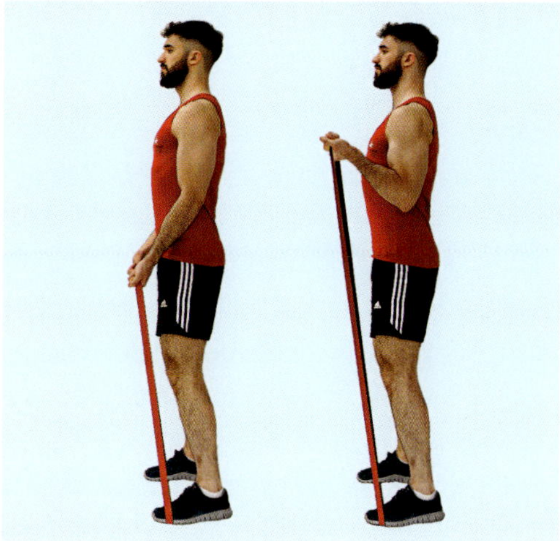

Bizeps-Curls mit Deuserband

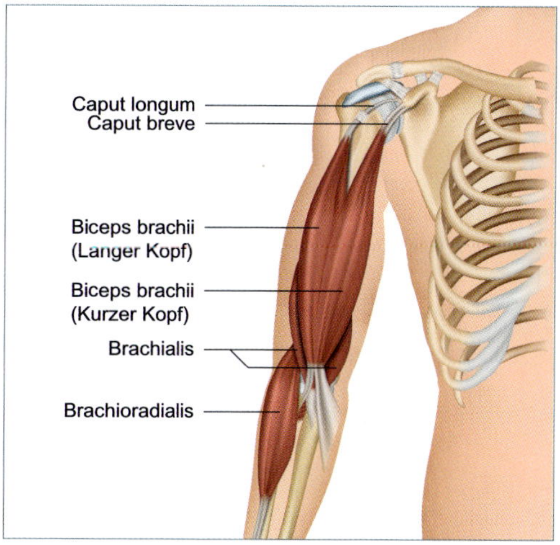

Anatomie Armmuskulatur

kontrahieren Sie die Bizeps (der Musculus biceps brachii ist ein relativ dicker Muskel, der aus zwei Köpfen besteht). Sie üben die Funktion des Agonisten aus. Neben den Bizeps sind an der Armbeugung noch weitere Muskeln beteiligt: am Oberarm der Musculus brachialis (Oberarmmuskel) und am Unterarm der Musculus brachioradialis, der auch als Oberarmspeichenmuskel bezeichnet wird, obwohl er am Unterarm sitzt. Diese beiden Muskeln unterstützen die Bizeps bei der Armbeugung als Synergisten. Zusammen mit den Bizeps bilden sie die Armbeugemuskulatur.

Gleichzeitig mit der Armbeugung muss die Armstreckmuskulatur, der Trizeps (Antagonist), sich dehnen. Je besser alle Muskeln zusammenarbeiten, desto effektiver und kraftvoller ist die Bewegung. Ziel ist es, die Muskulatur immer so zu trainieren, dass ein Gleichgewicht zwischen Agonist und Antagonist vorhanden ist.

Universelles Ganzkörpertraining

Bereits mit einem TheraBand oder Body-Tube können Sie eine Vielzahl von Übungen für unterschiedliche Muskelgruppen ausführen. Haben Sie mehrere Bänder mit unterschiedlichen Zugstärken zur Hand, so können Sie allen Muskeln – von den Beinen, über Gesäß, Bauch, Brust und Rücken bis zu den Schultern und Armen – wirksame Trainingsreize zukommen lassen. Von Kraftausdauer über Fettabbau und Körperformung bis hin zum Muskelaufbau bieten Widerstandsbänder eine Alternative zum Training mit freien Gewichten oder an Maschinen. Die meisten bekannten Übungen aus dem Krafttraining wie Rudern, Kniebeugen, Schulterpressen, Brustpressen oder Reverse Flys lassen sich alternativ zum Hantel- oder Maschinentraining mit einem Widerstandsband ausführen.

Dabei eignen sich die Bänder nicht nur für die Kräftigung und den Aufbau verschiedenster Muskelgruppen. Nahezu jeder Bewegungsablauf kann mit einem Widerstandsband nachgebildet und intensiviert werden. Dadurch können Sie das eine oder andere Band auch bei Yoga und Pilates sowie in der Aerobic einsetzen. Zudem ist ein Indoor- und Outdoortraining möglich. Flexibler kann ein Sportgerät nicht sein.

Krafttraining mit Fitnessbändern

Die vielfältigen Vorteile des Trainings mit Fitnessbändern habe ich im vorherigen Kapitel erläutert. Sehen wir uns nun genauer an, wie die Bänder beim Krafttraining eingesetzt und zum Beispiel in Kniebeugen, Schulter- oder Brustdrücken und Ruderübungen integriert werden. Auch wenn die Übungsausführung mit den Bändern der Übungsausführung mit Kurz- oder Langhanteln sehr ähnlich ist, möchte ich noch einmal darauf verweisen, dass Sie bei der Verwendung von Widerstandsbändern nicht mit einem konstanten Gewicht beziehungsweise Widerstand trainieren. Dazu möchte ich das Trainingsbeispiel „Bizeps-Curls mit dem Deuserband" (Seite 74) erneut aufgreifen. Führen Sie diese Übung mit einer Hantel aus, liegt die größte Last in der Bewegungsmitte, wenn sich der Unterarm im 90-Grad-Winkel zum Oberarm befindet. Nicht so beim Training mit Widerstandsbändern. Hier steigt die Last beziehungsweise der Widerstand immer weiter an, je stärker Sie das Band dehnen. Dadurch wird am Ende der Bewegung der größte Widerstand erzeugt. Das beeinflusst nicht nur die Bewegungsgeschwindigkeit, sondern aktiviert auch viele Muskelfasern. Zudem lassen sich die Bänder in alle Richtungen ziehen und drücken. Daraus resultierend können Sie klassische Rückenübungen, wie zum Beispiel Rudern, mit Drehungen und Rotationsbewegungen kombinieren. Das Training wird vielseitiger und funktionell. Alles, was Sie dazu brauchen, sind Bänder unterschiedlicher Stärke, einen Türanker zum Befestigen der Bänder und Motivation.

Bewegungs- und Haltephasen

In der Regel führen Sie bei den Übungen mit den Widerstandsbändern gleichartige Teilbewegungen aus. Der Bewegungsablauf lässt sich dann in zwei Bewegungsphasen einteilen, zwischen denen eine Haltephase liegen kann.

Orientieren wir uns dazu an den Bildern. In der Ausgangsposition im aufrechten Stand auf dem Band werden die Bandenden mit den Händen gehalten und die Arme auf Schulterhöhe um circa 90 Grad angewinkelt. Sie befinden sich in einer Haltephase (statische Phase) beziehungsweise in einer haltenden Anspannungsphase, da das Band bereits unter Spannung steht.

Mit der ersten Bewegung werden nun die Arme gegen den Bandwiderstand gerade nach oben gestreckt. Der Widerstand ist umso größer, je stärker das Band in der Ausgangsposition gedehnt war. Ihre Muskeln müssen den Widerstand überwinden, sie führen somit eine konzentrische Kontraktion aus. Diese Bewegung wird deshalb auch als konzentrische Bewegungsphase bezeichnet. Am Endpunkt können Sie wieder eine kurze Haltephase einbauen oder sofort in die Gegenbewegung übergehen.

Beim Zurückführen der Arme in die Ausgangsposition befinden Sie sich in der nachgebenden (exzentrischen) Bewegungsphase. Da der Zugwiderstand des Bandes erhalten bleibt, müssen Ihre Muskeln ihm entgegenwirken.

Möchten Sie Ihre Muskeln richtig fordern und alle Muskelfasern in das Training einbeziehen, arbeiten Sie gezielt mit kurzen Haltephasen zwi-

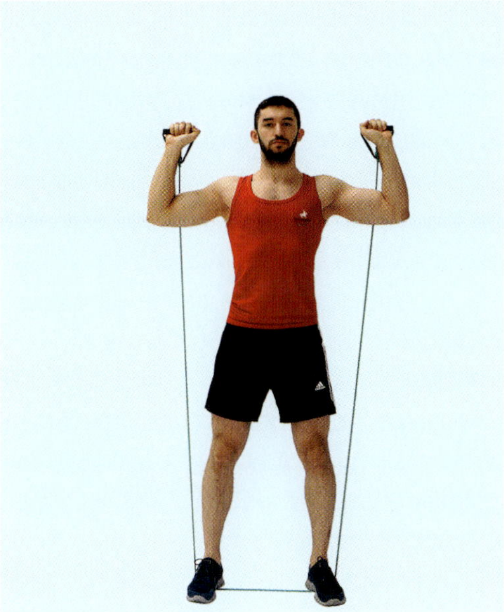 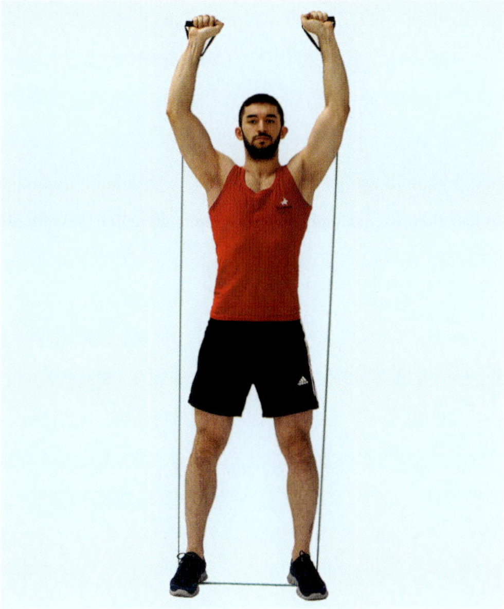

Schulterdrücken, Übungsbeschreibung Seite 61

schen den Bewegungen. Das fördert nicht nur die Koordination zwischen Agonist und Antagonist, sondern verbessert auch das Zusammenspiel der einzelnen Muskelfasern innerhalb eines Muskels, was wiederum die Kraftentwicklung verbessert. Beachten Sie dazu die Hinweise in den folgenden beiden Abschnitten.

Bewegungsgeschwindigkeit

Die Bewegungsgeschwindigkeit ist beim Muskelaufbautraining eher langsam und gleichmäßig. Die Dauer der einzelnen Bewegungsphasen beträgt in der Regel zwei Sekunden. Da beim Krafttraining mit starken Bändern und dementsprechend hohen Widerständen trainiert wird, sind schnellere Bewegungen bei richtiger Bewegungsausführung praktisch nicht möglich.

Nach mehreren Übungswiederholungen und voranschreitender Muskelermüdung, kann sich die Bewegungsgeschwindigkeit in der konzentrischen Phase weiter verlangsamen. Sie benötigen bei exakter Übungsausführung dann drei Sekunden, um die Arme gegen den Bandwiderstand zu strecken.

Aber auch in der exzentrischen Phase, also beim kontrollierten Absenken der Arme bis zur Ausgangsposition, kann die Bewegungsgeschwindigkeit so weit verringert werden, dass dieser Vorgang bis zu vier Sekunden dauert. Bemerkenswert daran ist, dass gerade beim Nachgeben des Widerstandes beziehungsweise Ablassen des Gewichtes sehr viele Muskelfasern stark stimuliert werden. Setzen Sie diese Impulse regelmäßig in bestimmten Abständen, wird die Leistungsfähigkeit der Muskulatur weiter erhöht. Auch Sehnen und Bänder profitieren, da sie in dieser Phase gezielter angesprochen werden. Sogar die Muskelflexibilität wird positiv beeinflusst. Im Gesundheitssport und der Rehabilitation nutzt man diese Vorteile seit längerer Zeit, um Muskeln zu kräftigen, Sehnen und Bänder zu stärken oder Muskulatur nach Verletzungen aufzubauen.

Auch im Krafttraining wird gerne exzentrisch trainiert, nachdem diverse Studien bestätigen, dass eine hohe exzentrische Belastung den Muskelaufbau fördert. Trotz aller Vorteile möchte ich das Training mit Schwerpunkt auf der exzentrischen Bewegung Kraftsporteinsteigern nicht empfehlen. Es besteht die Gefahr einer Muskelschädigung durch Überlastung sowie der Verletzung des faserigen Bindegewebes, der Sehnen und Bänder. In der Rehabilitation und im Physiosport stellt sich das etwas anders dar, da die Übungen immer unter Anleitung ausgeführt werden.

Wer jedoch schon einige Zeit regelmäßig Kraft trainiert, kann periodisch den Schwerpunkt auf das exzentrische Training legen. Die Regenerationszeit beziehungsweise Erholungsphase nach dem Training kann sich dadurch jedoch verlängern. Als Alternative bieten sich statische Phasen zwischen den Bewegungen an. Allein durch das Halten der Spannung wird der Aktivierungsgrad der Muskulatur weiter erhöht. Die statische Phase zwischen den Bewegungen sollte dann zwei Sekunden dauern.

Kurz gesagt: Das Krafttraining mit Widerstandsbändern kann je nach Übung mit und ohne Haltephasen ausgeführt werden. Die Bewegungsphasen (konzentrische und exzentrische Phase) dauern in der Regel zwei Sekunden. Trainieren Sie mit Haltephasen, besteht die Übungsausführung aus drei Phasen.

Konzentrische Phase: überwinden des Bandwiderstands durch auseinanderziehen = 2 Sekunden

Haltephase: halten der Bandspannung = 0 oder 2 Sekunden

Exzentrische Phase: dem Zusammenziehen des Bandes entgegenwirken = 2 Sekunden

Anzahl der Sätze und Wiederholungen

Beim klassischen Muskelaufbautraining mit Gewichten werden in der Regel drei bis maximal sechs Sätze (Serien) pro Übung ausgeführt. Wobei Einsteiger ein bis drei Sätze, Fortgeschrittene drei bis vier Sätze und Leistungssportler und Bodybuilder mehr als vier Sätze absolvieren. Beim Bodybuilding werden die Widerstandsbänder häufig als Zusatzwiderstand beim Bankdrücken oder Rudern genutzt, da sich die Bänder sehr gut an Langhanteln anbringen lassen.

In Bezug auf die Satzanzahl können Sie sich trotz einiger Unterschiede zum Training mit Gewichten an diesem orientieren. Führen Sie zum Beispiel ein klassisches Drei-Satz-Training aus, absolvieren Sie je Satz acht bis zwölf, maximal 15 technisch korrekte Wiederholungen.

Bei mehr als 15 Wiederholungen befinden Sie sich bereits im Übergangsbereich zwischen einem Muskelaufbautraining und einem Kraftausdauertraining.

Die Übungsausführung muss immer technisch korrekt sein, denn die Körperhaltung und die Bewegungsausführung spielen beim Training eine entscheidende Rolle. Machen Sie sich deshalb vor Übungsbeginn mit den Bewegungsabläufen vertraut.

Steuerung der Intensität

Auch wenn Sie schnell Muskeln aufbauen möchten, verwenden Sie nicht gleich sehr starke Bänder. Wählen Sie bei jeder Übung den Bandwiderstand so, dass er Ihrem aktuellen Leistungsniveau entspricht und Sie drei Sätze mit mindestens zehn Wiederholungen sauber ausführen können. Im Anschluss sollte die Muskulatur erschöpft sein. Ist das nicht der Fall, verwenden Sie ein stärkeres Band oder umgekehrt. Sie steuern die Intensität somit zunächst über die Bandstärke und dann über die Übungsauswahl.

Einzelne Übungen wie zum Beispiel „Seitheben der Arme" (Seite 48) können mit angewinkelten oder gestreckten Armen absolviert werden. Die Variante mit gestreckten Armen ist schwerer im Vergleich zu der Variante, bei der die Arme um 90 Grad angewinkelt bleiben.

In vielen Publikationen wird die Intensität prozentual zur Maximalkraft angegeben. Praktisch ist das zwar möglich, setzt jedoch einen Maximalkrafttest für einzelne Übungen beziehungsweise Muskelgruppen voraus.

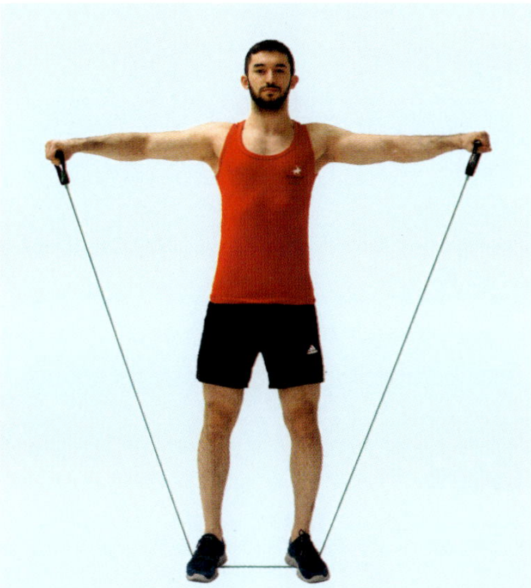

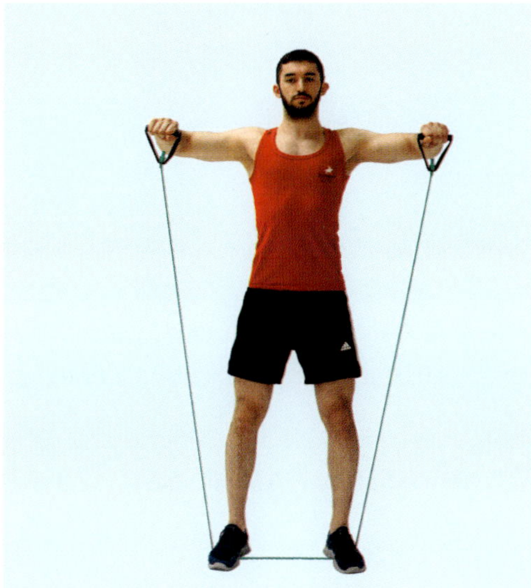

Seitheben mit gestreckten und angewinkelten Armen

INFO: Maximalkraft

Die Maximalkraft ist die höchste Kraft, die Muskeln und Nervensystem bei einer Kontraktion beziehungsweise gegen einen Widerstand bei einmaliger Ausführung aufbringen können. Das bedeutet: Wie viel Widerstand beziehungsweise Gewicht können Sie maximal bei einer vollständigen Ausführung überwinden. 60 Prozent Maximalkraft ermöglichen circa 18 Wiederholungen, 65 Prozent circa 15 Wiederholungen, bei 80 Prozent sind circa sechs bis acht Wiederholungen möglich. Zugleich bildet die Maximalkraft die Grundlage anderer Kraftformen wie Kraftausdauer, Schnellkraft oder Reaktivkraft.

Je höher die Intensität, desto weniger Wiederholungen einer Übung werden ausgeführt.
Orientieren wir uns noch einmal am klassischen Drei-Satz-Training mit jeweils zehn Wiederholungen. Hier wird die Intensität bei circa 70 bis 75 Prozent der Maximalkraft liegen, wenn Sie die Ausführung als schwer empfinden. Dieser Belastungswert wirkt sich positiv auf das Muskelwachstum aus, stärkt das Herz-Kreislauf-System und fördert die Fettverbrennung. Grundsätzlich erreicht man muskelaufbauende Effekte ab einem Wert von mindestens 60 Prozent der Maximalkraft.
Insbesondere Einsteiger müssen zuerst herausfinden, mit welchem Band Sie trainieren und welche Bandstärke Sie verwenden, um sich entsprechend zu fordern. Dabei achten Sie nicht nur auf die korrekte Übungsausführung, sondern auch auf eine entsprechend hohe Intensität, ohne sich jedoch zu überfordern. Gleichzeitig müssen Sie lernen, die Intensität des Trainings über Ihr subjektives Belastungsempfinden zu steuern. Die entsprechenden Informationen dazu kommen unter anderem aus den Muskeln, von der Atmung und Herzfrequenz oder der Körpertemperatur. Beachten Sie diese und trainieren Sie regelmäßig, schulen Sie Ihre Körperwahrnehmung und lernen schnell, mit der gewünschten Intensität zu trainieren und das Belastungsniveau einzuschätzen.

Pausen

Zwischen den Sätzen legen Sie kleine Pausen von ein bis drei Minuten ein. Dabei handelt es sich lediglich um Richtwerte. Eine optimale Pausenlänge gibt es nicht. Sie ist unter anderem abhängig vom Schweregrad der Übung (wie viele Muskeln beansprucht werden), von persönlichen Voraussetzungen wie Alter, Geschlecht oder dem Trainingszustand. Testen Sie es individuell aus.

Trainingshäufigkeit und Trainingslänge

Ein zu häufiges Training kann ebenso wie ein zu seltenes Training der Grund dafür sein, dass Sie ein gesetztes Ziel nicht erreichen. Gerade Anfänger möchten schnell Erfolge sehen und trainieren dafür mehrere Tage hintereinander. Der Erfolg bleibt aber aus, da Muskeln nicht während des Trainings, sondern zwischen den Trainingseinheiten wachsen. Gerade beim Muskelaufbautraining wird der Körper stark belastet und benötigt demzufolge genügend Zeit, um sich zu erholen. Einzelne Muskeln oder Muskelgruppen benötigen nach einem Training bis zu 48 Stunden, um sich zu regenerieren. Berücksichtigen Sie diese Zeiten bei der praktischen Trainingsumsetzung, ist ein drei- bis viermaliges Training pro Woche machbar, auch wenn Sie nach jeder Trainingseinheit einen Erholungstag einplanen.
Einsteigern empfehle ich zwei Ganzkörpertrainingseinheiten mit Widerstandsbändern pro Woche. Nach dem Training planen Sie mindestens zwei Tage zur Regeneration ein. Die notwendigen Informationen zum Thema Regeneration finden Sie ab Seite 39.
Wenn Sie fortgeschritten sind und die einzelnen Bewegungsabläufe sicher beherrschen, können Sie die Anzahl der Trainingseinheit auf drei pro Woche erhöhen und das Training variieren. Dazu teilen Sie es in Unter- und Oberkörpereinheiten

oder nach Muskelgruppen ein. In diesem Zusammenhang möchte ich schon einmal auf den Praxisteil ab Seite 44 verweisen. Damit Sie Ihr Training auch nach Muskelgruppen ausführen können, enthalten die Übungen Hinweise, welche Muskeln beziehungsweise Muskelgruppen einbezogen werden.

Bei einem gesplitteten Trainingsprogramm (Splittraining) ist es praktisch möglich, an zwei oder drei hintereinanderliegenden Tagen Workouts auszuführen. Sie trainieren nur ausgewählte Muskelgruppen, während sich die anderen erholen können. Da Sie nicht den gesamten Körper beanspruchen, können sich zum Beispiel zwei unterschiedliche Workouts für den Ober- und Unterkörper tageweise abwechseln.

Nun stellt sich noch die Frage, wie lange eine Trainingseinheit dauern sollte. Beziehen Sie die Informationen aus den bisherigen Kapiteln zum Muskelaufbautraining mit ein, liegt die optimale Workout-Dauer bei 30 bis 45 Minuten. Die maximale Trainingszeit für Fortgeschrittene beträgt 60 Minuten. Einsteiger trainieren 30 Minuten. Hinzugerechnet wird die Zeit, die Sie für die Erwärmung oder das Stretching am Ende des Workouts benötigen. Länger zu trainieren macht in der Regel keinen Sinn, da Muskeln und Nervensystem in dieser Zeit ausreichend beansprucht werden und die Übungen danach nicht mehr technisch korrekt ausgeführt werden können.

Für den Erfolg des Trainings spielen Regelmäßigkeit und Qualität der Workouts eine wesentlich größere Rolle als lange Trainingszeiten. Im Kapitel „Trainingsorganisation“ ab Seite 29 finden Sie weitere Informationen zu Trainingslängen und Organisationsformen.

Krafttraining mit Widerstandsbändern kann sehr vielfältig und abwechslungsreich gestaltet werden und im Freizeit- und Seniorensport ebenso zur Anwendung kommen wie im Leistungssport. Hervorheben möchte ich, dass die Fähigkeit zur Adaptation an das Krafttraining bis ins hohe Alter erhalten bleibt. Dabei spielt es keine Rolle, ob Sie mit Freihanteln, an Maschinen oder mit Widerstandsbändern trainieren.

Kraftausdauertraining mit Fitnessbändern

Sehen wir uns zunächst an, was ein Kraftausdauertraining beinhaltet und worin die Unterschiede zum Krafttraining bestehen. In der sportlichen Praxis wird die Kraftausdauer meist als Kombination von Kraft- und Ausdauerfähigkeit definiert. Dies bedeutet, dass Sie einerseits Bänder mit einem geringeren Dehnungswiderstand verwenden und andererseits mehr Übungswiederholungen innerhalb eines Satzes absolvieren.

In einem gesundheitsorientierten Training ist es durchaus sinnvoll, Kraft- und Ausdauerfähigkeiten zu kombinieren. Zum einem ist es mit geringeren Widerständen leichter, die exakte Bewegungsausführung zu erlernen und einzuhalten sowie Bewegungskorrekturen auszuführen. Zum anderen beeinflussen höhere Wiederholungszahlen den Muskelstoffwechsel positiv. In der Folge nimmt die muskuläre Leistungsfähigkeit und die Ermüdungsresistenz bei lang andauernden oder sich wiederholenden Belastungen zu. Das wirkt sich nicht nur positiv beim Sport aus, sondern hilft uns auch bei Alltagsbeanspruchungen wie langem Sitzen oder Stehen. Aber nicht nur die Ausdauerfähigkeit der Muskulatur verbessert sich. Auch Sehnen und Bänder können sich im Kraftausdauertraining allmählich der steigenden Kraftbelastung anpassen, ohne überfordert zu werden. Damit schaffen Sie auch die notwendigen Grundlagen für höhere Belastungen, zum Beispiel in einem Krafttraining.

Kurz gesagt: Mit Hilfe eines Kraftausdauertrainings versetzen Sie Ihre Muskeln in die Lage, Kraftleistungen über einen längeren Zeitraum aufzubringen. Kraftausdauertraining verbraucht viele Kalorien, eignet sich sehr gut zur Reduktion von Körperfett, verbessert die lokale Muskelausdauer und strafft das Gewebe. Zudem wirkt sich das Training sehr positiv auf andere Sportarten wie zum Beispiel Schwimmen, Triathlon oder Radfahren im Gelände aus, die ein hohes Maß an Kraftausdauer erfordern. Kraftausdauertraining ist eine spezielle Form des Krafttrainings und wie dieses auch fester Bestandteil des Trainings in nahezu jeder Sportart.

Intensität, Wiederholungsanzahl und Bewegungsgeschwindigkeit

Die Intensität ist beim Kraftausdauertraining im Vergleich zum Krafttraining deutlich geringer. Sie liegt meist zwischen 40 und 60 Prozent der Maximalkraft und kann in Ausnahmefällen bis auf circa 65 Prozent steigen. Gleichzeitig nimmt die Anzahl der Wiederholungen der Übung in einem Satz zu. Sie wählen ein Widerstandsband, das es Ihnen ermöglicht, 15 bis 25, maximal 30 Wiederholungen auszuführen oder trainieren zeitlich gesehen eine bis 1,5 Minuten.

TIPP

Damit Sie nicht immer die Wiederholungsanzahl zählen oder auf die Uhr schauen müssen, empfehle ich die Verwendung eines Intervall-Timers. Die kleinen Zeitgeber ermöglichen Ihnen, Intervalle mit festgelegten Längen (30, 45 oder 60 Sekunden) einzustellen, die sich nach Ablauf durch einen Ton oder eine Vibration bemerkbar machen.

Die einzelnen Teilbewegungen werden beim Kraftausdauertraining meist etwas schneller ausgeführt als beim Krafttraining, dürfen jedoch nicht abgefälscht werden. Zudem wird ohne Haltephase trainiert. Innerhalb von drei Sekunden haben Sie die konzentrische und exzentrische Phase durchlaufen. Es spricht aber auch nichts dagegen, wenn Sie sich beim Kraftausdauertraining an der Bewegungsgeschwindigkeit vom Muskelaufbautraining orientieren (zwei Sekunden für die konzentrische und weitere zwei Sekunden für die exzentrische Bewegungsphase).

Je nach Übung und Bewegungsgeschwindigkeit kann ein Satz mit 20 Wiederholungen demzufolge unterschiedlich lang sein. Unabhängig davon sollten Sie immer auf die technisch korrekte Übungsausführung achten.

Wichtig ist, dass die Belastung am Ende des Satzes – unabhängig davon, ob es 20 oder 25 Wiederholungen sind – deutlich spürbar ist. Mit der dann folgenden kurzen Pause bereiten Sie sich auf den nächsten Satz vor.

Anzahl der Sätze und Pausenlängen

Die Pausen sind beim Kraftausdauertraining im Vergleich zum Krafttraining zwar kürzer, aber wiederum auch abhängig von der Intensität, der Wiederholungsanzahl beziehungsweise Belastungsdauer und dem Trainingszustand. In der Regel starten Sie die nächste Serie nach einer Pause von 30 bis 60 Sekunden. Die relativ kurzen Pausenzeiten zwischen den Serien ermöglichen Ihnen einerseits, sich etwas zu erholen, halten aber andererseits die Herzfrequenz und die muskuläre Belastung so hoch, dass die genannten Vorteile des Kraftausdauertrainings wirksam genutzt werden.

Bezüglich der Serienanzahl im Kraftausdauertraining sind recht unterschiedliche Angaben in der Fachliteratur zu finden. In meiner langen Trainingspraxis mit Gruppen unterschiedlichen Alters konnte ich jedoch feststellen, dass zwei bis drei Sätze auch für Einsteiger möglich sind, wenn die Übungsanzahl zwischen sechs und acht liegt. Fortgeschrittene können bei derselben Übungsanzahl drei bis fünf Sätze absolvieren. Besitzen Sie bereits Trainingserfahrung, so testen Sie es aus und orientieren Sie sich dann an Ihrem Leistungsstand.

Grundsätzlich möchte ich Ihnen empfehlen, für die großen Muskelgruppen wie die Gesäß- und Oberschenkelmuskulatur sowie die Rücken-, Bauch- und Brustmuskulatur mehr Sätze zu absolvieren als für die Schulter- und Armmuskulatur. Zum einen brauchen die großen Muskelgruppen mehr Reize, um sich zu erschöpfen. Zum anderen werden Schultern und Arme bei vielen Rücken- und Brustübungen mit Widerstandsbändern bereits mittrainiert.

In der Praxis können Sie die Anzahl der Sätze und Wiederholungen beim Training einer Muskelgruppe oder bei einem Ganzkörpertraining auch variieren. Arbeiten Sie dann noch mit unterschiedlichen Bandstärken, wird das Training weiter modifiziert. Sie können gezielt Kraft- und Ausdauerimpulse setzen und die Muskulatur immer neu fordern.

Trainingshäufigkeit und Trainingslänge

Unter Berücksichtigung des individuellen Leistungsstandes und der Tatsache, dass sich Ihr Körper an die Belastung gewöhnen muss, empfehle ich Anfängern und Neueinsteigern, ein zweimaliges Kraftausdauertraining pro Woche mit Widerstandsbändern. Mit steigender Trainingserfahrung und entsprechenden körperlichen Anpassungen kann das Trainingspensum nach einigen Wochen erhöht werden. Wer bereits Ausdauersport betreibt oder über Trainingserfahrungen aus anderen Sportarten verfügt, kann mit zwei bis drei Trainingseinheiten pro Woche starten. Fortgeschrittene Sportler können unter Berücksichtigung der Regenerationszeiten (Seite 39) bis zu vier Kraftausdauer-Trainingseinheiten pro Woche umsetzen.

Abschließend stellt sich noch die Frage nach der Trainingslänge. Eine eindeutige Empfehlung gibt es beim Kraftausdauertraining nicht. Die Dauer einer Trainingseinheit kann variabel gestaltet werden und ist somit von Ihren körperlichen Gegebenheiten und Voraussetzungen sowie vom Schwierigkeitsgrad der einzelnen Übungen abhängig. Planen Sie vor Trainingsbeginn, welche Übungen Sie in welcher Reihenfolge absolvieren möchten und welche Ziele Sie verfolgen.

Nur dann ist es Ihnen möglich, Volumen und Intensität bestmöglich den gegebenen körperlichen Voraussetzungen und den Trainingszielen anzupassen. Weitere Informationen dazu finden Sie im folgenden Kapitel „Trainingsorganisation".

Trainingsorganisation

Für ein effizientes Training ist es wichtig, dass Sie die Ausmaße der Belastungen festlegen. Die wichtigsten Parameter wie Anzahl der Trainingseinheiten, Übungswiederholungen, Serien und Pausen beim Kraft- und Kraftausdauertraining habe ich in den vorangegangenen Kapiteln bereits erläutert.

Die folgende Grafik stellt noch einmal zusammenfassend das Verhältnis von Intensität und Wiederholungsanzahl dar.

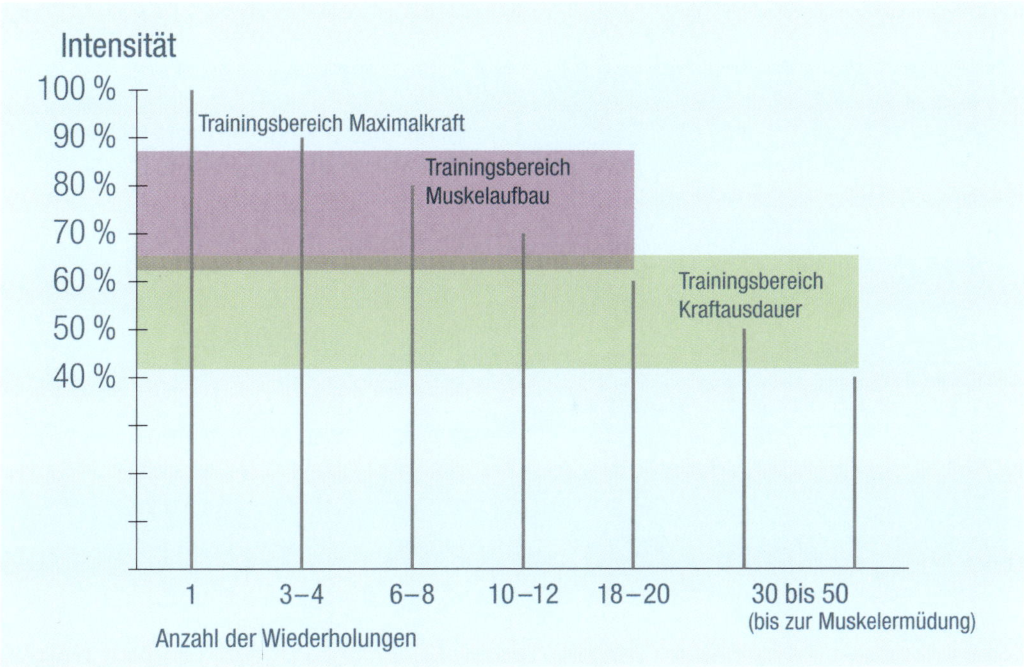

Die dargestellten Werte dienen der Orientierung. Einheitliche oder wissenschaftlich fundierte Vorgaben gibt es nicht, denn ein individuelles Training wird von unzähligen Faktoren – zum Beispiel Trainingsgerät, Bewegungsausführung, Bewegungsgeschwindigkeit – beeinflusst. Je nach Quelle (Bücher, Zeitschriften, Websites) und Erscheinungsjahr kann die Anzahl der Wiederholungen von den Angaben in der Grafik abweichen.

Abschließend legen Sie die Art und Weise fest, wie Sie die einzelnen Übungen absolvieren. Legen Sie den Schwerpunkt auf den Muskelaufbau, empfehle ich ein Stationstraining. Möchten Sie Kraft und Ausdauer kombinieren, sollten Sie ein Zirkeltraining favorisieren.

Stationstraining

Beim Stationstraining werden alle Sätze und Wiederholungen mit entsprechenden Pausen nacheinander ausgeführt. Sie wechseln erst dann zur nächsten Station, wenn alle Sätze zu einer Übung absolviert wurden.

Umsetzung des Stationstrainings

- Als Trainingseinsteiger suchen Sie sich fünf bis sechs Übungen mit Widerstandsbändern aus dem Praxisteil aus, die unterschiedliche Muskelgruppen ansprechen.
- Die erste Übung wiederholen Sie acht bis zwölf Mal. Anschließend pausieren Sie mindestens eine Minute. Dann starten Sie den zweiten Satz und wiederholen die Übung wieder acht bis zwölf Mal. Anschließend wird wieder eine Pause von mindestens einer Minute eingelegt.
- Nach der Pause beginnen Sie mit der zweiten Übung, absolvieren acht bis zwölf Wiederholungen, pausieren, wiederholen die Übung und so weiter. Sie führen ein Stationstraining aus, bei dem Sie jede Station (Übung) zwei Mal wiederholen.
- Je nach Leistungsstand, können Sie vielleicht schon nach sechs bis zehn Trainingseinheiten zu jeder Übung einen dritten Satz hinzufügen. Schätzen Sie sich realistisch ein!
- Wer bereits Erfahrungen mit Krafttraining hat, startet mit acht Übungen und führt drei Sätze je Übung aus.
- Achten Sie unbedingt darauf, dass die Übungen unterschiedliche Muskelgruppen (Rücken, Schultern, Arme, Brust, Bauch, Beine und Gesäß) beanspruchen.
- Egal ob Sie zwei oder drei Sätze ausführen, nach dem letzten Satz sollten Sie spüren, dass Ihre Muskulatur stark beansprucht wurde.
- Da Sie immer mehrere Sätze pro Übung absolvieren, bezeichnet man diese Form des Stationstrainings auch als Mehrsatztraining.

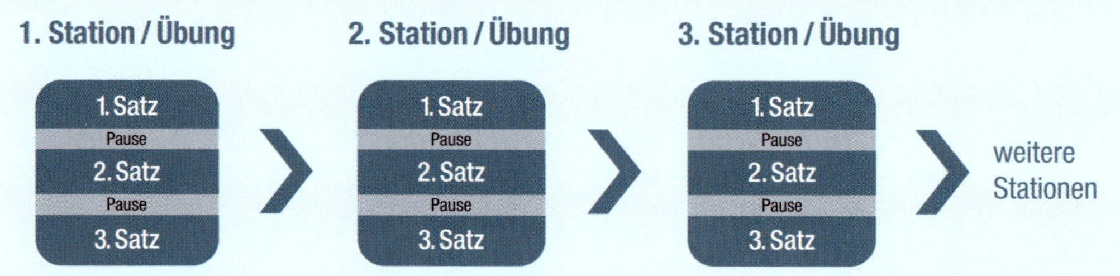

Variation der Trainingsbelastung

Bereits nach fünf bis sechs Wochen regelmäßigen Trainings haben sich Ihre Muskeln an die Übungen gewöhnt. Das Training verliert seine Wirkung, wird monoton und die Leistung stagniert. Nur durch eine Änderung der Belastungsreize kommt es zu weiteren körperlichen Anpassungsprozessen, die neben der Muskulatur auch Sehnen, Bänder, Knochen und Gelenke widerstandsfähiger machen.
Dabei haben Sie eine Vielzahl an Möglichkeiten unter anderem bezüglich der Intensität, des Inhalts und der Zeit:

- Erhöhen Sie die Wiederholungsanzahl pro Satz auf zwölf bis maximal 15.
- Führen Sie pro Übung/Station ein bis zwei weitere Sätze aus.
- Verwenden Sie ein stärkeres Widerstandsband.
- Erhöhen Sie die Anzahl der Stationen.
- Ändern Sie die Übungsreihenfolge.
- Modifizieren Sie die Pausenzeiten.

TIPP

Als Einsteiger tasten Sie sich langsam an das Krafttraining mit Widerstandsbändern heran. Erhöhen Sie zunächst die Wiederholungsanzahl pro Satz. Im zweiten Schritt führen Sie mehr Sätze aus und verwenden dann – zur weiteren Trainingsintensivierung – Bänder mit einem höheren Widerstand.

Zirkeltraining

Auch beim Zirkeltraining handelt es sich um eine Organisationsform, die zur Erreichung bestimmter Trainingsziele eingesetzt werden kann. Da es bei der Umsetzung einige Unterschiede hinsichtlich der Effektivität gibt, wird das Stationstraining beim Muskelaufbau- oder Maximalkrafttraining bevorzugt. Ein Zirkeltraining bietet dafür einige Vorteile beim Ganzkörper- und Kraftausdauertraining.

Das Prinzip des Kraft-Ausdauer-Zirkeltrainings besteht darin, motorische Grundeigenschaften wie Kraft und Ausdauer zu kombinieren und die daraus resultierenden Übungen in einer bestimmten Reihenfolge anzuordnen.

Umsetzung des Zirkeltrainings

- Ein Kraft-Ausdauer-Zirkel kann aus acht bis 15 unterschiedlichen Übungen bestehen, die nacheinander absolviert werden. Dies wird als Zirkel-Durchgang beziehungsweise Zirkel-Durchlauf bezeichnet.
- Jede Übung wird eine bestimmte gleichlange Zeit ausgeführt, in der Regel eine Minute. Alternativ absolvieren Sie eine feste Anzahl an Wiederholungen, zum Beispiel 15 oder 20.
- Die Ausführungsgeschwindigkeit der Übungswiederholungen beträgt drei bis vier Sekunden. Statische Haltephasen werden nicht eingebaut.
- Die Übungsreihenfolge muss gewährleisten, dass unterschiedliche Muskelgruppen trainiert werden, denn die einzelnen Übungen werden ohne nennenswerte Pausen nacheinander absolviert. Kurz gesagt, aufeinanderfolgende Übungen sprechen unterschiedliche Muskeln an.
- Zugleich muss die Übungsreihenfolge garantieren, dass alle großen Muskelgruppen beansprucht werden.
- Die Zeit zwischen den Übungen wird nur zum Einnehmen der entsprechenden Positionen und zum Aufnehmen der Geräte verwendet und sollte somit höchstens 30 Sekunden betragen.
- Nachdem Sie alle Übungen einmal durchlaufen haben, gibt es eine sogenannte lohnende Pause. Dabei erholen Sie sich nicht vollständig. Der zweite Zirkeldurchlauf startet, wenn Sie sich die Belastung gerade wieder zutrauen beziehungsweise der Puls um mindestens ein Drittel niedriger ist als während des Trainings. Die Pause ist somit nur so lang wie nötig und wird in der Praxis je nach Leistungsstand circa drei bis vier Minuten betragen.
- Planen Sie zwei bis drei Trainingstage pro Woche für einen Kraft-Ausdauer-Zirkel ein.

TIPP

Bevor Sie mit dem Zirkeltraining beginnen, sollten Sie sich mit den einzelnen Übungen vertraut machen. Insbesondere für Einsteiger ist es hilfreich, wenn Sie sich Übungskarten anfertigen, die die auszuführenden Übungen in Bildform anzeigen.

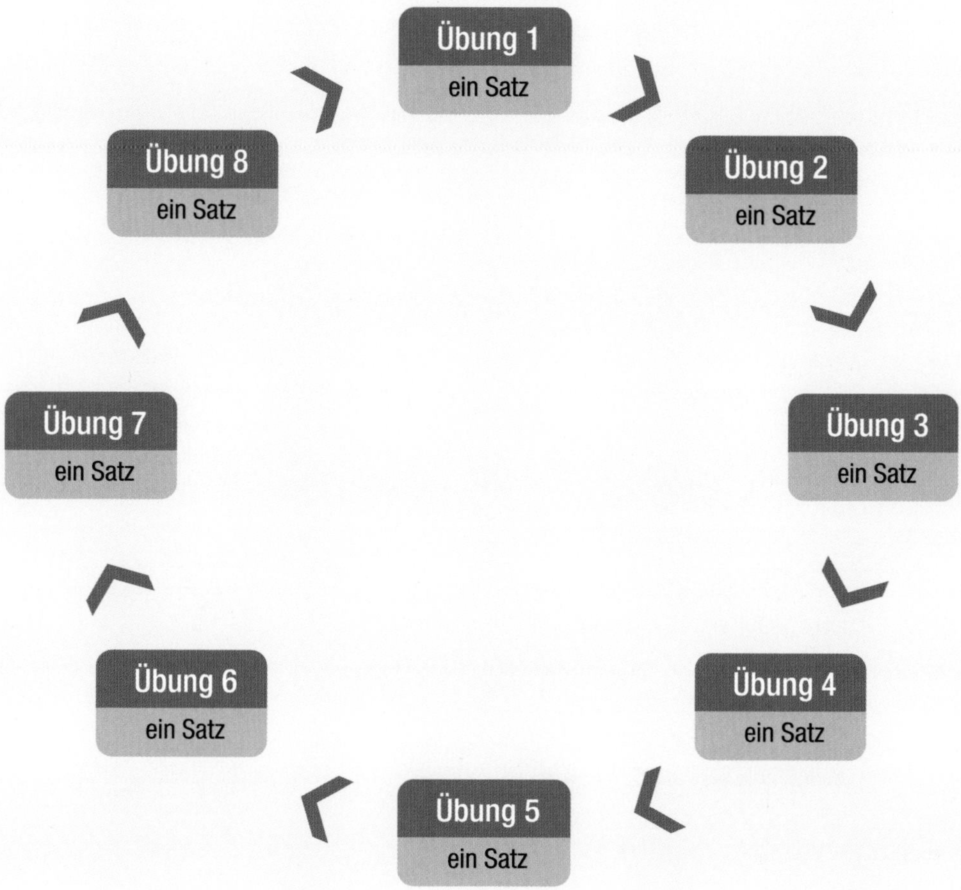

Je besser Sie trainiert sind, desto schneller wird Ihr Puls während der Pause fallen. Somit ist die Pausenlänge nicht nur von der Anzahl der Übungen abhängig und davon, wie anstrengend diese sind, sondern auch von Ihrem Trainingszustand. Sind Sie untrainiert, kann die Pausenlänge bis zu fünf Minuten betragen.

Ob Sie den Zirkel zwei, drei oder vier Mal absolvieren, hängt ebenfalls von Ihrem Trainingszustand, der Übungsanzahl und Übungsbelastung ab.

Die übungsbedingten wechselseitigen Belastungen im Zirkel verhindern, dass einzelne Muskeln überfordert werden. Auch die zeitverzögerte Adaption von Sehnen, Bändern und Knochen wird gewährleistet. Ungeachtet dessen ermöglicht der Zirkel bei entsprechender Übungsauswahl ein effizientes und zugleich abwechslungsreiches Ganzkörpertraining. Aus Sicht der Motivation hat der Zirkel einen großen Vorteil: Mehrere Sportler können gleichzeitig trainieren, was die Motivation erhöht und Spaß macht.

Variation der Trainingsbelastung

Auch der vielfältigste Zirkel verliert nach circa sechs Wochen regelmäßigen Trainings seine Wirkung. Das Herz-Kreislauf-System und die Muskulatur passen sich – wie beim Krafttraining – den Belastungen in dieser Zeit an. Werden keine neuen Trainingsreize gesetzt, bleiben auch hier weitere Fortschritte aus und Sie verlieren an Motivation. Sie müssen die Trainingsbelastung variieren und steigern sowie neue Reize setzen.

Ich möchte Ihnen einige Möglichkeiten aufzeigen:

- Zuerst tauschen Sie die Übungen aus, die Ihnen am leichtesten fallen. Jedoch nicht alle auf einmal. Sie wählen zwei Übungen aus, ersetzen diese durch neue und schwierigere Übungen. Nach zwei Wochen regelmäßigen Trainings tauschen Sie die nächsten zwei Übungen aus. Sie verfahren so, bis der gesamte Zirkel erneuert ist.
- Eine weitere Zirkeländerung kann dadurch erfolgen, dass Sie die Übungsanzahl langsam erhöhen. Starten Sie mit acht Übungen, können Sie nach vier bis fünf Trainingswochen zwei neue Übungen hinzufügen.
- Verkürzen Sie die Zeit zwischen den Übungen von 30 auf 20 Sekunden, steigt die Belastung auch bei gleicher Übungsanzahl.
- Sie intensivieren Ihr Training auch, indem Sie eine dritte oder vierte Zirkelrunde hinzufügen.
- Für optimale Trainingseffekte sollten Sie mindestens zwei Mal pro Woche ein Zirkeltraining absolvieren. Häufigere Trainingsreize bewirken ebenso Fortschritte. Beachten Sie dabei aber auch die Regeneration (Seite 39).

TIPP

Auch wenn Organisationsformen mit den Zielen des Trainings nur bedingt etwas zu tun haben, lassen sich Trainingsintensität und Muskelbeanspruchung in einem Stationstraining gezielter steuern als beim Zirkeltraining. Das bedeutet jedoch nicht, dass ein Krafttraining nach dem Zirkelprinzip keine Erfolge bringt.
Praktisch ist es somit möglich, ein Muskelaufbau- und ein Kraftausdauertraining sowohl als Stationstraining als auch in einem Zirkel auszuführen. In der Durchführung werden Sie jedoch schnell Unterschiede feststellen. Während das Zirkeltraining sehr vielfältig gestaltet werden kann und Sie Schwerpunkte auf Kraft, Kraftausdauer und Ausdauer legen können, punktet das Stationstraining im Bereich Kraft beziehungsweise Muskelaufbau. Für ein effektives Ganzkörpertraining ist es sinnvoll, in festgelegten Intervallen zwischen einem Kraftausdauer- und Hypertrophietraining zu wechseln. Je nach Trainingshäufigkeit empfehle ich Ihnen den Wechsel nach drei bis vier Wochen. Kraftausdauer hat für unsere Leistungsfähigkeit eine größere Bedeutung als das Kraftniveau. In Kombination schaffen Sie die Grundlagen für sportliche Leistungsfähigkeit und Muskeldefinition.

Aufwärmen

Warum Aufwärmen vor dem Training wichtig ist

Auch wenn Sie sich fit fühlen und voller Motivation sind, so gedulden Sie sich einige Minuten und starten Sie Ihr Training zunächst mit dem Aufwärmen. Das Warm-Up vor der eigentlichen Trainingsbelastung ist aus vielerlei Gründen enorm wichtig:

- Atmung und Herz-Kreislauf-System kommen in Schwung, dadurch werden Organe und Gewebe mit mehr Sauerstoff und Nährstoffen versorgt.
- Das Ansteigen der Körpertemperatur während des Aufwärmens fördert die Elastizität von Sehen und Bändern.
- Die intensivere Atmung und die erhöhte Herzfrequenz sorgen dafür, dass Abfallprodukte des Stoffwechsels effektiver abgebaut werden. Damit beugen Sie einer Übersäuerung der Muskulatur vor.
- Die Aufwärmübungen aktivieren das Nervensystem und fördern das Zusammenspiel von Muskeln und Nerven, was bei komplexen Bewegungsabläufen besonders wichtig ist. Zugleich erhöht es Ihre Reaktionsfähigkeit.
- Bereits während des Warm-Ups wird mehr Gelenkflüssigkeit produziert. Die Reibung bei Gelenkbelastungen wird dadurch reduziert und die Gelenkknorpel werden mit Nährstoffen versorgt.
- Die Verletzungsgefahr ist mit einem Warm-Up geringer als bei einem Kaltstart.

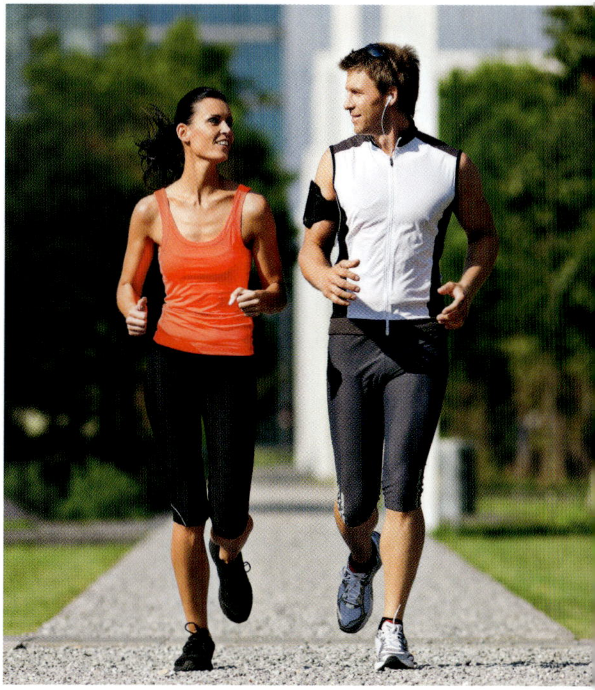

Das richtige Aufwärmprogramm

Klassische Aufwärmübungen wie Laufen (Joggen) auf der Stelle, Beinschwingen im Einbeinstand, Ausfallschritte, Kniebeugen oder auch einfach nur Treppensteigen lassen sich an vielen Orten ohne weitere Hilfsmittel ausführen. Auch Mobilisationsübungen mit vielfältigen Bewegungen der Wirbelsäule in allen Richtungen sowie Streckungen und Beugungen können in das Warm-Up integriert werden. Weiterhin sind Übungen wie Schulter-, Arm- und Fußkreisen auszuführen, da sie die Beweglichkeit der Gelenke trainieren und die umgebende Muskulatur lockern. Grundsätzlich sind alle aktivierenden Übungen geeignet.

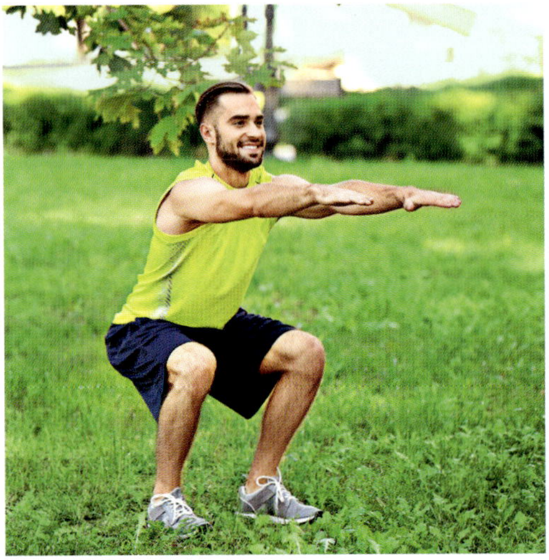

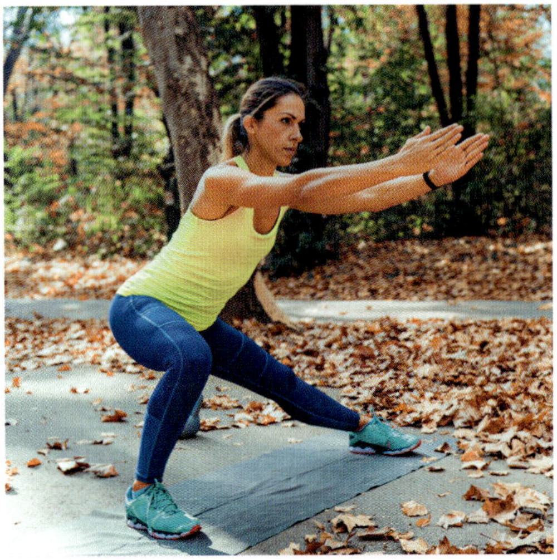

Idealerweise integrieren Sie in das Warm-Up Techniken und Bewegungen, die Sie auch beim Training mit den Widerstandsbändern verwenden. Sie führen dann ein spezifisches Aufwärmprogramm aus. Beinhalten die Übungen mit Widerstandsbändern zum Beispiel Kniebeugen oder Ausfallschritte, absolvieren Sie diese also bereits in Ihrem Warm-Up. Das Gleiche trifft dann für Streckungen und Rotationsbewegungen zu.
Statisches Dehnen ist dagegen nicht geeignet. Es kann sich negativ auf die Leistung der Muskulatur beim Krafttraining auswirken, da diese beim Dehnen mit statisch gehaltenen Positionen in einen Entspannungszustand versetzt wird. Das Gleiche trifft für Übungen mit der Faszienrolle oder mit Faszienbällen zu. Ich empfehle Ihnen statisches Dehnen und die Selbstmassage mit der Faszienrolle als Bestandteil der Regeneration (siehe Seite 42).
Wie Sie sehen, hat das Aufwärmen viele positive Effekte und benötigt nicht einmal viel Zeit. In der Regel reichen zehn Minuten aus, um den Körper auf Betriebstemperatur zu bringen und viele positive Effekte zu erzielen. Danach können Sie mit dem eigentlichen Kraft- oder Kraftausdauertraining mit Widerstandsbändern starten.

Trainieren

Behalten Sie Ihre Trainingsziele im Auge

Ich habe Ihnen in den vorangegangenen Kapiteln schon einige Einsatz- beziehungsweise Trainingsmöglichkeiten aufgezeigt, die Widerstandsbänder bieten. Ob Sie ein Krafttraining oder Kraftausdauertraining absolvieren, ist letztendlich immer von Ihrem persönlichen Trainingsziel abhängig. Das Gleiche trifft auf die Trainingshäufigkeit und -länge, die Belastungsintensität und die zu trainierenden Muskelgruppen zu.
Passen Sie das Training auch immer Ihren körperlichen Voraussetzungen an und gestalten Sie es individuell. Sportneulingen und Wiedereinsteigern empfehle ich, mit einem Ganzkörpertraining zu starten und alle großen Muskelgruppen einzubeziehen. So kann sich der Körper langsam an die Belastung gewöhnen und einzelne Muskeln werden nicht überfordert. Das Training lässt sich flexibel planen, es sind keine langen Regenerationszeiten zu berücksichtigen und Sie können komplexe Übungen einbauen.

Trainieren Sie regelmäßig

Neben der Berücksichtigung der körperlichen Voraussetzungen und dem Setzen eines Trainingsziels ist es wichtig, dass Sie regelmäßig und abwechslungsreich trainieren. Ohne regelmäßiges Training werden sich keine Erfolge einstellen. Auch wenn Ihnen brandneue Trainingsprogramme und neu entwickelte Geräte versprechen, dass Sie mit wenig Zeit und Anstrengung schnell Fett ab- und Muskeln aufbauen, wird die Praxis eine ganz andere sein. Nur regelmäßige Workouts, die mit einer bestimmten Intensität durchgeführt werden und mit einer gewissen Anstrengung verbunden sind, werden in Ihren Muskeln die Reize erzeugen, die sie leistungsfähiger machen und wachsen lassen. Auch das Herz-Kreislauf-System wird davon profitieren. Es wird effektiver arbeiten, Ihr Ruhepuls wird niedriger sein.

Optimieren und variieren Sie Ihr Training

Zur Variation der Trainingsbelastung beim Stations- und Zirkeltraining habe ich Ihnen bereits entsprechende Hinweise auf den Seiten 31 und 34 gegeben. Unabhängig von der Organisationsform ist es nach einigen Trainingswochen immer notwendig, den Trainingsplan zu ändern. Dabei spielt es auch keine Rolle, ob Sie ein Ganzkörpertraining absolvieren, bestimmte Grundübungen trainieren oder einzelne Muskelpartien gezielt stärken möchten.

Beweisen Sie Flexibilität, indem Sie Ihr Training folgendermaßen anpassen:

- Ändern Sie die Anzahl der Wiederholungen (WH) von Satz zu Satz, zum Beispiel 1. Satz = 15 WH, 2. Satz = 12 WH, 3. Satz = 8 WH.
- Trainieren Sie innerhalb der einzelnen Sätze mit unterschiedlichen (steigenden) Bandstärken.
- Wechseln Sie zwischen den Sätzen und Übungen die Art des Bandes.
- Auch in einem bestehenden Trainingsplan können Sie die Übungsreihenfolge ändern.
- Führen Sie einzelne Bewegungsphasen mit unterschiedlichen Bewegungsgeschwindigkeiten aus.
- Bauen Sie neue Übungen in Ihr Training ein.
- Kombinieren Sie zwei Übungen miteinander (z.B. Seit- und Frontheben, Praxisteil S. 50).
- Verändern Sie bei bestimmten Übungen die Griffposition, indem zum Beispiel beim Seitheben die Handflächen zum Körper zeigen oder nach außen gedreht werden.
- Verwenden Sie Türanker, können Sie je nach Höhe der Befestigung die Zugwinkel variieren, was nicht nur die Übungsvielfalt erhöht, sondern auch die Belastung beeinflusst.
- Variieren Sie die Pausenzeiten zwischen den Übungen.
- Trainieren Sie mit einem Partner (Partner-Workouts, Praxisteil ab Seite 150).

Berücksichtigen Sie diese Tipps, trainieren Sie nicht nur abwechslungsreich, sondern sorgen gleichzeitig dafür, dass der Spaß am Training nicht verlorengeht.

Achten Sie auf eine korrekte Übungsausführung

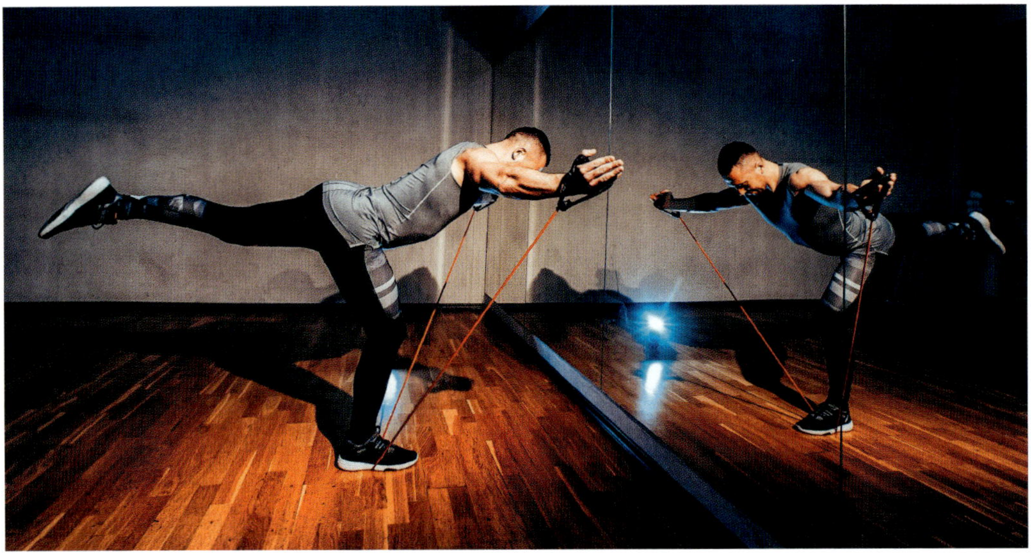

Ein weiterer Aspekt, den Sie nicht aus den Augen verlieren dürfen, betrifft die technisch korrekte Übungsausführung. Nehmen Sie sich Zeit, die Bewegungsabläufe in den Übungen zu erlernen. Insbesondere Einsteigern empfehle ich das Training vor einem Spiegel. Ihr Spiegelbild gibt Ihnen eine ungeschönte Rückmeldung zur Körperhaltung, Bewegungsausführung und Bewegungsgeschwindigkeit. So fällt es Ihnen leichter, die Übungen entsprechend der Beschreibungen zu absolvieren, Abfälschungen und ruckartige Bewegungen zu erkennen. Nur mit einer korrekten Übungsausführung erzielen Sie bestmögliche Trainingseffekte.

Richtige Atmung beim Training

Ein weiterer Punkt, den Sie nicht vergessen dürfen: Beim Training kommt es auch auf die richtige Atemtechnik an. Die Atmung hat eine wesentliche Trainingsfunktion und darf nicht vernachlässigt werden. Je mehr Sie leisten und je anstrengender das Training ist, desto mehr Sauerstoff benötigt der Körper. Atmung und Leistung hängen somit untrennbar zusammen und Sie müssen lernen, die Atmung bewusst zu steuern. In der Praxis ist das gar nicht so schwer. Als Faustregel gilt, dass Sie bei der Anstrengung, also beim Auseinanderziehen des Widerstandsbands, langsam und tief durch den Mund ausatmen. Bei der Rückführung des Bands, atmen Sie tief und langsam durch die Nase ein. Kurz gesagt: Bei Anstrengung ausatmen, nach der Anstrengung einatmen. Nach kurzer Zeit werden Sie diese Atemtechnik ohne Nachdenken anwenden können.

Vermeiden sollten Sie unbedingt ein Anhalten der Luft bei Anstrengung, Pressatmung und eine flache, schnelle Atmung.

Was Sie noch beim Training beachten sollten

Zum Schluss noch einige „Sicherheitshinweise". Achten Sie darauf, dass die verwendeten Widerstandsbänder während des Trainings nicht mit spitzen Gegenständen in Berührung kommen, über harte und scharfe Kanten gezogen werden, sicher fixiert sind und bei Befestigung nicht eingeklemmt werden.
Dazu möchte ich Sie noch einmal auf die Hinweise im Kapitel „Zubehör für Fitnessbänder" auf Seite 14 verweisen.

Regeneration

Die Regeneration ist ein wichtiger Bestandteil jedes Trainings und dient der Rückgewinnung verbrauchter Kräfte sowie der Wiederherstellung der körperlichen Leistungsfähigkeit. Dabei spielt es keine Rolle, welches Ziel Sie mit Ihrem Training verfolgen und welche Muskeln Sie gerade trainiert haben.
Die sportliche Betätigung beansprucht nicht nur Ihre Muskeln, sondern auch Knochen, Sehnen und Bänder. Gleichzeitig wird durch die Muskelarbeit ein Teil des Energieumsatzes in Bewegungsenergie und der andere Teil in Wärme umgewandelt. Wir entleeren unsere Energiespeicher.
Nach dem Training setzt Ihr Körper alles daran, die Folgen der Muskel- und Stoffwechsel-Beanspruchungen zu kompensieren. Dazu müssen unsere Energiespeicher wieder aufgefüllt und ausgeschwemmte Mineralstoffe sowie verbrauchte Flüssigkeiten ersetzt werden. Mit einem gesunden und proteinreichen Essen sowie ausreichender Flüssigkeitszufuhr schaffen Sie die Grundlagen. Gleichzeitig braucht der Körper etwas Zeit, um sich von der vorherigen sportlichen Belastung zu erholen. Dabei laufen Wiederherstellungsvorgänge ab, die den Körper nicht nur auf eine neue Trainingsbelastung vorbereiten, sondern das Leistungsniveau für eine bestimmte Zeit über den Ausgangswert heben.
Kurz gesagt: Der Körper hebt seine Fähigkeiten auf das nächste Level, Sie befinden sich in der Superkompensationsphase. Wird jetzt kein weiterer Trainingsreiz gesetzt, sinkt Ihr Leistungsniveau auf das Ausgangsniveau zurück.
Steht für die Regeneration jedoch zu wenig Zeit zur Verfügung, kann sich der Körper nicht entsprechend erholen. Er ist mit der nächsten Trainingseinheit überfordert. Passiert das häufiger, so wird Ihre Leistung stagnieren oder sogar abfallen.

Regenerationszeiten nach Kraft- und Kraftausdauertraining

Wie viel Zeit Ihr Körper braucht, um sich vom Training zu erholen, hängt von mehreren Faktoren ab. So wird zum Beispiel die Regenerationsfähigkeit durch genetische Faktoren und das Alter beeinflusst und ist somit immer individuell verschieden. Das wirkt sich auch auf die Länge der Regenerationsphasen aus. Diese werden aber gleichzeitig durch die persönliche Fitness, die Trainingsmethoden, die Stärke der Trainingsbelastungen und zusätzlich durch die normalen Belastungen im Arbeitsalltag beeinflusst. Auch das persönliche Empfinden spielt eine nicht zu unterschätzende Rolle.
Grundsätzlich bezieht sich die Regenerations-

zeit nach einer Trainingseinheit immer auf die belasteten Körperbereiche beziehungsweise Muskelgruppen. Es besteht somit die Möglichkeit, andere Muskelgruppen in dieser Zeit zu trainieren. Haben Sie zum Beispiel ein Krafttraining mit Widerstandsbändern für Rücken, Schultern und Arme absolviert, so können Sie am nächsten Tag ein Beintraining durchführen. Sie führen ein sogenanntes Splittraining aus, bei dem Sie an aufeinanderfolgenden Tagen unterschiedliche Muskelgruppen trainieren. Alternativ ist auch ein Ausdauertraining möglich.

Nach einem Ganzkörpertraining sollten Sie davon aber Abstand nehmen und Ihrem Körper eine tatsächliche Trainingspause gönnen. Auch bei einem deutlich spürbaren Muskelkater, der mit leichten Schmerzen und eingeschränkten Bewegungsradien verbunden ist, sollten Sie pausieren. Dieser entsteht meist bei Übungen, die konzentrische und exzentrische Bewegungsphasen sowie Haltephasen beinhalten. Trainieren Sie bei einem Muskelkater einfach weiter, so steigt einerseits das Verletzungsrisiko und andererseits gibt es keinen Trainingseffekt, da Sie die Übungen technisch nicht korrekt ausführen können. Zudem kann die Muskulatur in diesem Zustand nicht so viel Kraft entwickeln wie sonst. Umgekehrt bedeutet dies: Sie können immer trainieren, wenn Sie in der Lage sind, die Anzahl der Wiederholungen auszuführen und die Übung sauber und mit vollem Bewegungsumfang zu absolvieren.

Trainieren Sie regelmäßig, werden Sie entsprechende Erfahrungen sammeln und schnell feststellen, wie viel Zeit der Körper nach einer Trainingseinheit benötigt, um sich zu erholen.

Zur einfacheren Orientierung möchte ich Ihnen einige Beispiele auflisten. Die Regenerationszeiten beziehen sich auf die jeweils trainierten Muskelgruppen und dienen der Orientierung: Nach dieser Zeit können Sie den nächsten Trainingsreiz setzen.

Kraftausdauertraining:

Regenerationszeit trainierte Sportler: circa 24 Stunden

Regenerationszeit untrainierte Sportler: 36 bis 48 Stunden

Muskelaufbautraining:

Regenerationszeit trainierte Sportler: 36 bis 48 Stunden

Regenerationszeit untrainierte Sportler: 48 bis 72 Stunden

Wie kann ich die Regeneration beeinflussen?

Die Ernährung spielt bei der Regeneration eine ausgesprochen wichtige Rolle. Sie kann den Prozess aktiv unterstützen und den Zeitraum der Wiederherstellung verkürzen. So braucht Ihr Körper nach dem Training Eiweiß, da es für den Muskelerhalt und -aufbau notwendig ist.

Auch Fette, Vitamine und Mineralstoffe werden benötigt. Eine hervorragende Kombination von allem finden Sie in Hühnereiern, verschiedenen Fischarten wie Lachs, Rotbarsch, Makrele, Forelle sowie in Fleisch aus Weidehaltung. Gute pflanzliche Eiweißlieferanten sind Hülsenfrüchte

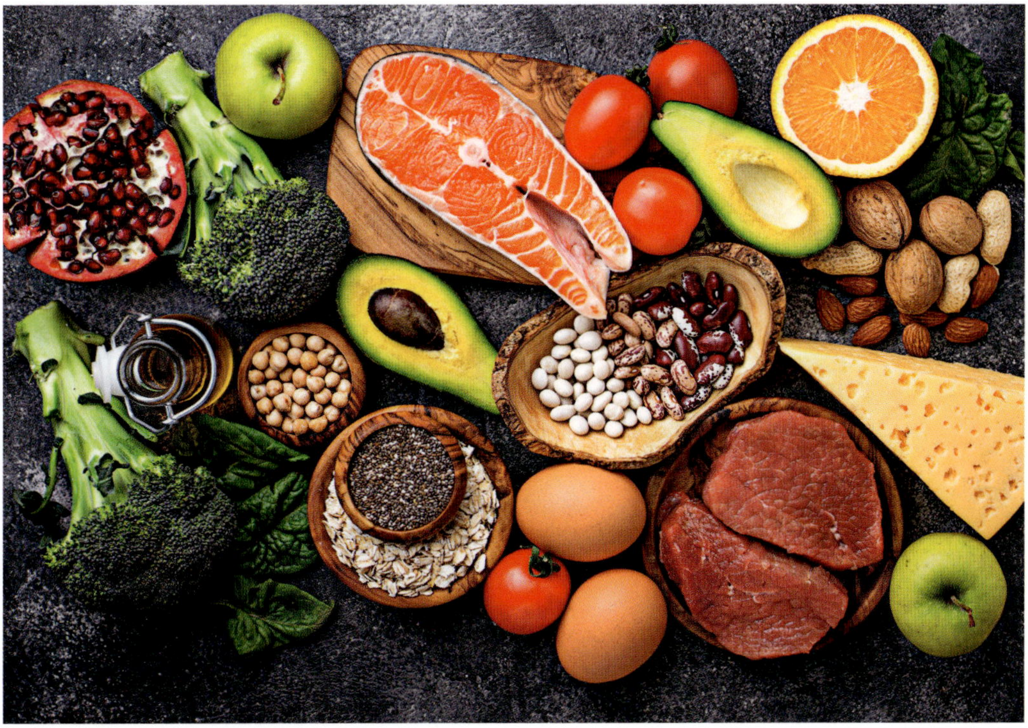

(Sojabohnen, Linsen, Erbsen, Süßlupine), Nüsse und Samen (Walnüsse, Mandeln, Sonnenblumenkerne), aber auch viele Getreidesorten und Pseudogetreide wie Amarant, Buchweizen und Quinoa. Weiterhin benötigt Ihr Körper komplexe Kohlenhydrate aus Vollkorngetreideprodukten, stärkehaltige Nahrungsmittel wie Kartoffeln und Reis sowie Vitamine und Mineralstoffe.

Unbedingt verzichten sollten Sie in den ersten Stunden nach dem Training auf Alkohol. Dieser spült den Mineralstoff Magnesium aus den Zellen. Magnesium fördert die Entspannung der Muskulatur, ist am Energiestoffwechsel, an der Eiweißsynthese und am Nerv-Muskel-Zusammenspiel beteiligt und somit von zentraler Bedeutung für die Regeneration.

Auch Schlaf ist eine effektive Methode zur Unterstützung des Regenerationsprozesses. Zudem stärkt er das Immunsystem und steigert Ihre Leistungsfähigkeit. Gleichzeitig hat das Training auch positiven Einfluss auf die Schlafqualität, solange Sie es nicht in die späten Abendstunden verlegen.

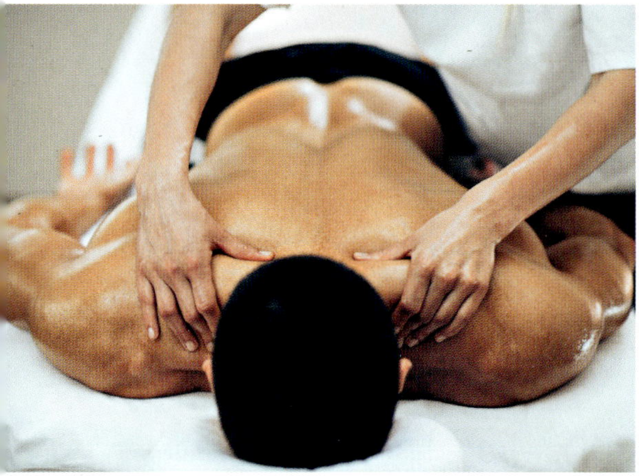

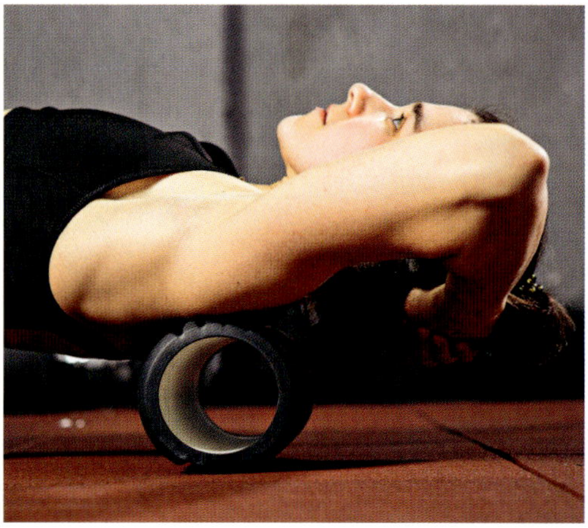

Eine altbewährte Methode zur Entspannung sowie Unterstützung der Regeneration ist das Saunieren. Der Wechsel von warm und kalt regt den Stoffwechsel an und hat positive Auswirkungen auf das Immunsystem. Die erhöhte Temperatur verbessert die Durchblutung der Muskulatur und entspannt sie. Auch Sehnen und Bänder werden davon beeinflusst.

Ebenso fördert eine Massage die Regeneration. Auch dabei wird die Muskeldurchblutung gefördert und die Erholung beschleunigt. Zeitgleich wird das Entzündungsrisiko durch Ausschüttung von Botenstoffen gemindert.

Nicht zuletzt unterstützt auch eine aktive Erholung mit Bewegungssportarten wie moderatem Joggen, Radfahren und Gymnastik die Regeneration. Empfehlenswert sind auch kleine Dehnungseinheiten zur Absenkung der Muskelspannung. Sie wirken sich auch sehr wohltuend auf die Psyche aus. Dehnen Sie jedoch nicht, wenn Sie noch Muskelkater haben.

Bereits zum Trainingsende können Sie mit dem Abwärmen die Regeneration einleiten und positiv beeinflussen. Abhängig von Ihrer Trainingseinheit nehmen Sie sich einige Minuten Zeit und führen drei bis vier leichte Übungen mit einem Widerstandsband geringer Stärke aus. Achten Sie dabei auf Ihren Körper und die Herzfrequenz, denn sie sollte sich dabei wieder normalisieren.

Im Anschluss können Sie dann noch einige statische Dehnübungen ausführen, die vorrangig die zuvor trainierten Muskelgruppen ansprechen. Alternativ oder zusätzlich zum Dehnen bieten sich Übungen mit dem Foam Roller beziehungsweise der Pilates- oder Faszienrolle an. Die Eigenmassage der Muskeln und Faszien führt auch zu einer Reduzierung der Muskelspannung durch Steigerung der Blutzirkulation.

übungen

Übungen für einzelne Körperregionen und ausgewählte Muskelgruppen

Damit Sie Ihr Workout erfolgreich und effektiv gestalten und entsprechend Ihrer Ziele ausführen können, berücksichtigen Sie bitte die folgenden Hinweise:

- Achten Sie auf Körperspannung und Stabilität in den Gelenken. Spannen Sie zur Rumpfstabilisierung die Bauch- und Gesäßmuskulatur an und halten Sie diese bis zum Übungsende aktiv. Sorgen Sie gleichzeitig für eine Grundspannung in den Gelenken, indem Sie je nach Übung Ellenbogen und/oder Knie leicht anbeugen. Das aktiviert die gelenkumgebende Muskulatur und verringert die Gelenkbelastungen.

- Die Übungen beginnen immer mit einem vorgespannten Band. Wie stark das Übungsband auf Zug gebracht wird, ist von der jeweiligen Übung und der dabei beanspruchten Muskulatur abhängig. Entsprechende Hinweise finden Sie in der Übungsbeschreibung unter „Startposition“.

- In jeder Übungsbeschreibung wird angegeben, welche Widerstandsbänder Sie bei der Ausführung der jeweiligen Übung benutzen können. Je nach Bandart kann die Übung dann leicht oder schwerer werden. Die Angabe „Deuserband“ schließt auch Superbänder mit ein.

- Die Reihenfolge der angegebenen Bänder gibt wieder, wie gut sich die Bänder für die Übung eignen. Allerdings ist dies immer auch von der verwendeten Bandstärke abhängig und kann letztendlich nur als Empfehlung gelten.

- Achten Sie immer auf eine kontrollierte Bewegungsausführung bis zum Endpunkt der Bewegung und führen Sie diese mit einem entsprechend großen Radius aus. Ist es Ihnen nicht möglich, mit dem Trainingsband die Endposition zu erreichen, so verwenden Sie ein Band mit einem geringeren Widerstand. Zur korrekten Übungsausführung sowie zur einfacheren Orientierung werden alle Übungen im Foto mit Ausgangs- und Endposition dargestellt. Auch zu den beschriebenen Varianten ist immer mindestens ein Foto vorhanden. Trainieren Sie immer die rechte und die linke Körperseite, auch wenn das Bild nur eine Körperseite zeigt.

- Suchen Sie Übungen, mit denen Sie bestimmte Muskelgruppen oder Körperbereiche trainieren können, finden Sie unter „Kräftigung“ entsprechende Aufzählungen zu den primär und sekundär beteiligten Muskeln. Zur besseren Übersicht werden nur die wichtigsten sekundär beteiligten Muskeln genannt.

- Haben Sie kein Miniband mit entsprechender Stärke zur Hand oder möchten Sie die Übung vereinfachen, können Sie ein TheraBand zu einer Schlinge verknoten und so auf die Länge eines Minibandes bringen.

- Zur sicheren Fixierung der Bänder und zur Vermeidung von Handverletzungen durch Einschneiden oder Abschnüren, möchte ich Sie noch einmal auf das Kapitel „Wicklung und Fixierung“ (Seite 15) verweisen.

- In vielen Publikationen wird der begrenzte Widerstand der Bänder als Nachteil im Vergleich zum klassischen Training mit Gewichten aufgeführt. Natürlich kann der Widerstand beim Hantel- oder Gerätetraining durch zusätzliche Scheiben beziehungsweise höhere Gewichte immer weiter erhöht werden. Die Zugstärke der Widerstandsbänder ist hingegen immer begrenzt. In der Praxis lässt sich dieser Nachteil meist ausgleichen, indem Sie zum Beispiel ein TheraBand doppelt nehmen oder mehrere Bänder gleichzeitig verwenden. Hier eignen sich insbesondere Tubing-Bänder, die im Set angeboten werden (Seite 10).

INFO: Tiefe Rumpfmuskulatur

Alle Übungen, bei denen Sie sich in einer mehr oder weniger instabilen Position befinden, sprechen auch die Tiefenmuskulatur an. Das betrifft in erster Linie die Ganzkörperübungen (Seite 130) und die Partnerübungen (Seite 150). Zur Tiefenmuskulatur gehören die tiefliegenden Anteile der Bauch- und Rückenmuskulatur sowie die Beckenbodenmuskulatur. In den Beschreibungen verwende ich hierfür den Begriff „Tiefe Rumpfmuskulatur“. Grafiken zu den Muskeln in bestimmten Körperregionen finden Sie ab Seite 172.

Übungen für den Oberkörper

Frontheben der Arme (Anteversion)

BÄNDER: Body-Tube, TheraBand, Deuserband Light

KRÄFTIGUNG: Schultermuskulatur (Deltamuskeln, Muskeln der Rotatorenmanschette) | Nacken- und obere Rückenmuskulatur (Trapezmuskel) | Brustmuskulatur (großer Brustmuskel, vorderer Sägemuskel)

1 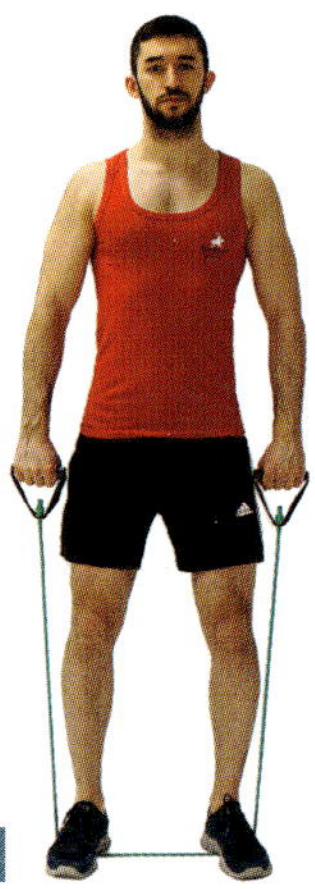

2 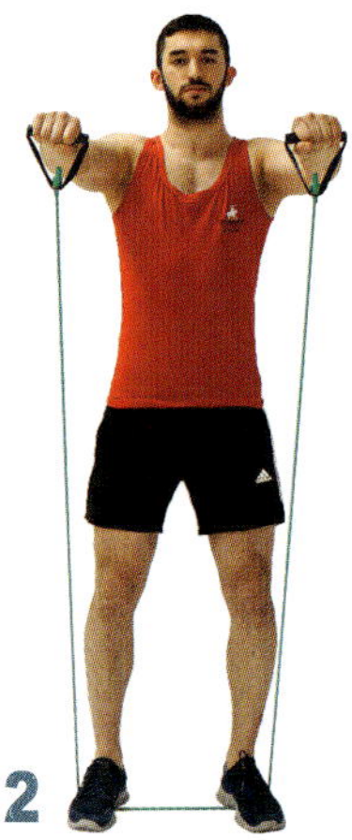

V1 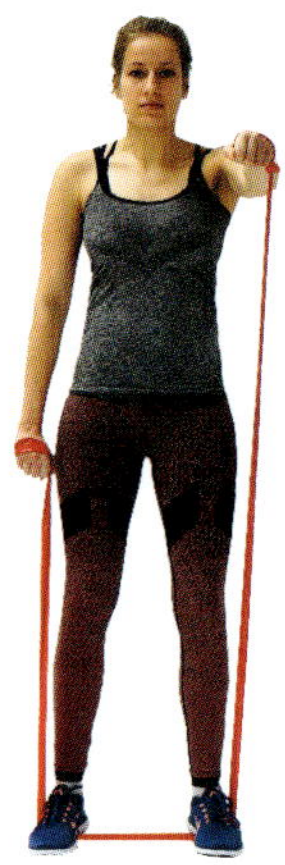

1 Startposition Sie stehen im schulterbreiten Stand möglichst mittig auf dem Trainingsband. Die Arme zeigen Richtung Boden und sind nahezu gestreckt. Ihre Hände halten die Bandenden, Sie drehen die Handrücken nach vorn. Richten Sie nun den Oberkörper auf, spannen Sie die Rumpfmuskulatur an und halten Sie die Knie leicht gebeugt. Das Trainingsband ist leicht vorgespannt.

2 Ausführung Heben Sie die Arme langsam und kontrolliert frontal bis auf Schulterhöhe an. Halten Sie kurz die Position, dann senken Sie die Arme ebenso langsam und kontrolliert wieder ab. Das Band bleibt immer unter Spannung. Achten Sie auf eine saubere Übungsausführung ohne Schwungholen aus dem Rücken und den Armen. Der Bewegungsumfang darf nicht verkürzt werden. Halten Sie während der Übungsausführung die Rumpfspannung und achten Sie auf einen stabilen Stand.

Variante 1 Sie vereinfachen die Übung, indem Sie das Frontheben nur einseitig ausführen. Alternativ trainieren Sie wechselseitig, indem Sie beim Absenken des einen Arms den anderen Arm anheben.

Variante 2 Sie intensivieren die Übung, indem Sie mit der Aufwärtsbewegung die Hände zusammenführen und die Position kurz halten, sobald die Arme waagerecht zum Boden zeigen.

V2

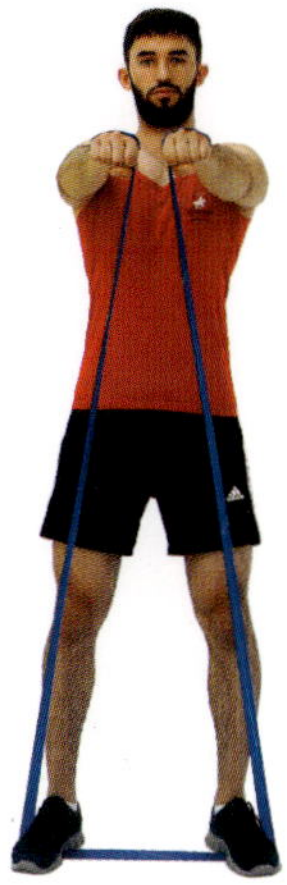

V3

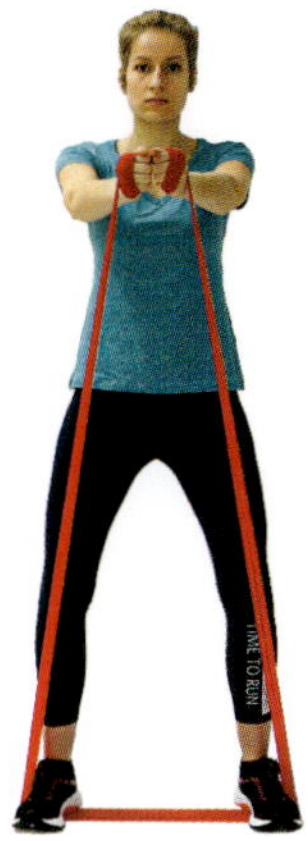

V4

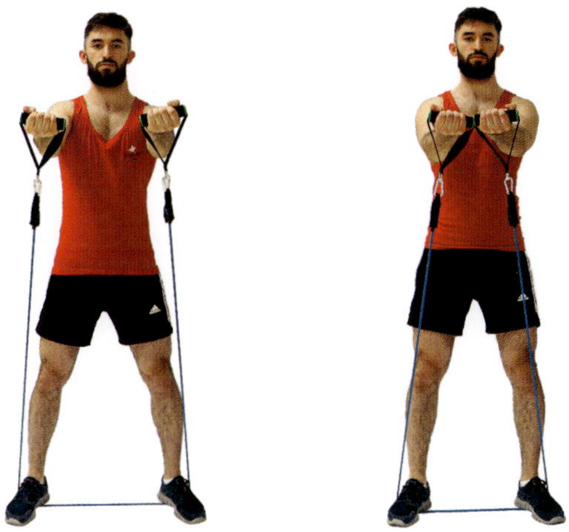

Variante 3 Sie absolvieren das Frontheben im Parallelgriff (Hammergriff). Dazu greifen Sie das Band im senkrechten Griff mit beiden Händen vor dem Körper und bewegen die fast gestreckten Arme bis auf Kopfhöhe nach oben. Diese Griffvariante spricht sehr gut den Oberarmmuskel an, der sich hinter dem Bizeps an der Außenseite des Oberarms befindet.

Variante 4 Sie drehen bereits in der Ausgangsposition die Handinnenseiten nach vorn und heben die Arme vor dem Körper an. Bei dieser Griffvariante zeigen die Handflächen in der Endposition nach oben. Hier können Sie wiederum mit schulterbreit geöffneten oder geschlossenen Armen trainieren.

Seitheben der Arme (Abduktion)

BÄNDER: Body-Tube, TheraBand

KRÄFTIGUNG: Schultermuskulatur (Deltamuskeln, Muskeln der Rotatorenmanschette) | Nackenmuskulatur (oberer Anteil vom Trapezmuskel)

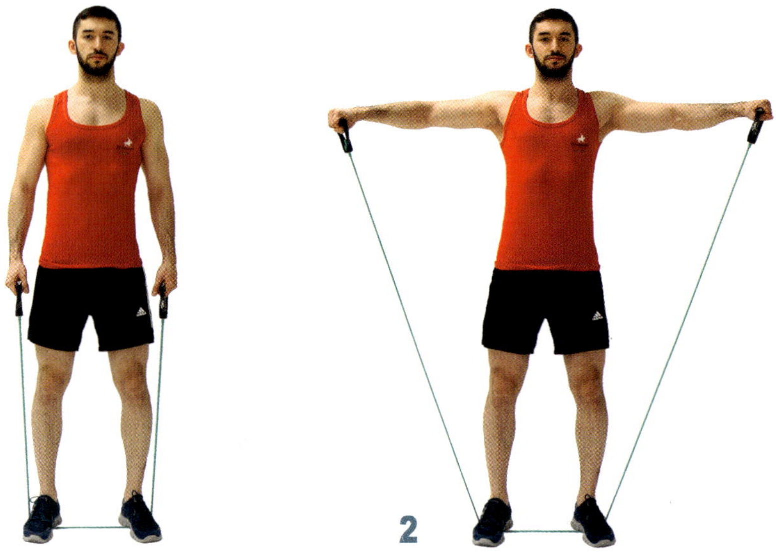

1 2

1 Startposition Stellen Sie sich schulterbreit und möglichst mittig auf das Trainingsband. Die Arme befinden sich seitlich neben dem Körper, die Handinnenseiten zeigen zu den Oberschenkeln und halten die Bandenden. Spannen Sie die Bauch- und Gesäßmuskulatur an und halten Sie Ihre Knie leicht gebeugt.

2 Ausführung Bewegen Sie die nahezu gestreckten Arme langsam und kontrolliert seitlich bis auf Schulterhöhe nach oben. Die Handflächen zeigen Richtung Boden. Halten Sie die Position kurzzeitig, dann senken Sie die Arme wieder ab. Heben Sie die Arme ohne Schwung und halten Sie die Handgelenke gerade und die Schulter tief.

V1

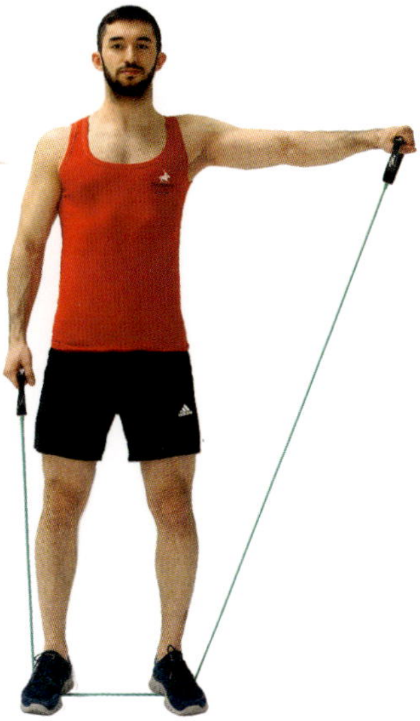

V2

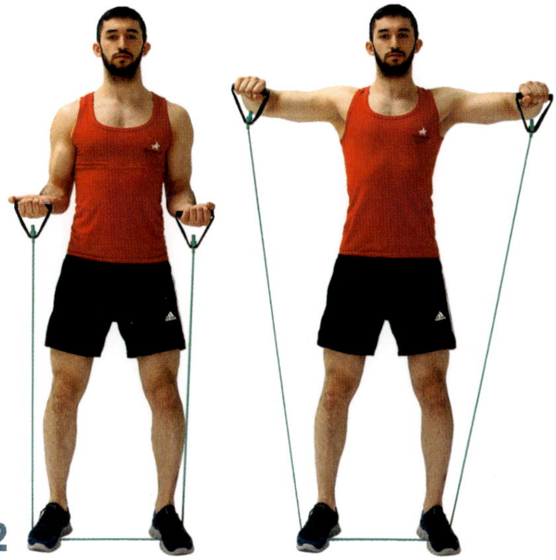

Variante 1 Sie vereinfachen die Übung, indem Sie das Seitheben zunächst einseitig ausführen. Erst nachdem Sie alle Wiederholungen absolviert haben, wechseln Sie zum anderen Arm.

Variante 2 Alternativ trainieren Sie das Seitheben mit um 90 Grad angewinkelten Armen. Auch dadurch wird die Übung leichter und Sie müssen nicht einseitig trainieren.

Die Handflächen zeigen nach oben. Dann heben Sie, bei gleichzeitiger Drehung der Unterarme, die Oberarme bis auf Schulterhöhe an. Die Handflächen zeigen jetzt zum Boden, die Arme bleiben um 90 Grad angewinkelt.

Kombiniertes Seit- und Frontheben

BÄNDER: Body-Tube, TheraBand

KRÄFTIGUNG: Schultermuskulatur (Deltamuskeln, Muskeln der Rotatorenmanschette) | Nacken- und obere Rückenmuskulatur (Trapezmuskel)

1 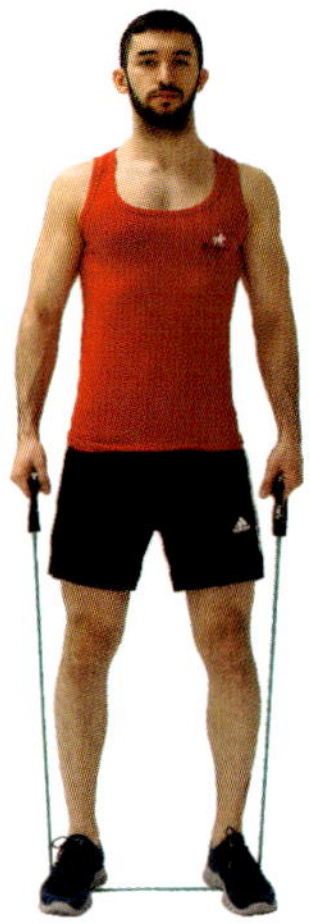

2 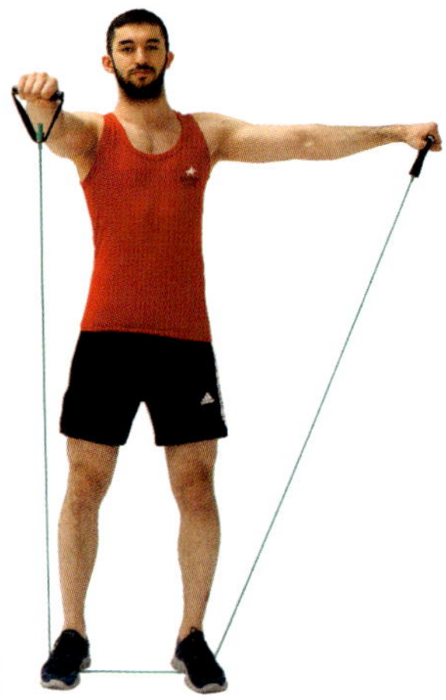

V 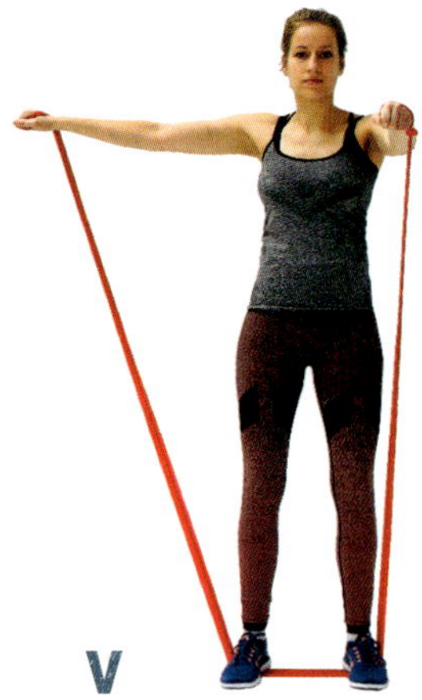

1 Startposition Im hüft- bis schulterbreiten Parallelstand auf dem Trainingsband umfassen Sie die Bandenden und bringen das Band auf Vorspannung. Die Arme zeigen Richtung Boden und die Handrücken nach außen. Spannen Sie die gesamte Rumpfmuskulatur an und halten Sie Ihre Knie leicht gebeugt.

2 Ausführung Aus dieser Position heben Sie den rechten Arm frontal und den linken Arm seitlich bis auf Schulterhöhe an. Die Handflächen zeigen nach unten. Versuchen Sie die Position kurz zu halten, bevor Sie die Arme wieder absenken. Anschließend wechseln Sie die Hebeposition, indem Sie den rechten Arm seitlich und den linken Arm frontal anheben. Führen Sie das kombinierte Seit- und Frontheben immer abwechselnd aus. Halten Sie den Rumpf unter Spannung, die Handgelenke gerade und die Schultern tief. Trainieren Sie ohne Schwung.

Variante Sie intensivieren die Übung, indem Sie den linken Arm mehrmals frontal und gleichzeitig den rechten Arm seitlich bis auf Schulterhöhe anheben. Erst wenn Sie alle Wiederholungen absolviert haben, wechseln Sie die Seiten. Dann führt der rechte Arm das Frontheben und der linke Arm das Seitheben aus.

Frontheben mit Überzug

BÄNDER: Body-Tube, TheraBand

KRÄFTIGUNG: Schultermuskulatur (Deltamuskeln, Muskeln der Rotatorenmanschette) | Nacken- und obere Rückenmuskulatur (Trapezmuskel) | Brustmuskulatur (großer Brustmuskel, vorderer Sägemuskel)

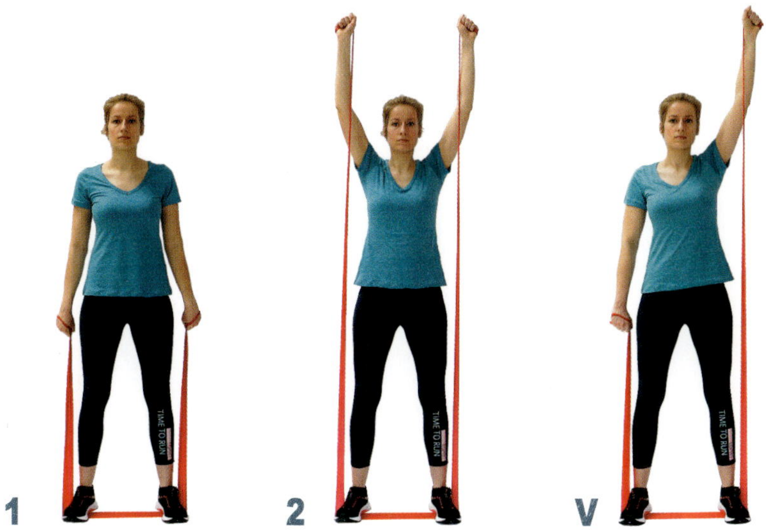

1 Startposition Entsprechend der vorherigen Übung stehen Sie im schulterbreiten Parallelstand möglichst mittig auf dem Trainingsband und strecken die Arme Richtung Boden. Sie halten mit beiden Händen die Bandenden, die Handrücken zeigen nach vorn. Spannen Sie die Rumpfmuskulatur an und halten Sie Ihre Knie leicht gebeugt.

2 Ausführung Heben Sie die Arme langsam und kontrolliert über die Körpervorderseite bis zur senkrechten Position nach oben. Halten Sie für ein bis zwei Sekunden die Streckposition. Dann führen Sie die Arme langsam wieder nach unten. Achten Sie auf einen stabilen Stand und halten Sie den Rumpf unter Spannung. Vermeiden Sie eine übermäßige Hohlkreuzbildung durch eine nach hinten geneigte Position in der Streckung.

Variante Sie vereinfachen die Übung, indem Sie das Frontheben mit Überzug wechselseitig mit nur einem Arm absolvieren.

Seitheben mit Überzug

BÄNDER: Body-Tube, TheraBand

KRÄFTIGUNG: Schultermuskulatur (vorderer und mittlerer Anteil der Deltamuskeln, Muskeln der Rotatorenmanschette) Nackenmuskulatur (oberer Anteil vom Trapezmuskel)

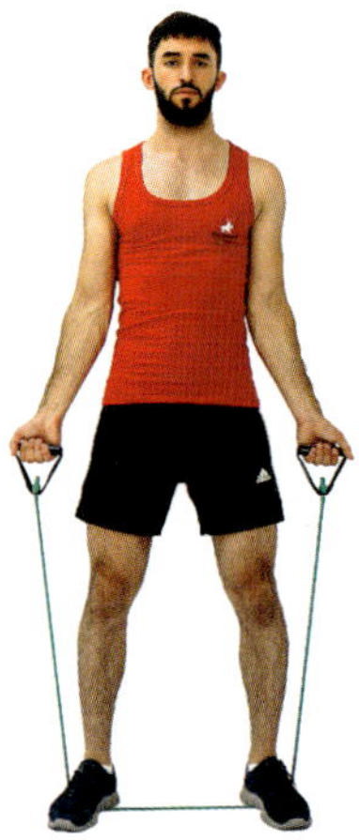

1

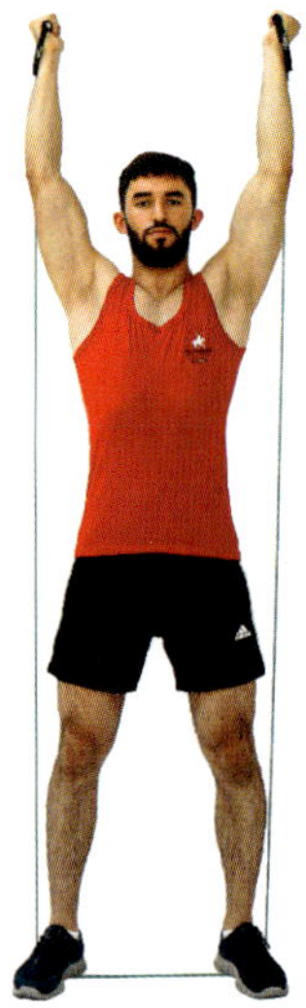

2

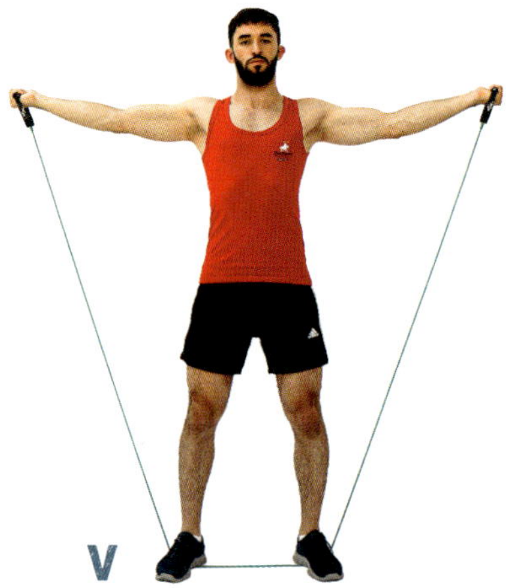

V

1 Startposition Stellen Sie sich schulterbreit und möglichst mittig auf das Trainingsband. Die Arme befinden sich seitlich neben dem Körper, Sie halten die Bandenden. Dann drehen Sie die Handinnenseiten nach außen, spannen die Bauch- und Gesäßmuskulatur an und halten die Knie leicht gebeugt.

2 Ausführung Bewegen Sie die fast gestreckten Arme langsam und kontrolliert seitlich nach oben, bis sie nahezu senkrecht zum Boden zeigen. Halten Sie kurz die Position, bevor Sie die Arme ebenso kontrolliert wieder absenken. Heben Sie die Arme ohne Schwung und achten Sie darauf, dass die Handgelenke gerade und die Schultern tief bleiben. Durch die Drehung der Handinnenseite nach außen, liegt nunmehr die Hauptlast auf den Deltamuskeln.

Variante Sie können die Übung intensivieren, indem Sie beim Anheben und Absenken der Arme die Bewegung auf Höhe der Schultern stoppen und die Position kurz halten.

Frontziehen (Aufrechtes Rudern)

BÄNDER: Body-Tube, TheraBand, Deuserband, Deuserband Light

KRÄFTIGUNG: Schultermuskulatur (Deltamuskeln, Obergrätenmuskeln) | Nacken- und obere Rückenmuskulatur (Trapezmuskel) | Armmuskulatur (Bizeps, Armbeuger)

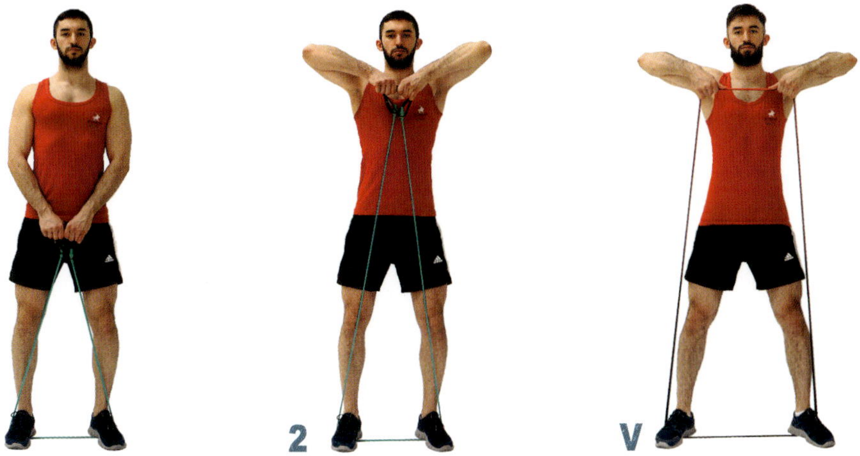

1 2 V

1 Startposition Stellen Sie sich hüftbreit auf das Body-Tube, legen Sie die Griffe übereinander und umfassen Sie diese mit beiden Händen. Beim TheraBand legen Sie die Bandenden übereinander und umfassen das Band mit beiden Händen. Beim Deuserband greifen Sie in die Bandschlaufe. Mit nach unten gerichteten Armen wird das Band unter Vorspannung vor den Oberschenkeln gehalten. Die Handflächen zeigen zum Körper. Nun richten Sie Ihren Rücken auf, spannen die Bauchmuskulatur an und öffnen die Brust. Die Knie sind leicht gebeugt, der Blick wird nach vorn gerichtet.

2 Ausführung Ziehen Sie jetzt das Trainingsband nahe am Körper so weit nach oben, bis sich die Hände unterhalb des Kinns befinden. Beide Ellenbogen befinden sich oberhalb der Hände auf einer Höhe. Die Position kurz halten. Dann führen Sie die Hände langsam wieder nach unten und entspannen das Band, ohne die Ellenbogen ganz zu strecken.

Variante Verwenden Sie ein TheraBand oder ein Deuserband, können Sie das Frontziehen auch im breiten Griff ausführen. Je weiter die Hände auseinander sind, desto stärker wird die Schultermuskulatur belastet.

Armschieber

BÄNDER: Body-Tube, TheraBand

KRÄFTIGUNG: Schultermuskulatur (vorderer und mittlerer Anteil der Deltamuskeln, Muskeln der Rotatorenmanschette) | Armmuskulatur (Oberarmspeichenmuskeln, Bizeps) | Brustmuskulatur (großer Brustmuskel, vorderer Sägemuskel)

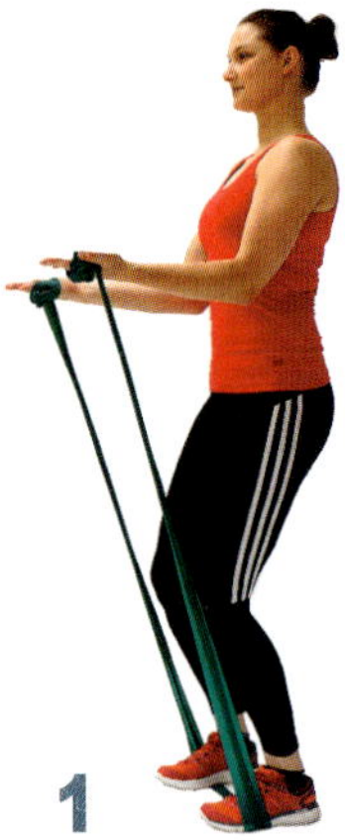

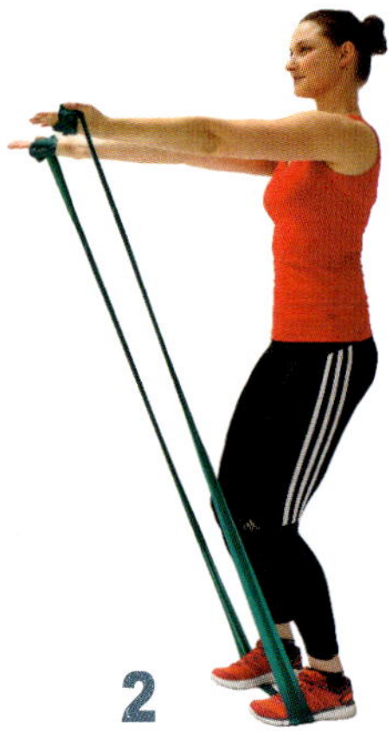

1 Startposition Sie stehen im schulterbreiten Parallelstand auf dem Übungsband, umfassen die Bandenden und winkeln die Arme um circa 90 Grad an. Die Handinnenseiten zeigen nach oben. Dann gehen Sie leicht in die Knie, kippen die Hüfte etwas nach vorn und spannen die Bauchmuskulatur an. Sie bringen das Band auf Zug. Ziehen Sie die Schultern tief und halten Sie den Kopf in Verlängerung zur Wirbelsäule.

2 Ausführung Schieben Sie die Hände langsam und kontrolliert nach vorn, bis die Arme nahezu gestreckt sind beziehungsweise waagerecht zum Boden zeigen. Halten Sie durchgehend Körperspannung und achten Sie darauf, dass Sie mit der Armstreckung nicht die Schultern hochziehen. Dann führen Sie die Hände langsam wieder zurück und winkeln die Arme an.

Variante Sie intensivieren die Übung, indem Sie die Hände beim Vorschieben der Arme zusammenführen. Die Handinnenseiten bleiben nach oben gerichtet.

Vorgebeugtes Rudern in Schrittstellung

BÄNDER: Body-Tube, TheraBand, Deuserband, Deuserband Light

KRÄFTIGUNG: Schultermuskulatur (hinterer Anteil der Deltamuskeln, großer Rundmuskel, Untergrätenmuskel) | Nacken- und Rückenmuskulatur (Trapezmuskel, großer und kleiner Rautenmuskel, Latissimus, Rückenstreckmuskulatur) | Armmuskulatur (Bizeps, Armbeuger)

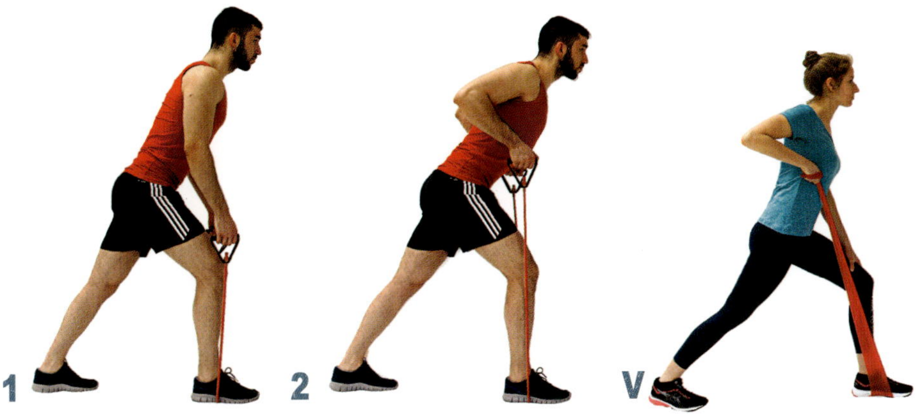

1 Startposition Im hüftbreiten Stand führen Sie einen Ausfallschritt nach vorn aus und fixieren das Trainingsband unter dem vorderen Fuß. Die gleichlangen Bandenden halten Sie mit nahezu gestreckten Armen mit den Händen. Dann lehnen Sie sich mit geradem Rücken so weit nach vorn, bis Rücken und das hintere Bein eine Linie ergeben. Der Kopf befindet sich in Verlängerung zur Wirbelsäule. Sie spannen den Bauch an und ziehen die Schulterblätter zurück. Das Übungsband ist in der Startposition leicht vorgespannt. Ist das zum Beispiel beim Body-Tube nicht der Fall, wickeln Sie das Band einmal um den Fuß, um es zu verkürzen.

2 Ausführung Ziehen Sie die Ellenbogen an den Rumpfaußenseiten entlang nach hinten oben und gleichzeitig die Schulterblätter Richtung Wirbelsäule, bis die Arme um mindestens 90 Grad gebeugt sind. Halten Sie kurz die Position, bevor Sie die Arme wieder strecken. Vermeiden Sie ein Hochziehen der Schultern und halten Sie den Rücken stabil und gerade.

Variante Sie vereinfachen die Übung, indem Sie das vorgebeugte Rudern einseitig ausführen. Dazu fixieren Sie das Band unter dem linken Fuß, umfassen die Bandenden mit der rechten Hand und führen mit dem rechten Fuß einen Ausfallschritt nach hinten aus. Der Oberkörper neigt sich leicht nach vorn. Der rechte Arm wird zum Boden gestreckt, Sie bringen das Band auf Vorspannung. Mit der linken Hand stützen Sie sich auf dem linken Oberschenkel ab. Mit der Beugung des Ellenbogens ziehen Sie die rechte Hand nahe der Rumpfaußenseite nach hinten oben. Nach mehreren Wiederholungen führen Sie die Übung seitenverkehrt durch.

Vorgebeugtes Rudern im Parallelstand

BÄNDER: Body-Tube, TheraBand, Deuserband, Deuserband Light

KRÄFTIGUNG: Schultermuskulatur (hinterer Anteil der Deltamuskeln, großer Rundmuskel, Untergrätenmuskel) | Nacken- und Rückenmuskulatur (Trapezmuskel, großer und kleiner Rautenmuskel, Latissimus, Rückenstreckmuskulatur) | Armmuskulatur (Bizeps, Armbeuger)

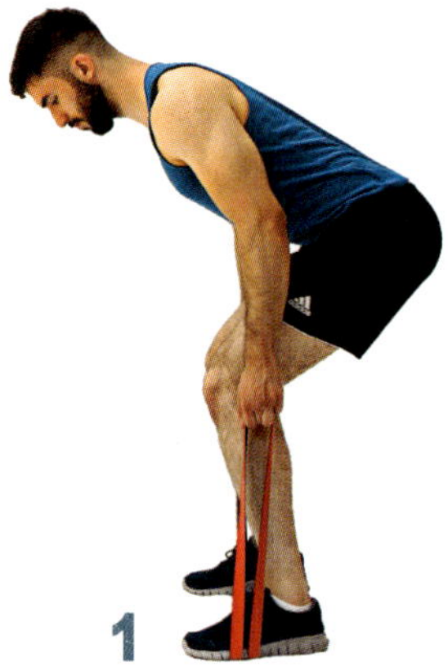

1

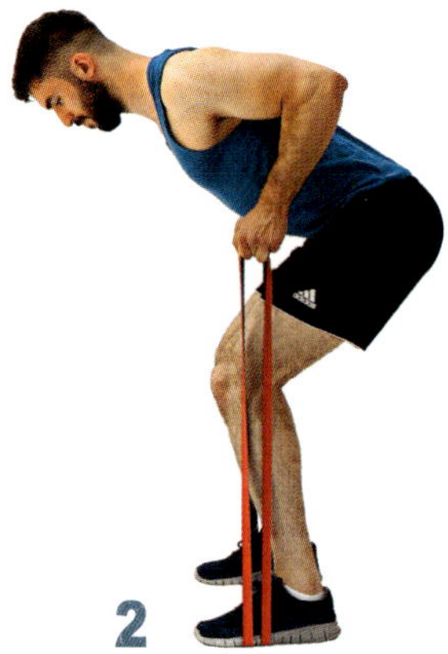

2

1 Startposition Sie stehen aufrecht im schulterbreiten Parallelstand auf dem Band und halten die Bandenden mit nahezu gestreckten Armen. Die Knie werden leicht gebeugt. Dann spannen Sie die Bauch- und Gesäßmuskulatur an, schieben das Gesäß nach hinten und neigen den Oberkörper um circa 45 Grad nach vorn. Halten Sie dabei den Rücken gerade und den Kopf in Verlängerung zur Wirbelsäule. Das Band befindet sich unter Vorspannung.

2 Ausführung Ziehen Sie die Ellenbogen an den Rumpfaußenseiten entlang nach hinten oben und gleichzeitig die Schulterblätter Richtung Wirbelsäule, bis die Arme um mindestens 90 Grad gebeugt sind. Halten Sie kurz die Position, bevor Sie die Arme wieder strecken. Vermeiden Sie ein Hochziehen der Schultern und halten Sie den Rücken stabil und gerade. Führen Sie die Ruderbewegungen gleichmäßig und ohne Schwung aus. Die Handflächen können während der Übungsausführungen zueinander oder nach hinten zeigen.

Variante Je tiefer Sie den Oberkörper beugen, desto stärker wird der untere Rücken belastet.

Reverse Flys im Sitzen und im Stehen

BÄNDER: Body-Tube, TheraBand

KRÄFTIGUNG: Schulter- und Schultergürtelmuskulatur (hinterer Anteil der Deltamuskeln, Untergrätenmuskel) | Nacken- und obere Rückenmuskulatur (Trapezmuskel, Rautenmuskeln) | Rumpfmuskulatur

1
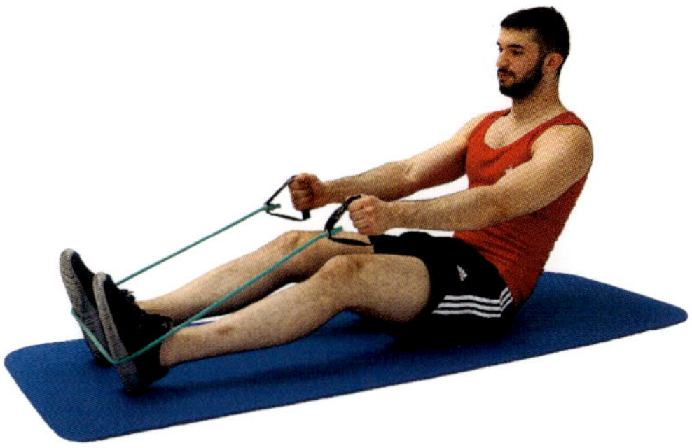

2
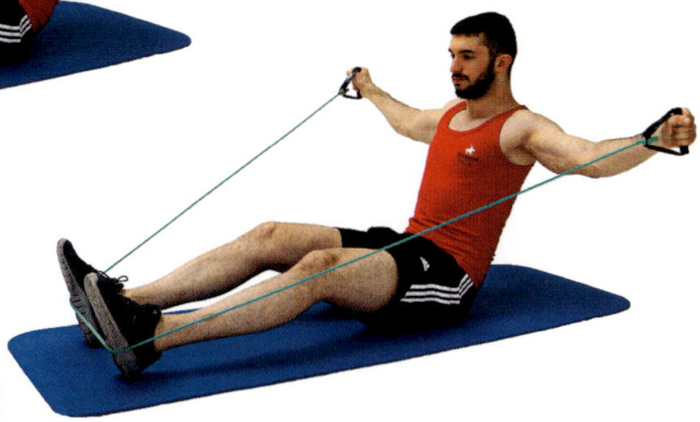

1 Startposition Setzen Sie sich aufrecht auf den Boden und halten Sie die Beine leicht gebeugt. Dann führen Sie das Trainingsband um die Füße und greifen die Bandenden so, dass das Band auf beiden Seiten gleich lang ist. Kippen Sie die Fußspitzen nach vorn, um ein Abrutschen und Zurückschlagen des Bandes bei Spannung zu verhindern. Nun strecken Sie die Arme in Richtung der Füße aus – die Handflächen zeigen zueinander – und bringen das Band auf Zug. Verwenden Sie ein Body-Tube, können Sie Länge und Vorspannung variieren, indem Sie die Beine v-förmig öffnen. Jetzt richten Sie den Oberkörper auf, spannen die Bauchmuskulatur an und lehnen sich leicht zurück.

2 Ausführung Mit der Ausatmung führen Sie die fast gestreckten Arme langsam und kontrolliert über die Außenseiten nach hinten und gleichzeitig die Schulterblätter zusammen. In der Endposition stehen die Arme nahezu waagerecht zum Boden. Halten Sie den Rücken gestreckt und den Bauch angespannt. Nun bewegen Sie die Arme ebenso kontrolliert wieder nach vorn, ohne sie durchzustrecken. Sie leiten die nächste Wiederholung ein.

>>

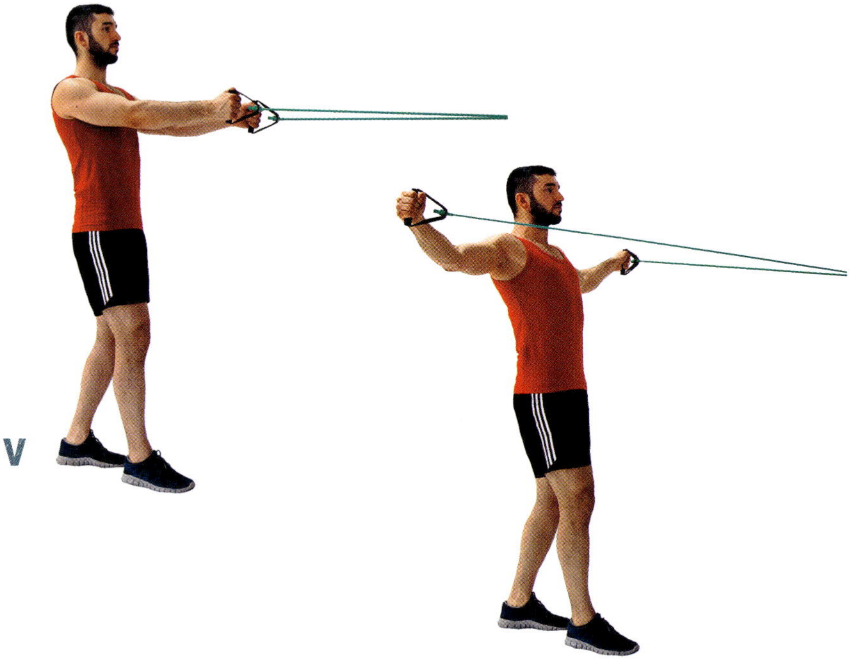

Variante Einsteiger trainieren zuerst im Stand. Dazu befestigen Sie das Trainingsband mit Hilfe eines Türankers in Brusthöhe und stellen sich frontal zur Bandbefestigung auf. Sie greifen die gleichlangen Bandenden, strecken die Arme nach vorn, ohne sie durchzustrecken und bringen das Band auf Vorspannung. Um die Standstabilität zu erhöhen, stellen Sie die Füße in Schrittstellung auf. Jetzt spannen Sie die Bauchmuskeln an, richten die Wirbelsäule auf und ziehen die Schultern tief. Der Blick ist gerade nach vorn gerichtet. Mit der Ausatmung ziehen Sie die Arme kontrolliert über die Außenseiten nach hinten und die Schulterblätter zusammen. Die Arme zeigen waagerecht zum Boden. Vermeiden Sie Positionsänderungen und Ausweichbewegung im Oberkörper.

Sie intensivieren die Standvariante, indem Sie die Reverse Flys im schulterbreiten Parallelstand ausführen.

Reverse Flys vorgebeugt

BÄNDER: Body-Tube, TheraBand

KRÄFTIGUNG: Schulter- und Schultergürtelmuskulatur (Deltamuskeln, Schulterblattheber, vorderer Sägemuskel) | Nacken- und obere Rückenmuskulatur (Trapezmuskel, Rautenmuskeln) | Rückenstreckmuskulatur

1

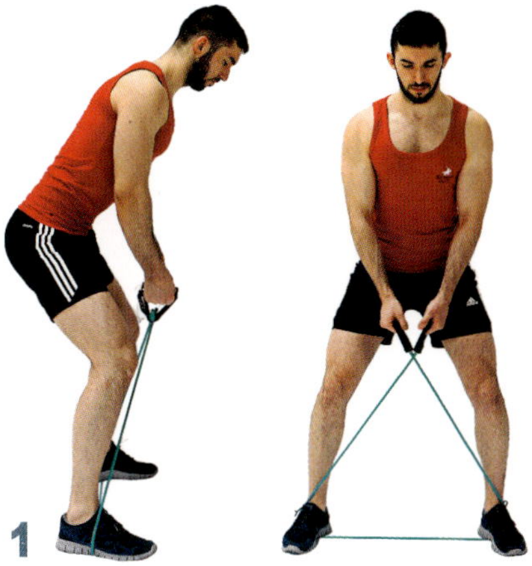

2

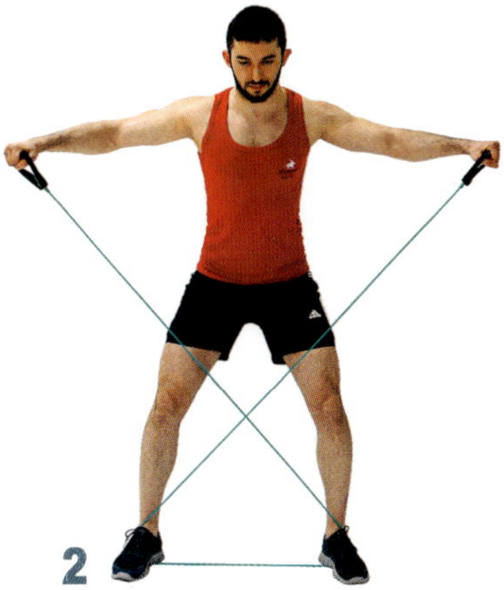

1 Startposition Sie stehen im schulterbreiten Parallelstand auf dem Trainingsband und umfassen die Bandenden überkreuzt. Die Knie sind leicht gebeugt. Dann spannen Sie die Bauch- und Gesäßmuskulatur an, schieben das Gesäß nach hinten und neigen sich mit geradem Rücken nach vorn. Die Arme sind nahezu gestreckt, Sie ziehen die Schultern nach hinten unten. Das Band befindet sich unter Vorspannung.

2 Ausführung Mit der Ausatmung führen Sie die leicht gebeugten Arme über die Seiten nach oben. Versuchen Sie dabei die Schulterblätter zusammenzuziehen und halten Sie kurz die Position, bevor Sie die Arme langsam und kontrolliert absenken. Achten Sie darauf, dass der Rumpf angespannt bleibt, und bewegen Sie die Arme ohne Schwung nach oben.

Variante Je höher Sie die Arme heben, desto stärker wird der Trapezmuskel belastet. Je tiefer Sie den Oberkörper nach vorn neigen, desto stärker wird die Rückenstreckmuskulatur gefordert.

Oberkörperrotation vorgebeugt

BÄNDER: Body-Tube, TheraBand

KRÄFTIGUNG: Schulter- und Rückenmuskulatur (hinterer Anteil der Deltamuskeln, Trapezmuskel, Rückenstreckmuskulatur) | Bauchmuskulatur (äußere und innere schräge Bauchmuskeln)

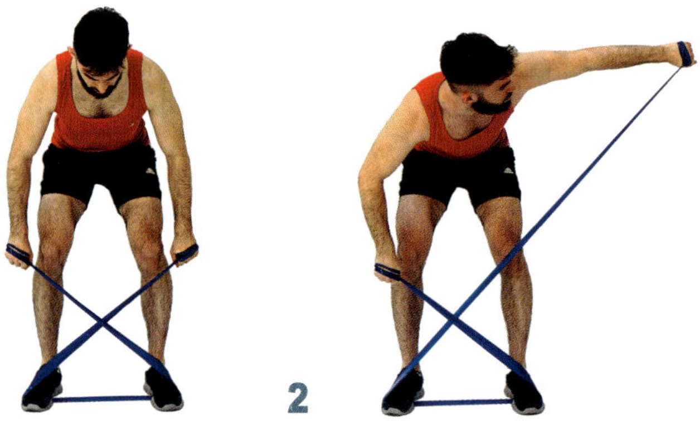

1 Startposition Sie stehen im schulterbreiten Parallelstand auf dem Trainingsband und greifen die Bandenden über Kreuz. Die Knie sind leicht gebeugt. Sie spannen die Bauch- und Gesäßmuskulatur an und neigen sich mit geradem Rücken nach vorn. Die Arme sind leicht angewinkelt und das Band ist vorgespannt.

2 Ausführung Ziehen Sie einen Arm langsam und kontrolliert über die Seite nach oben. Oberkörper und Kopf folgen der Bewegung und rotieren mit dem Arm mit. Versuchen Sie sich möglichst weit nach oben aufzudrehen – mindestens bis der Arm waagerecht zum Boden zeigt – und die Position am höchsten Punkt kurz zu halten. Dann drehen Sie sich ebenso langsam wieder zurück zur Startposition. Kurz bevor Sie diese erreichen, leiten Sie die nächste Rotation ein. Nach mehreren Wiederholungen wechseln Sie die Seite.

Variante Der Schwierigkeitsgrad der Übung wird vom Bewegungsumfang und der Neigung des Oberkörpers beeinflusst. Je tiefer sie den Oberkörper nach vorn neigen, desto schwieriger wird die Ausführung der Rotation.

Alternativ zur beschriebenen Übungsausführung können sie die Oberkörperrotationen auch immer wechselseitig ausführen.

Schulterdrücken

BÄNDER: Body-Tube, TheraBand

KRÄFTIGUNG: Schultermuskulatur (vorderer, mittlerer und hinterer Anteil der Deltamuskeln) | Nacken- und obere Rückenmuskulatur (Trapezmuskel) | Armmuskulatur (Trizeps) | Großer Brustmuskel, vorderer Sägemuskel, Rumpfmuskulatur

1

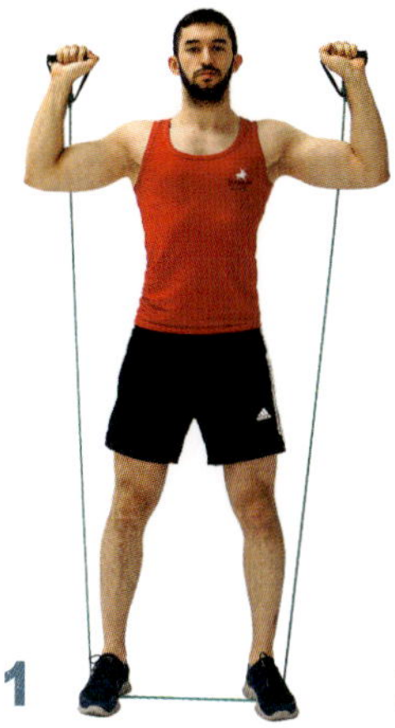

2

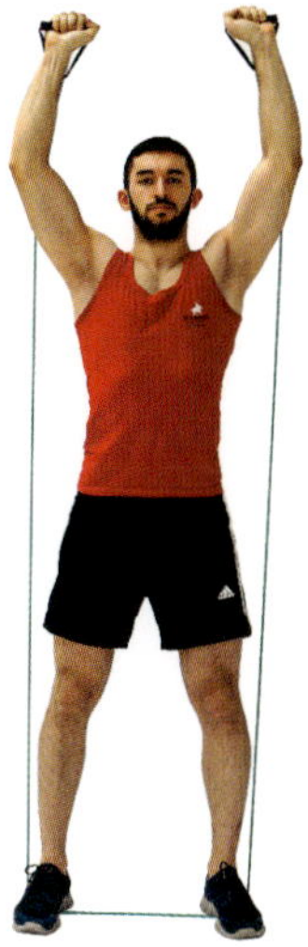

V

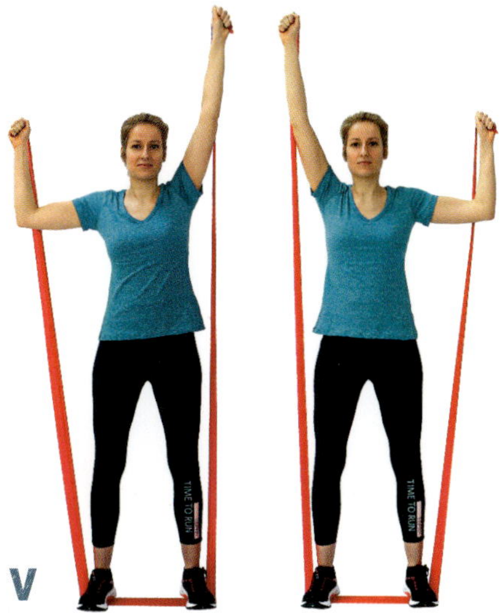

1 Startposition Sie stehen aufrecht im hüft- bis schulterbreiten Stand und gleichzeitig möglichst mittig auf dem Trainingsband. Sie greifen die Bandenden mit den Händen und winkeln die Arme so weit an, bis sich die Ellenbogen in Brust- bis Schulterhöhe befinden. Das Band läuft hinter den Armen entlang. Die Handflächen zeigen dabei nach vorn, die Handgelenke sind gerade in Verlängerung der Unterarme. Halten Sie die Knie leicht gebeugt, die Bauch- und Gesäßmuskulatur angespannt sowie die Schultern tief. Der Blick ist nach vorn gerichtet.

2 Ausführung Drücken Sie nun Ihre Hände langsam und ohne Schwung nach oben. Bevor die Arme ganz durchgestreckt sind, halten Sie kurz die Position und führen sie anschließend zurück zur Ausgangsposition. Achten Sie darauf, dass die Arme ohne Ausweichbewegungen nach vorn oder hinten senkrecht nach oben geführt werden und der Rumpf angespannt bleibt, um eine Hohlkreuzbildung zu vermeiden.

Variante Sie vereinfachen die Übung, indem Sie die Arme abwechselnd nach oben drücken. Auch hier gilt wieder: Den Rumpf angespannt halten und den Arm nie ganz durchstrecken.

Butterfly mit gestreckten Armen

BÄNDER: Body-Tube, TheraBand

KRÄFTIGUNG: Brustmuskulatur (großer Brustmuskel, vorderer Sägemuskel) | Schultermuskulatur (vorderer Anteil der Deltamuskeln, Muskeln der Rotatorenmanschette) | Armmuskulatur (Bizeps)

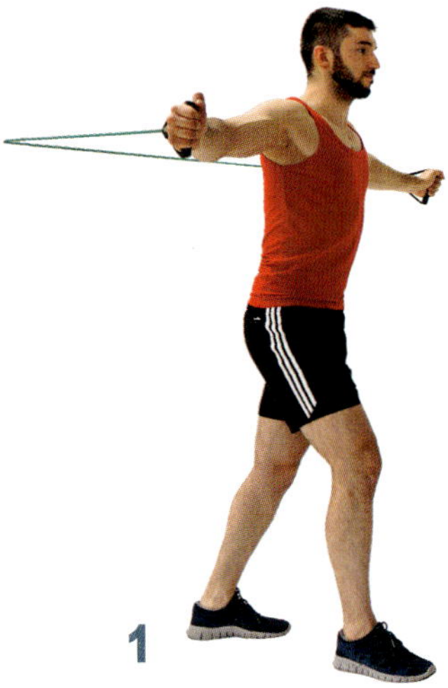

1

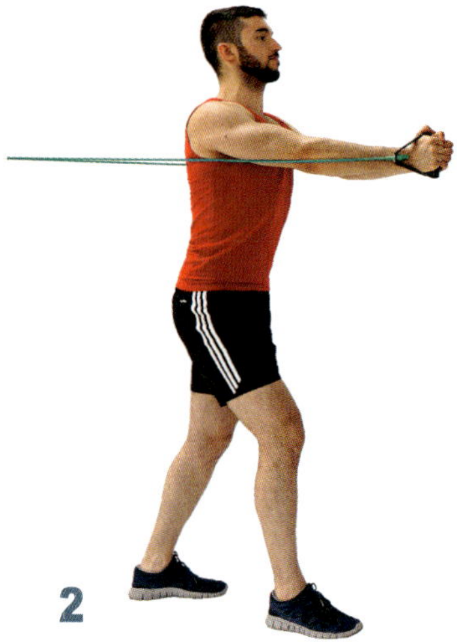

2

1 Startposition Befestigen Sie das Trainingsband mit Hilfe eines Türankers mindestens auf Höhe der Brust. Dann greifen Sie die Bandenden und stellen sich mit dem Rücken zum Band auf. Für einen festen Stand nehmen Sie die Schrittstellung ein, richten den Oberkörper auf und neigen ihn leicht nach vorn. Halten Sie dabei den Rücken gerade und die Bauchmuskeln angespannt. Die Arme werden seitlich auf Brusthöhe gestreckt, halten jedoch immer eine kleine Beugung in den Ellenbogengelenken. Die Handinnenseiten zeigen nach vorn.

2 Ausführung Mit einer kontrollierten Bewegung aus den Schultern führen Sie die Arme nach vorn und die Hände zusammen. Gleichzeitig atmen Sie aus. Mit dem Einatmen bewegen Sie die Arme ebenso kontrolliert aus den Schultern zurück zur Startposition. Vermeiden Sie ruckartige Armbewegungen, Schwungholen mit dem Oberkörper und ein Vorschieben des Kopfes. Die Arme dürfen nicht durchgestreckt, aber auch nicht stärker gebeugt werden. Die Handgelenke bleiben gerade.

>>

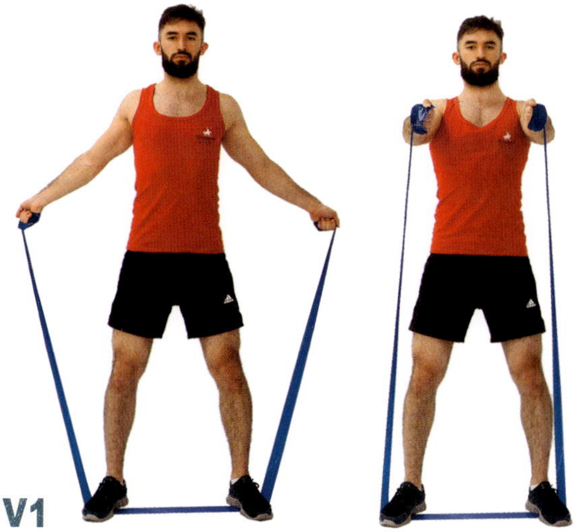

V1

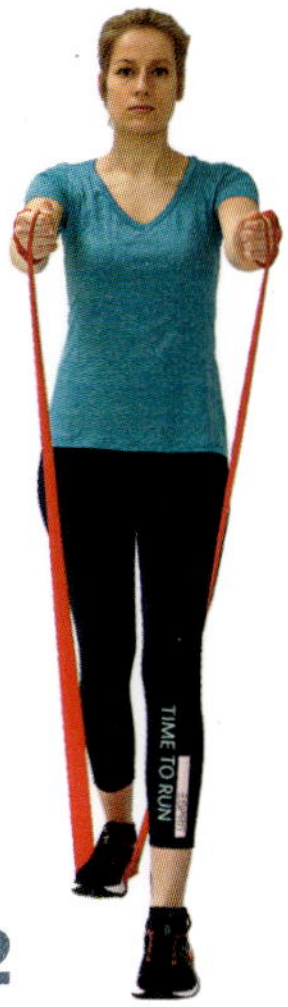

V2

Variante 1 Alternativ trainieren Sie die Brustmuskulatur im Parallelstand auf dem Trainingsband. Dazu stellen Sie sich mittig auf das Band und nehmen einen schulterbreiten Stand ein. Die Knie sind leicht gebeugt, Sie richten den Oberkörper auf, lehnen ihn leicht nach vorn und spannen die Bauchmuskulatur an. Dann positionieren Sie die Arme seitlich hinten und bringen das Band auf Zug. Die Handinnenseiten zeigen nach vorn. Mit einer langsamen und kontrollierten Bewegung führen Sie die Arme bis auf Schulterhöhe nach vorn und zusammen. Die Handflächen zeigen dann zueinander. Halten Sie die Arme immer leicht gebeugt und vermeiden Sie jegliches Schwungholen.

Variante 2 Trainieren Sie den Butterfly im Ausfallschritt auf dem Band, ist die Ausführung etwas leichter. Dazu fixieren Sie das Band unter dem hinteren Fuß und verfahren entsprechend der Variante im Parallelstand.

Butterfly einseitig mit Rumpfrotation

BÄNDER: Body-Tube, TheraBand, Deuserband Light

KRÄFTIGUNG: Brustmuskulatur (großer und kleiner Brustmuskel) | Arm-, Schulter- und Rückenmuskulatur (vorderer Anteil der Deltamuskeln, Muskeln der Rotatorenmanschette, oberer Anteil Trapezmuskel, Bizeps) | Bauchmuskulatur (äußere und innere schräge Bauchmuskeln)

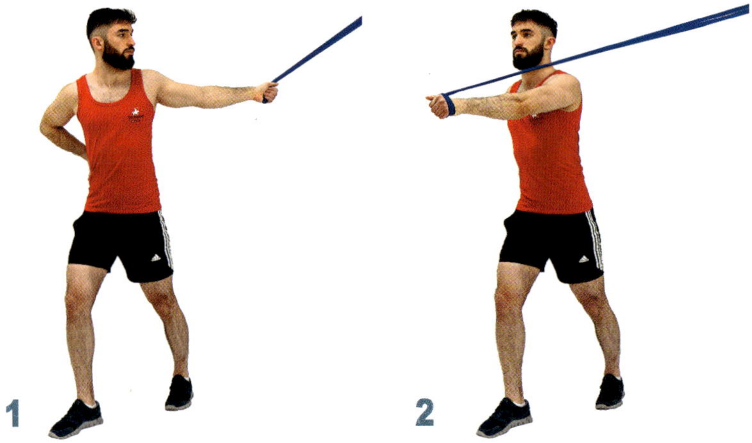

1 Startposition Befestigen Sie das Trainingsband über Kopfhöhe, zum Beispiel am oberen Rand einer Tür (siehe Kapitel „Türanker“ Seite 14). Dann greifen Sie die Bandenden mit der linken Hand und stellen sich mit dem Rücken zur Bandbefestigung auf. Mit dem linken Fuß machen Sie einen kleinen Ausfallschritt nach hinten und drehen den Oberkörper linksseitig ein. Nun strecken Sie den linken Arm auf Schulterhöhe aus (nicht durchstrecken) und bringen das Band auf Zug. Halten Sie die Bauchmuskulatur angespannt und den Oberkörper aufrecht.

2 Ausführung Mit einer Rumpfdrehung führen Sie den linken Arm nach vorn und halten ihn dabei möglichst gestreckt in Höhe der Schulter. Der Kopf folgt der Drehbewegung. Trainieren Sie ohne Schwung und fälschen Sie die Rotation nicht ab, indem Sie den Oberkörper mit der Drehung nach vorn neigen. Dann drehen Sie sich langsam und kontrolliert wieder nach hinten ein. Nach mehreren Wiederholungen wechseln Sie zur rechten Seite.

Schulter-Innenrotation

BÄNDER: TheraBand, Body-Tube, Miniband

KRÄFTIGUNG: Muskeln der Rotatorenmanschette

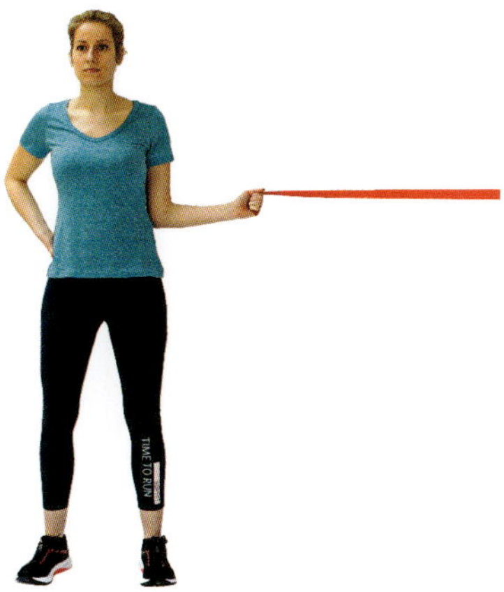

1

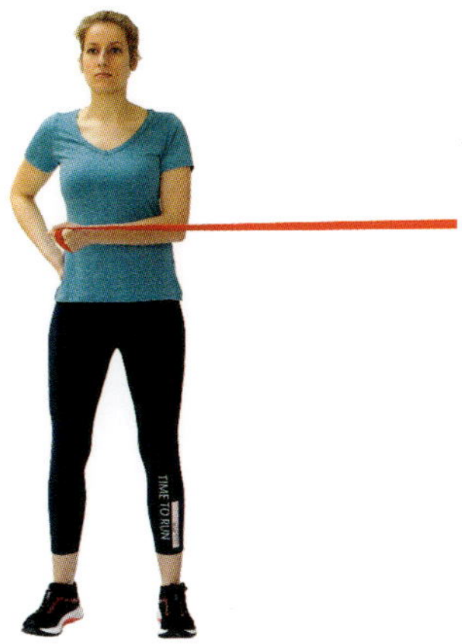

2

1 Startposition Befestigen Sie das Trainingsband mit Hilfe eines Türankers in Bauchhöhe. Dann stellen Sie sich seitlich zur Tür auf, nehmen einen schulterbreiten Stand ein und greifen das Bandende mit der der Tür zugewandten Hand. Jetzt beugen Sie den Ellenbogen um 90 Grad, fixieren den Oberarm seitlich am Rumpf und drehen den Unterarm so weit wie möglich seitlich nach außen. Die Handinnenfläche zeigt nach vorn. Das Band wird vorgespannt. Die Hand des freien Arms stützen Sie in der Hüfte auf, spannen die Rumpfmuskulatur an und ziehen die Schultern tief. Das Handgelenk ist gerade.

2 Ausführung Nun drehen Sie den Unterarm vor dem Körper ein, ohne dabei den Winkel im Ellenbogen zu verändern. Der Oberarm ist an der Seite fixiert. Vermeiden Sie Ausweichbewegungen und Drehungen der Schulter oder des Rumpfes. Erst alle Wiederholungen auf einer Seite ausführen und anschließend die Seite wechseln.

Variante Zur leichten Intensivierung drehen Sie in der Startposition die Handinnenfläche nach oben und führen so die Innenrotation aus.

Schulter-Außenrotation

BÄNDER: TheraBand, Body-Tube, Miniband

KRÄFTIGUNG: Muskeln der Rotatorenmanschette | Deltamuskeln

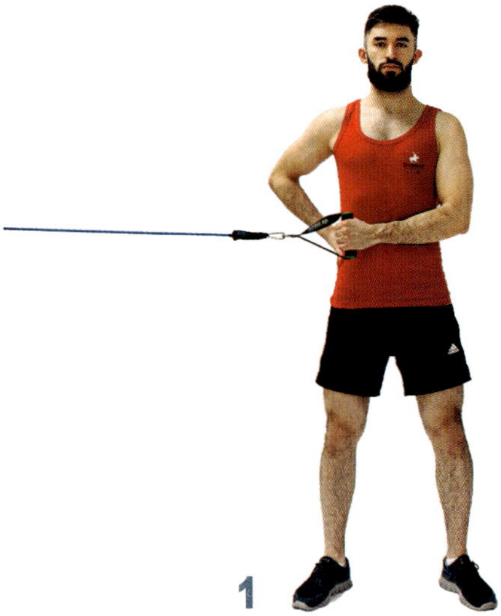

1

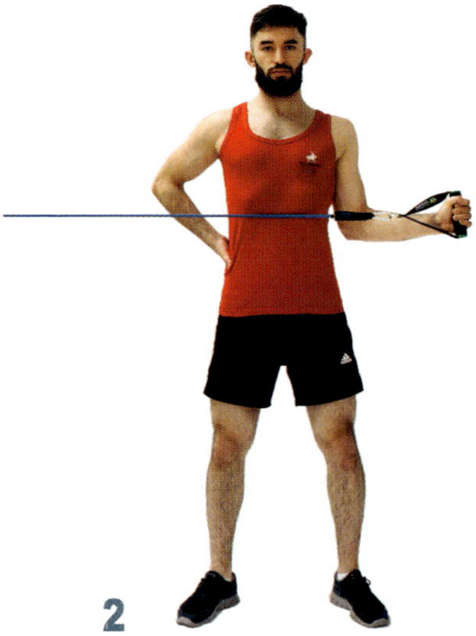

2

1 Startposition Entsprechend der vorherigen Übung „Schulter-Innenrotation“ befestigen Sie das Trainingsband mit Hilfe eines Türankers in Bauchhöhe und stellen sich seitlich zur Tür auf. Dann nehmen Sie einen schulterbreiten Stand ein, umfassen das Bandende mit der der Tür abgewandten Hand, beugen den Ellenbogen um 90 Grad und drehen die Hand Richtung Bauchnabel. Nun bringen Sie das Band auf Spannung und fixieren den Oberarm wieder seitlich am Rumpf. Die Hand des freien Arms stützen Sie in der Hüfte auf. Spannen Sie die Rumpfmuskulatur an, ziehen Sie die Schultern tief und halten Sie das Handgelenk gerade.

2 Ausführung Jetzt drehen Sie den Unterarm so weit wie möglich zur Seite auf, ohne dabei den Winkel im Ellenbogen zu verändern. Der Oberarm bleibt fixiert und der Ellenbogen nahe am Körper. Dann geben Sie der Spannung nach und drehen den Unterarm wieder vor dem Körper ein. Vermeiden Sie Ausweichbewegungen der Schulter oder des Rumpfes und achten Sie auf eine kontrollierte Bewegungsausführung ohne Schwung.

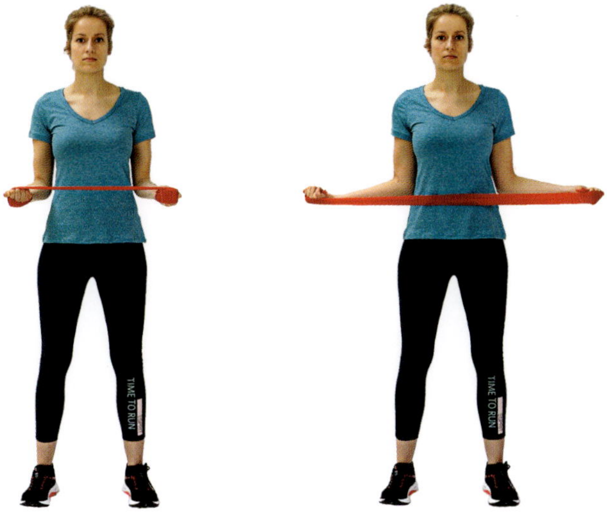

V

Variante Trainieren Sie die Schulter-Außenrotation ohne zusätzliche Bandbefestigung. Dazu nehmen Sie einen schulterbreiten Stand ein, umfassen mit beiden Händen ein TheraBand und beugen die Ellenbogen um 90 Grad. Die Unterarme zeigen waagerecht zum Boden, Sie fixieren die Oberarme seitlich am Körper und bringen das Band auf Zug. Halten Sie Rumpfmuskulatur angespannt, die Schultern tief und die Handgelenke gerade. Dann drehen Sie die Unterarme so weit wie möglich gegen den Bandwiderstand seitlich nach außen. Die Oberarme drehen sich leicht mit, die Ellenbogen bleiben am Körper.

Schulter-Außenrotation

BÄNDER: TheraBand, Body-Tube

KRÄFTIGUNG: Muskeln der Rotatorenmanschette | Deltamuskeln | Oberarmmuskulatur

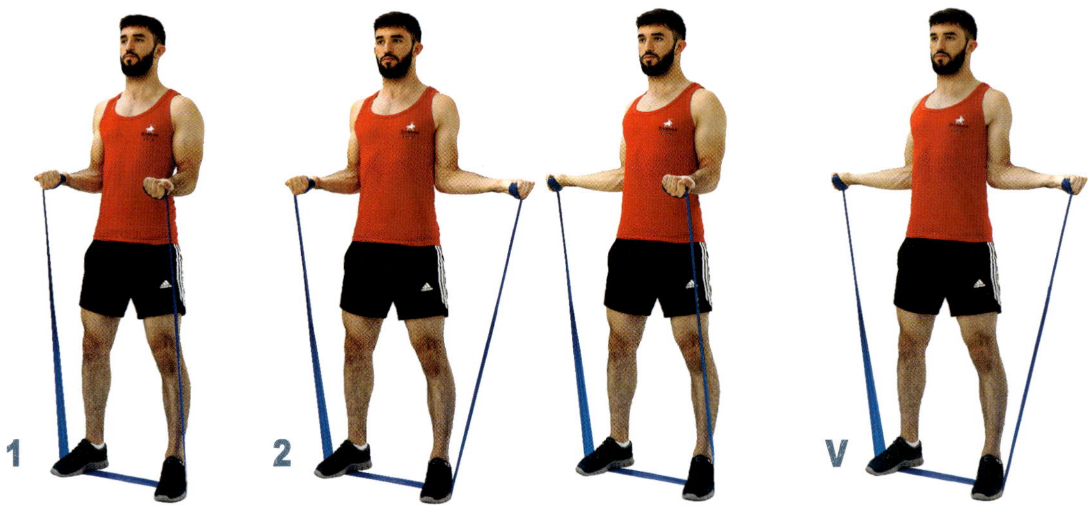

1 Startposition Im schulterbreiten Parallelstand stehen Sie mittig auf dem Trainingsband umfassen die gleichlangen Bandenden mit den Händen und winkeln die Arme um 90 Grad an. Dann bringen Sie das Band auf starke Vorspannung, drehen die Handflächen nach oben und halten die Ellenbogen an den Körperaußenseiten. Die Unterarme zeigen gerade nach vorn. Spannen Sie die Rumpfmuskulatur an, ziehen Sie die Schultern tief und halten Sie die Handgelenke gerade.

2 Ausführung Mit einer kontrollierten Bewegung drehen Sie den linken Unterarm im 90-Grad-Winkel nach außen und halten dabei den Oberarm fixiert. Dann kehren Sie mit dem Arm zur Ausgangsposition zurück und drehen nun den rechten Unterarm seitlich auf. Halten Sie die Schultern tief und die Ellenbogen am Körper. Achten Sie darauf, die Unterarme ruhig und ohne Schwung zu bewegen.

Variante Sie intensivieren die Übung, indem Sie beide Unterarme gleichzeitig nach außen drehen. Halten Sie durchgehend Rumpfspannung, um eine Hohlkreuzbildung zu vermeiden, und die Schultern tief. Die Zugbelastung nach unten fordert nicht nur die Muskeln der Rotatorenmanschette, sondern spricht auch die Oberarmmuskulatur an.

Arm-/Rückenstreckung

BÄNDER: TheraBand, Body-Tube

KRÄFTIGUNG: Nacken- und obere Rückenmuskulatur (oberer und mittlerer Anteil vom Trapezmuskel) | Rückenstreckmuskulatur | Armmuskulatur (Trizeps) | Schultermuskulatur (vorderer, mittlerer und hinterer Anteil der Deltamuskeln)

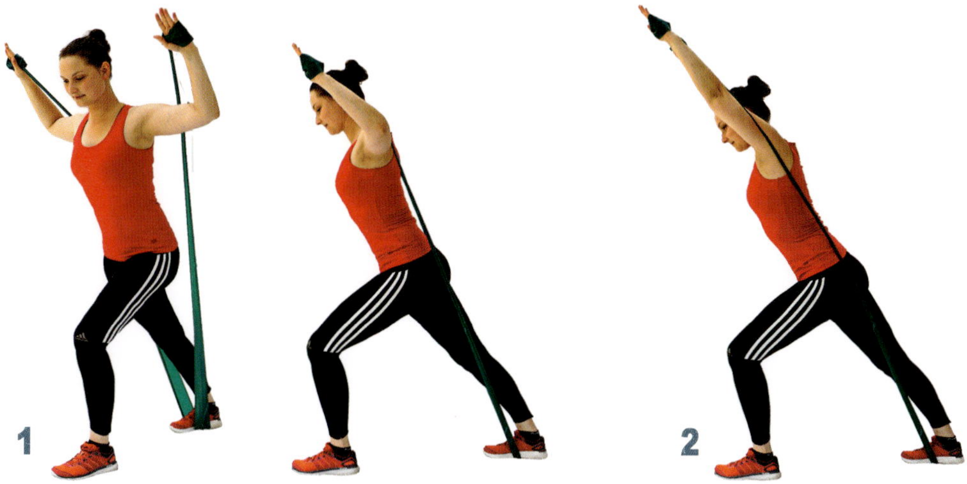

1 Startposition In Schrittstellung fixieren Sie das Trainingsband unter dem hinteren Fuß, umfassen die Bandenden mit den Händen und winkeln die Arme auf Höhe der Schultern um circa 90 Grad an. Das Band läuft hinter den Oberarmen entlang zu den Händen. Sie lehnen den Oberkörper nach vorn, bis Ihr Rücken mit dem hinteren Bein eine Linie bildet, und spannen die Bauchmuskulatur an. Halten Sie den Kopf in Verlängerung zur Wirbelsäule und die Schultern tief.

2 Ausführung Strecken Sie die Arme in Verlängerung zum Oberkörper nach vorn oben. Arme, Kopf, Rücken und hinteres Bein bilden eine Linie. Dann führen Sie die Arme langsam und kontrolliert zurück, bis sie wieder um circa 90 Grad angewinkelt sind. Achten Sie auf durchgehende Körperspannung während des gesamten Bewegungsablaufs.

V-Streckung

BÄNDER: TheraBand, Body-Tube

KRÄFTIGUNG: Schultermuskulatur (vorderer, mittlerer und hinterer Anteil der Deltamuskeln) | Rückenmuskulatur (oberer Anteil vom Trapezmuskel, Rückenstreckmuskulatur) | Brustmuskulatur (großer Brustmuskel, vorderer Sägemuskel)

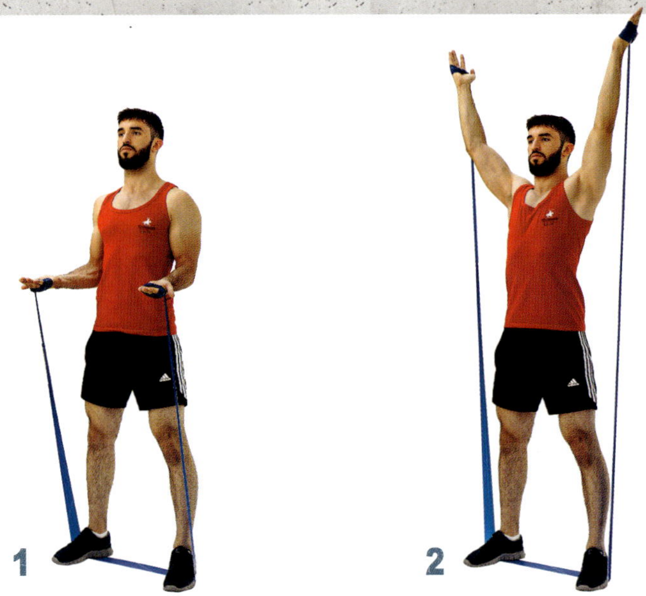

1 Startposition Im schulterbreiten Parallelstand stehen Sie möglichst mittig auf dem Trainingsband. Sie greifen die Bandenden mit den Händen, winkeln die Arme um 90 Grad an und drehen gleichzeitig die Handflächen nach oben. Halten Sie die Oberarme körpernah und die Bauchmuskulatur angespannt. Das Band ist vorgedehnt.

2 Ausführung Führen Sie Ihre Arme nach vorn und gleichzeitig v-förmig nach oben. Halten Sie kurz die Streckposition. Dann senken Sie die Arme langsam wieder ab und winkeln Sie sie dabei an. Die Oberarme befinden sich an den Oberkörperaußenseiten, die Handflächen zeigen wieder nach oben. Anschließend wiederholen Sie die Übung mehrmals. Halten Sie unbedingt die Körpermitte angespannt, um in der Streckposition eine Hohlkreuzbildung zu vermeiden.

Variante Alternativ absolvieren Sie die Übung in Schrittstellung. Das Band läuft dann unter dem vorderen Fuß entlang. Die Stellung der Arme und Hände bleibt gleich. Mit der Schrittstellung können Sie der Hohlkreuzbildung beim Vorschieben und Strecken der Arme entgegenwirken.

Oberkörperdrehung im Vierfüßlerstand

BÄNDER: TheraBand

KRÄFTIGUNG: Schultermuskulatur (vorderer Anteil der Deltamuskeln) | Rückenmuskulatur (oberer Anteil vom Trapezmuskel, Latissimus, Rückenstreckmuskulatur) | Seitliche schräge Bauchmuskeln

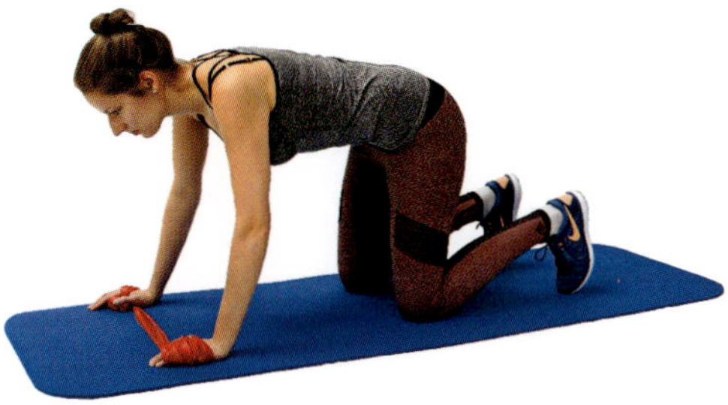

1

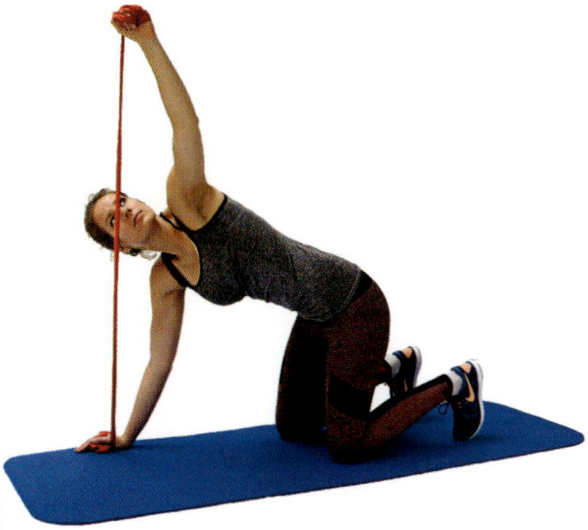

2

1 Startposition Im Vierfüßlerstand befinden sich die Hände senkrecht unter den Schultergelenken und die Knie unter den Hüftgelenken. Für mehr Stabilität stellen Sie die Füße auf die Fußspitzen auf. Das TheraBand wird zwischen den Händen gehalten beziehungsweise um die Hände gewickelt und ist vorgespannt. Der Rücken bildet eine Linie und der Bauch ist angespannt. Sie halten den Kopf in Verlängerung zur Wirbelsäule, der Blick ist zum Boden gerichtet.

2 Ausführung Jetzt drehen Sie den Oberkörper linksseitig nach oben auf, halten dabei den Arm möglichst gestreckt und ziehen das vorgespannte Thera-Band auseinander. Der Kopf folgt der Bewegung, der Blick wird zur linken Hand gerichtet. Anschließend drehen Sie sich unter Spannung in die Ausgangsposition zurück und führen die Übung rechtsseitig aus. Sie trainieren immer wechselseitig. Führen Sie die Drehung im größtmöglichen Radius aus und halten Sie dabei das Handgelenk gerade und die Schulter tief.

Variante Alternativ führen Sie alle Wiederholungen auf einer Seite aus und wechseln erst dann zur anderen Körperseite.

Frontheben im Sitzen

BÄNDER: Body-Tube, TheraBand, Deuserband Light

KRÄFTIGUNG: Schultermuskulatur (Deltamuskeln, Muskeln der Rotatorenmanschette) | Nacken- und obere Rückenmuskulatur (Trapezmuskel) | Armmuskulatur (Trizeps) | Brustmuskulatur (Großer Brustmuskel, vorderer Sägemuskel) | Rumpfmuskulatur

1 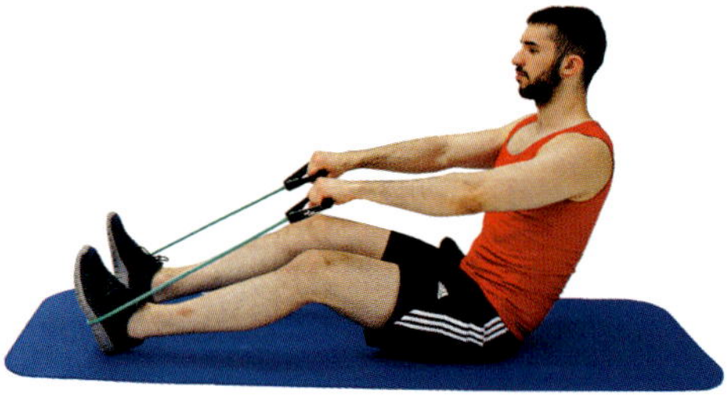

2 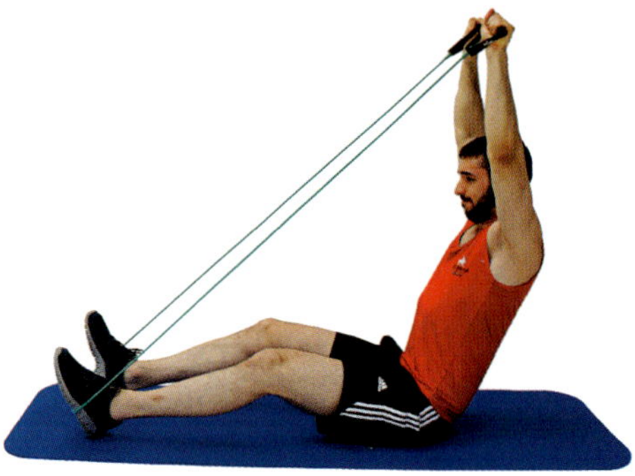

1 Startposition In der Sitzposition winkeln Sie die Beine etwas an und platzieren das Trainingsband relativ mittig unter den Füßen. Damit das Band nicht von den Fußsohlen abrutscht, kippen Sie die Fußspitzen nach vorn. Dann richten Sie den Oberkörper auf und lehnen sich leicht zurück. Die Arme werden gerade nach vorn gestreckt, ohne die Ellenbogen komplett durchzustrecken. Sie bauen Körperspannung auf. Das Band ist leicht vorgedehnt.

2 Ausführung Jetzt heben Sie die Arme langsam und kontrolliert über den Kopf nach oben. Gleichzeitig werden die Schultern nach hinten unten gezogen. Führen Sie das Anheben der Arme langsam und kontrolliert aus und senken Sie diese ebenso langsam und kontrolliert wieder ab. Die Arme werden in einem Winkel von circa 90 Grad bewegt. Halten Sie den Rumpf durchgehend unter Spannung.

Variante Sie vereinfachen die Übung, indem Sie die Arme immer wechselseitig heben. Trainieren Sie mit einem TheraBand, können Sie die Belastung sehr gut über die Bandlänge steuern.

Arm über den Kopf heben in Seitenlage

BÄNDER: TheraBand, Deuserband Light

KRÄFTIGUNG: Schultermuskulatur (vorderer und mittlerer Anteil der Deltamuskeln) | Nackenmuskulatur (oberer Anteil vom Trapezmuskel) | Abduktoren

1

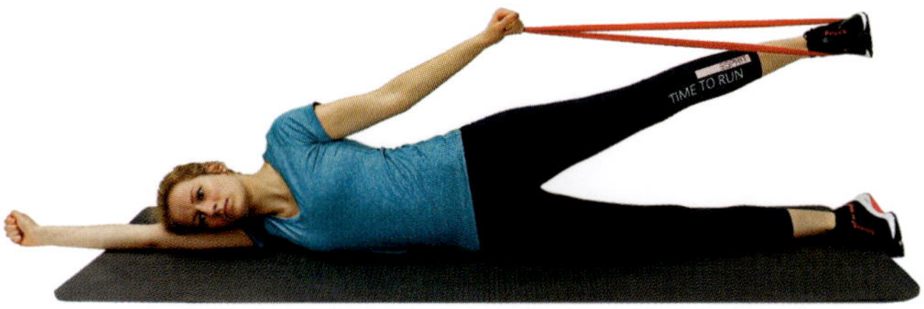

2

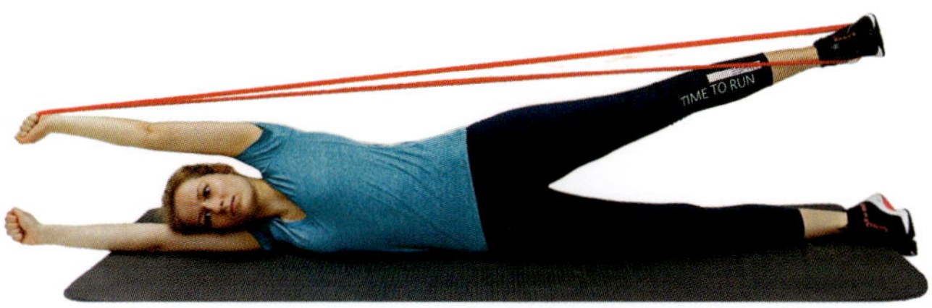

1 Startposition In der Seitenlage auf der rechten Seite führen Sie das TheraBand um den linken Fuß herum zur linken Hand. Dann spreizen Sie das linke Bein seitlich ab, spannen die Rumpfmuskulatur an und strecken den linken Arm in Richtung Bein aus. Sie bringen das TheraBand auf Vorspannung. Halten Sie den Ellenbogen leicht angebeugt.

2 Ausführung Heben Sie den linken Arm langsam und kontrolliert seitlich gegen den Bandwiderstand über den Kopf, bis er nahezu parallel zum Boden zeigt. Halten Sie kurz die Position, bevor Sie den Arm ebenso kontrolliert wieder absenken. Vermeiden Sie Ausweichbewegungen nach vorn oder hinten. Nachdem Sie alle Wiederholungen ausgeführt haben, wechseln Sie die Seite.

Bizeps-Curls

BÄNDER: TheraBand, Body-Tube, Deuserband

KRÄFTIGUNG: Armmuskulatur (Bizeps, Armbeuger)

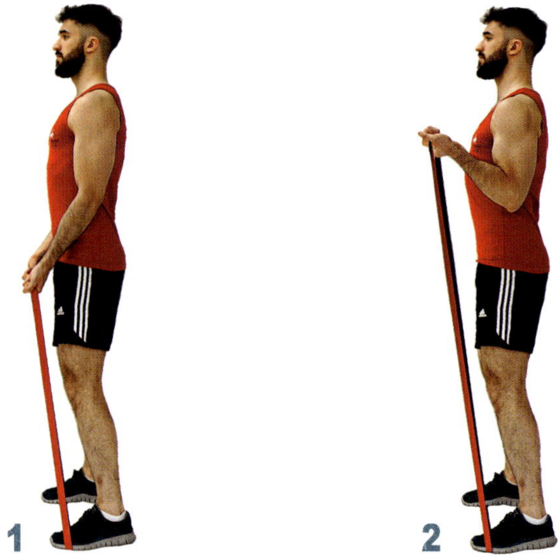

1 Startposition Im hüftbreiten Parallelstand stehen Sie möglichst mittig auf dem Trainingsband und halten die Bandenden so, dass sie gleich lang sind. Beim Deuserband greifen Sie in das Band. Die Arme werden körpernah Richtung Boden gestreckt und sind in den Ellenbogengelenken leicht angewinkelt. Die Handflächen zeigen nach vorn oben. Richten Sie den Oberkörper auf, ziehen Sie die Schultern tief und spannen Sie den Rumpf an. Das Deuserband ist in dieser Position bereits vorgespannt, TheraBand oder Body-Tube bringen Sie auf Zug. Die Bandspannung sollte bereits in der Startposition deutlich spürbar sein.

2 Ausführung Beugen Sie gleichzeitig beide Arme und führen Sie die Hände in Richtung der Schultern. Halten Sie die Endposition für zwei bis drei Sekunden, führen Sie dann die Unterarme wieder zurück zur Startposition. Die Bewegung wird vom Bizeps ausgelöst, die Schultern arbeiten nicht mit. Achten Sie darauf, nur die Unterarme zu bewegen. Ellenbogen und Oberarme bleiben während der Übungsausführung an ihrem Platz, seitlich neben dem Oberkörper. Nur dadurch wird eine hohe Beanspruchung von Bizeps und Armbeuger garantiert.

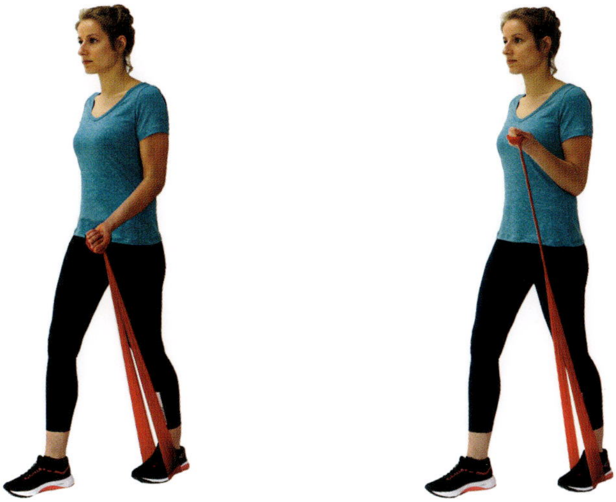

V

Variante Sie vereinfachen die Übung, indem Sie die Bizeps-Curls in Schrittstellung ausführen. Dabei spielt es keine Rolle, ob das Band unter dem vorderen oder hinteren Fuß fixiert wird, solange Sie die Bizeps-Curls auf derselben Seite absolvieren. Sie umfassen die Bandenden mit einer Hand, strecken den Arm körpernah Richtung Boden aus und bringen das Band auf Zug. Nun beugen Sie den Arm gegen den Bandwiderstand. Der Oberarm wird wieder seitlich am Oberkörper fixiert, der Unterarm führt mit Hilfe von Bizeps und Armbeuger die Bewegung aus.

Bizeps-Curls in Rückenlage

BÄNDER: TheraBand, Body-Tube, Deuserband, Deuserband Light

KRÄFTIGUNG: Armmuskulatur (Bizeps, Armbeuger)

1

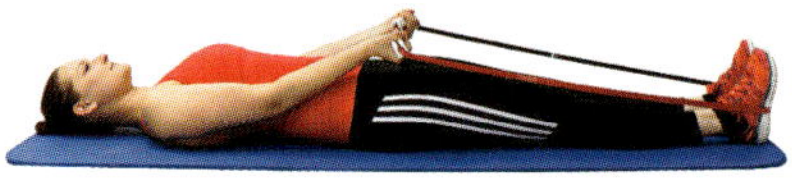

2

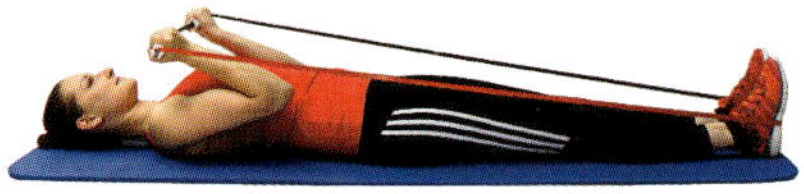

V

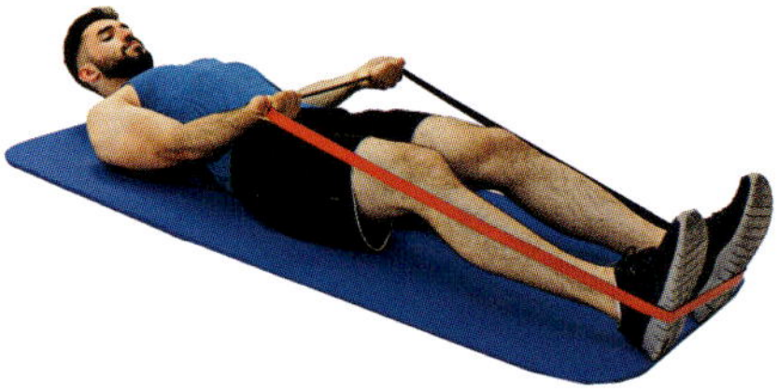

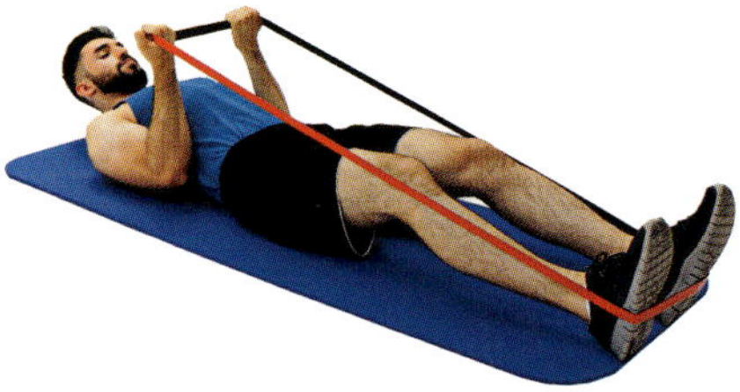

1 Startposition In der Rückenlage strecken Sie die Beine und führen das Trainingsband unter den Füßen entlang zu den Händen. Sie umfassen das Band im schulterbreiten Untergriff, die Handrücken zeigen zum Boden. Dann werden die Arme in Richtung Füße gestreckt (nicht durchstrecken) und das Band wird auf Zug gebracht. Die Bandspannung sollte bereits in der Startposition deutlich spürbar sein. Fixieren Sie die Oberarme an den Oberkörperaußenseiten. Damit das Band nicht abrutschen kann, kippen Sie die Fußspitzen leicht nach vorn.

2 Ausführung Spannen Sie die Bizeps an, beugen Sie gleichzeitig beide Arme und führen Sie die Hände in Richtung der Schultern. Achten Sie darauf, nur die Unterarme zu bewegen. Ellenbogen und Oberarme bleiben während der Übungsausführung an ihrem Platz. Halten Sie kurz die Position, bevor Sie die Unterarme langsam wieder absenken und zur Startposition führen.

Variante Sie variieren die Übung, indem Sie Kopf und Schultern leicht anheben, den Bauch anspannen und die Bizeps-Curls in dieser Position ausführen. Die Übung fordert dann zusätzlich die Bauchmuskulatur.

Trizepsdrücken diagonal

BÄNDER: Miniband, TheraBand

KRÄFTIGUNG: Armmuskulatur (Trizeps)

1
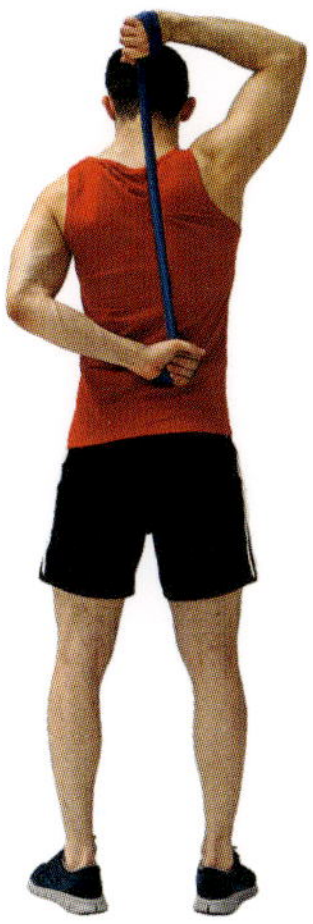

2
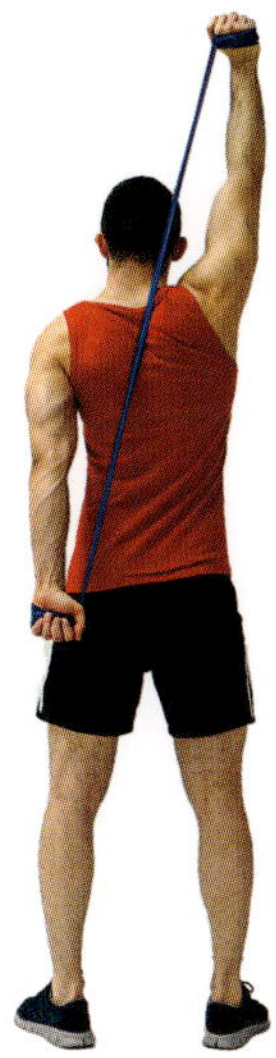

V
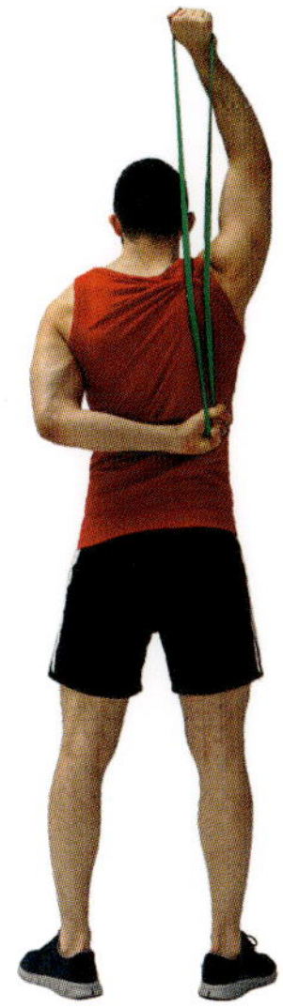

1 Startposition Greifen Sie das Trainingsband circa hüftbreit hinter dem Körper und wickeln Sie die Bandenden locker um die Hände. Die Handflächen zeigen nach hinten. Dann heben Sie den rechten Arm hinter dem Körper an und beugen das Ellenbogengelenk, bis sich die Hand auf Kopfhöhe befindet. Die Handinnenseite zeigt nach vorn. Gleichzeitig winkeln Sie den linken Arm hinter dem Rücken an, der Handrücken zeigt zum Körper. Sie nehmen einen hüft- bis schulterbreiten Stand ein, richten den Oberkörper auf, ziehen die Schultern zurück und heben das Brustbein an.

2 Ausführung Mit einer langsamen und kontrollierten Bewegung strecken Sie den linken Arm nach unten und den rechten Arm nach oben aus, ohne sie ganz durchzustrecken. Vermeiden Sie Ausweichbewegungen zu den Seiten oder nach hinten sowie ruckartige Armstreckungen. Halten Sie den Oberkörper aufrecht und den Blick nach vorn gerichtet. Dann beugen Sie gleichzeitig beide Arme bis zur Startposition. Nach mehreren Wiederholungen wechseln Sie die Position der Arme, da der Trizeps im oberen Arm stärker belastet wird als im unteren Arm.

Variante Sie vereinfachen die Übung, indem Sie den unteren Arm hinter dem Rücken um circa 90 Grad anwinkeln und nur den oberen Arm gegen den Bandwiderstand strecken. Bei eingeschränkter Mobilität des Schultergürtels verwenden Sie ein TheraBand, um die Griffweite zu erhöhen.

Trizepsdrücken über dem Kopf

BÄNDER: TheraBand, Body-Tube

KRÄFTIGUNG: Armmuskulatur (Trizeps) | Rückenstreckmuskulatur

1

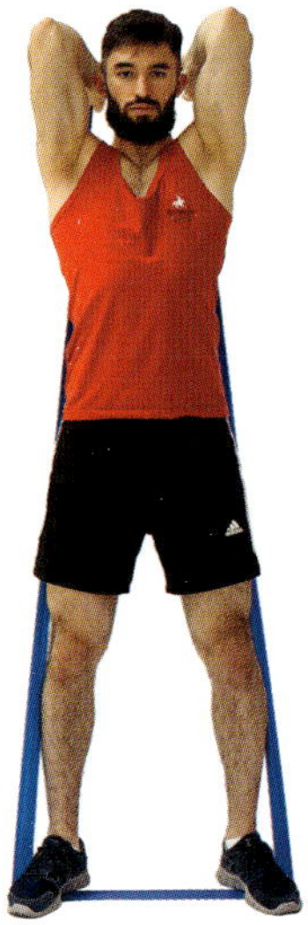

2

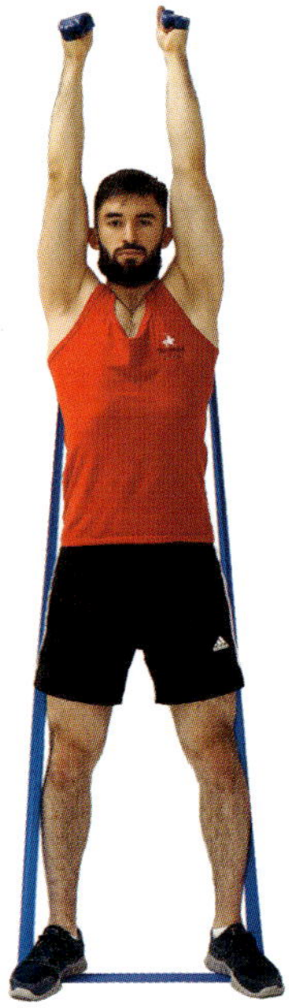

V

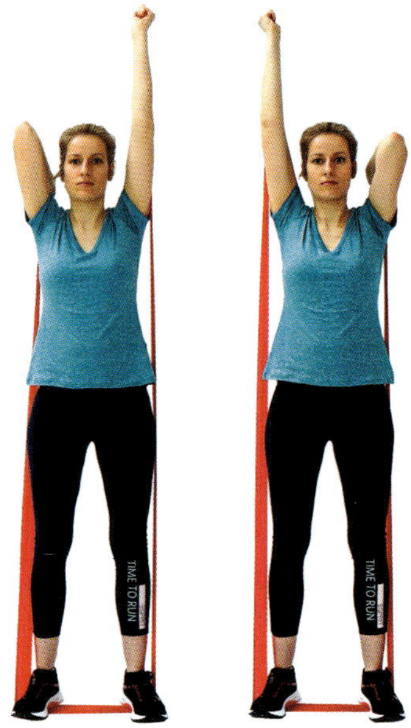

1 Startposition Im schulterbreiten Parallelstand auf dem Trainingsband führen Sie das Band hinter dem Rücken entlang, beugen die Arme nach hinten und umfassen die Bandenden. Bringen Sie das Trainingsband auf Spannung. Die Ellenbogen werden am Kopf gehalten, die Knie sind leicht gebeugt, Bauch- und Gesäßmuskulatur werden angespannt.

2 Ausführung Jetzt strecken Sie beide Arme gleichzeitig und ziehen das Band gegen den Widerstand weiter auseinander. Halten Sie die Ellenbogen nah am Kopf. Die Körpermitte bleibt angespannt, um eine Hohlkreuzbildung zu vermeiden. Anschließend die Arme wieder langsam und kontrolliert beugen. Vermeiden Sie ein Hochziehen der Schultern bei der Armstreckung.

Hinweis: Sie intensivieren das Trizepsdrücken, indem Sie die Streckposition für zwei bis drei Sekunden halten.

Variante Sie vereinfachen die Übung, indem Sie das Trizepsdrücken einseitig ausführen. Die Ausgangsposition bleibt gleich. Sie strecken die Arme abwechselnd gegen den Bandwiderstand.

Armrückführen im Stehen (Retroversion)

BÄNDER: TheraBand, Body-Tube

KRÄFTIGUNG: Schulter- und Armmuskulatur (hinterer Anteil der Deltamuskeln, Muskeln der Rotatorenmanschette, Trizeps) | Rückenmuskulatur (Trapezmuskel, Latissimus)

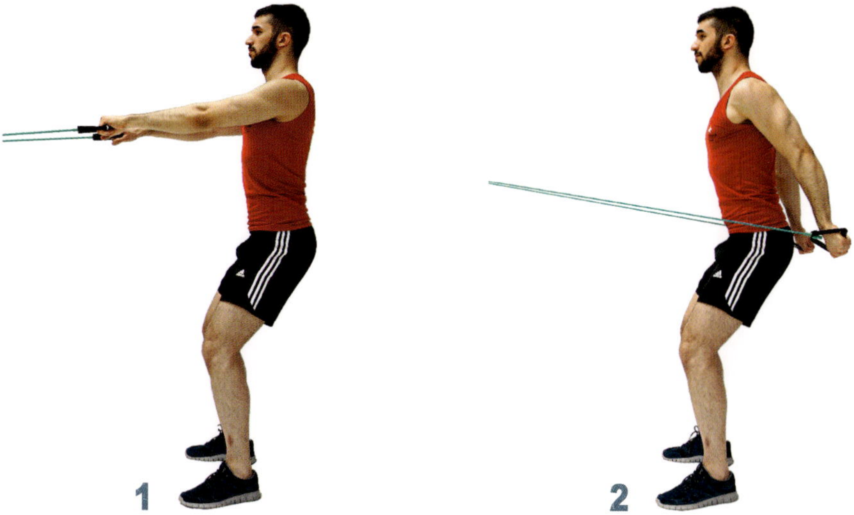

1 2

1 Startposition Befestigen das Trainingsband in Brust- bis Schulterhöhe. Dann stellen Sie sich im schulterbreiten Parallelstand frontal zur Bandbefestigung auf, strecken die Arme nach vorn aus und bringen das Band auf Vorspannung. Die Handinnenseiten zeigen Richtung Boden. Nun richten Sie den Oberkörper auf, beugen leicht Knie und Arme, ziehen die Schultern tief und erzeugen Körperspannung.

2 Ausführung Jetzt führen Sie die Arme kontrolliert und körpernah nach unten und dann nach hinten und oben. Halten Sie die Schultern tief und ziehen Sie die Schulterblätter Richtung Wirbelsäule. Die Arme bleiben immer leicht gebeugt.

>> Armrückführen im Stehen (Retroversion)

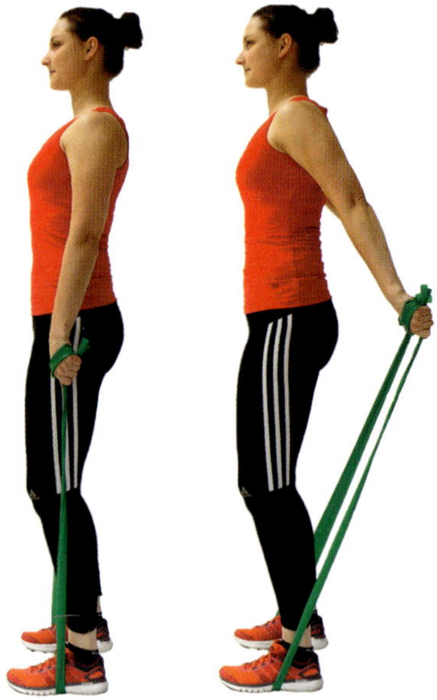

V1

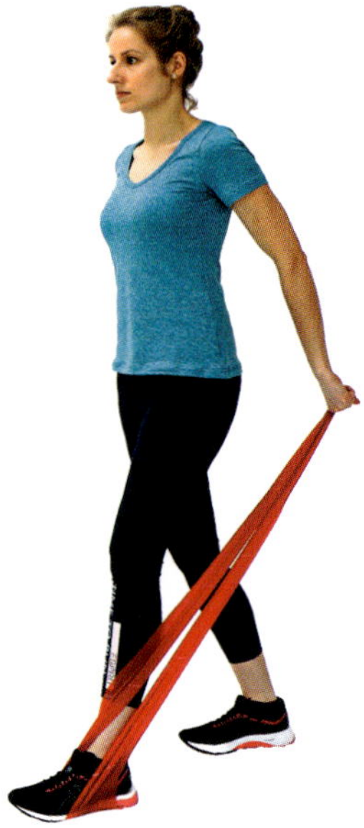

V2

Variante 1 Alternativ trainieren Sie das Armrückziehen im Parallelstand auf dem Band. Der Bewegungsradius ist geringer, dadurch werden die Muskeln der Rotatorenmanschette weniger beansprucht. Zudem benötigen Sie keine Bandbefestigung. Sie umfassen die gleichlangen Bandenden mit den Händen, strecken die Arme Richtung Boden und bringen das Band auf Zug. Die Handflächen zeigen wieder nach hinten. Nun ziehen Sie beide Arme gleichzeitig körpernah nach hinten und oben. Halten Sie den Rumpf angespannt und die Schultern tief. Beide Arme bleiben im Ellenbogen leicht gebeugt. Variieren Sie die Übung noch einmal, indem Sie die Handflächen zum Körper drehen.

Variante 2 Sie vereinfachen die Übung, indem Sie die Schrittposition einnehmen und das Armrückziehen nur einseitig ausführen. Dazu fixieren Sie das Band unter dem vorderen Fuß und umfassen die Bandenden auf derselben Seite. Sie ziehen das gespannte Band nach hinten und oben.

Armrückführen im Sitzen

BÄNDER: TheraBand, Body-Tube

KRÄFTIGUNG: Schulter- und Armmuskulatur (hinterer Anteil der Deltamuskeln, Muskeln der Rotatorenmanschette, Trizeps) | Rückenmuskulatur (Trapezmuskel, Latissimus) | Rumpfmuskulatur

1

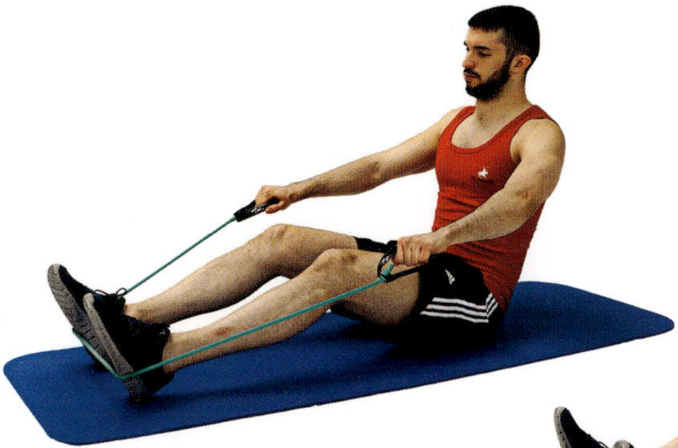

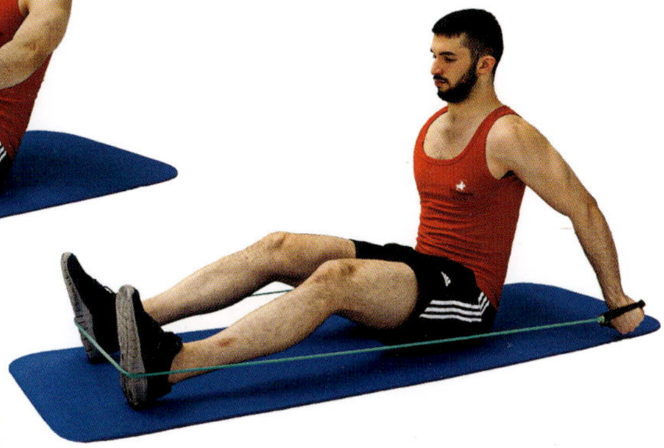

2

1 Startposition Im Sitz auf der Gymnastikmatte halten Sie die Beine leicht gebeugt und führen das Trainingsband um die Füße herum zu den Händen. Sie greifen die gleichlangen Bandenden, strecken die Arme nach vorn aus, ohne sie durchzustrecken. Ihre Handflächen zeigen in Richtung Boden. Nun kippen Sie die Fußspitzen etwas nach vorn, damit das gespannte Band nicht abrutschen und zurückschlagen kann. Dann richten Sie den Oberkörper auf, spannen die Bauchmuskulatur an und heben das Brustbein an. Der Blick ist nach vorn gerichtet.

2 Ausführung Langsam und kontrolliert führen Sie die Arme seitlich nach hinten und so weit wie möglich nach oben. Entsprechend der Übungsausführung im Stand halten Sie die Schultern tief und bewegen mit der Rückführung der Arme die Schulterblätter in Richtung der Wirbelsäule. Die Arme bleiben immer leicht gebeugt.

Variante Die Belastung für Schultern und Arme steigt, je weiter Sie die Arme bei der Rückführung seitlich abspreizen.

Einarmiges Rudern im Ausfallschritt

BÄNDER: Miniband, TheraBand (zur Schlinge verknotet)

KRÄFTIGUNG: Schultermuskulatur (hinterer Anteil der Deltamuskeln, Untergrätenmuskel) | Nacken- und Rückenmuskulatur (Trapezmuskel, großer und kleiner Rautenmuskel, Latissimus) | Armmuskulatur (Bizeps, Armbeuger)

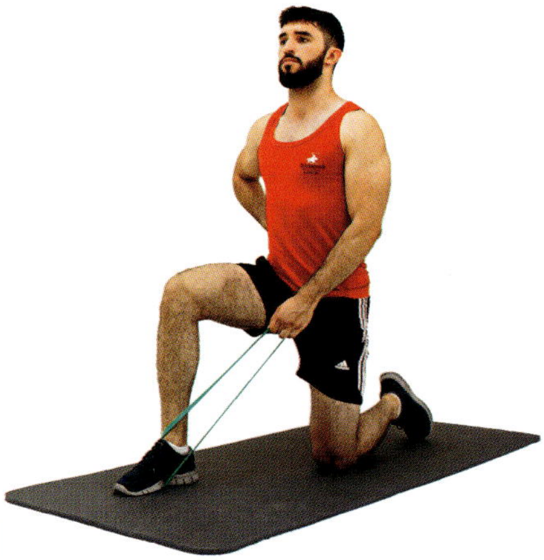

1

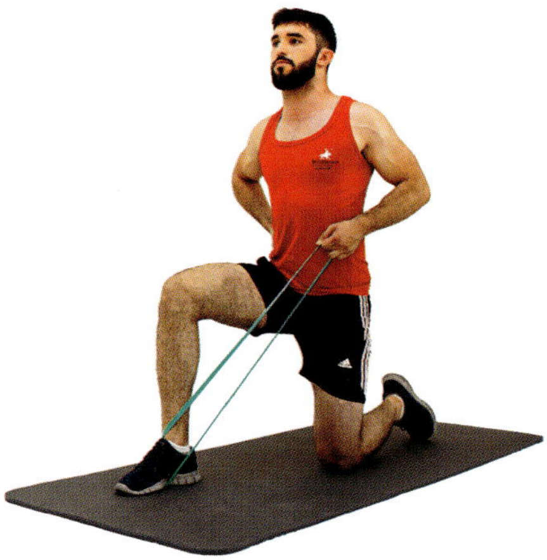

2

1 Startposition Fixieren Sie das Miniband unter dem rechten Fuß. Dann machen Sie mit dem linken Fuß einen Ausfallschritt nach hinten, beugen die Knie um 90 Grad und setzen das linke Knie am Boden auf. Jetzt greifen Sie mit der linken Hand in das Miniband und drehen die Handinnenseite zum Körper. Nun richten Sie den Oberkörper auf, stützen die rechte Hand – mit dem Daumen nach vorn – in der Hüfte auf und spannen die Rumpfmuskulatur an.

2 Ausführung Mit der Beugung des Ellenbogens ziehen Sie den linken Arm körpernah nach hinten oben. Versuchen Sie die Position am hintersten Punkt kurz zu halten, bevor Sie den Arm wieder strecken. Vermeiden Sie Drehungen im Rumpf und ein Hochziehen der Schulter. Die Ruderbewegung mehrmals kontrolliert und ohne Schwung wiederholen. Im zweiten Satz führen Sie das Rudern mit dem rechten Arm aus. Das linke Bein befindet sich dann vorn.

Rudern im Stehen

BÄNDER: Body-Tube, TheraBand, Deuserband, Deuserband Light

KRÄFTIGUNG: Schultermuskulatur (hinterer Anteil der Deltamuskeln, Untergrätenmuskel) | Nacken- und Rückenmuskulatur (Trapezmuskel, großer und kleiner Rautenmuskel, Latissimus, Rückenstreckmuskulatur) | Armmuskulatur (Bizeps, Armbeuger)

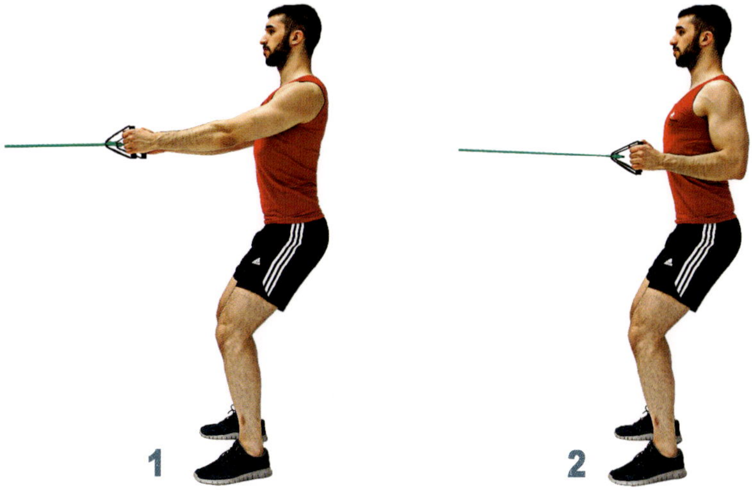

1 2

1 Startposition Fixieren Sie das Trainingsband mit Hilfe eines Türankers in Brusthöhe, dann begeben Sie sich in den schulterbreiten Parallelstand, strecken die Arme nach vorn aus und drehen die Handinnenseiten zueinander (Parallelgriff). Nun bringen Sie das Band auf Zug, richten den Oberkörper auf, spannen die Bauch- und Gesäßmuskulatur an und beugen leicht die Knie.

2 Ausführung Ziehen Sie die Bandenden kontrolliert und gerade nach hinten, ohne sich dabei zurückzulehnen. Halten Sie die Ellenbogen dicht am Körper, heben Sie das Brustbein an und bewegen Sie gleichzeitig die Schulterblätter aufeinander zu. Die Unterarme zeigen waagerecht zum Boden. Halten Sie kurz die Spannung. Dann führen Sie die Arme kontrolliert zurück, ohne sie durchzustrecken. Vermeiden Sie dabei ein Vorbeugen des Oberkörpers und achten Sie auf durchgehende Körperspannung.

V

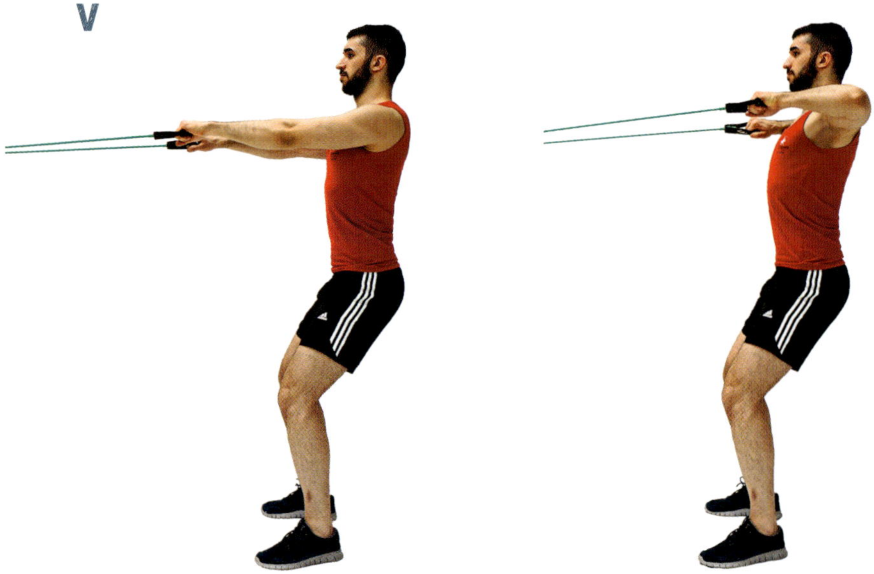

Variante Alternativ trainieren Sie im Obergriff mit einer höheren Armposition. Dazu strecken Sie die Arme auf Höhe der Schultern nach vorn aus, die Handflächen zeigen Richtung Boden. Die Standposition ist wie beim Parallelgriff. Mit der Beugung der Arme ziehen Sie die Ellenbogen auf Schulterhöhe nach hinten und die Schulterblätter aufeinander zu. Die Arme zeigen waagerecht zum Boden. Schultern und oberer Rücken werden intensiver trainiert.

Rudern im Sitzen

BÄNDER: Body-Tube, TheraBand, Variante: Deuserband, Deuserband Light

KRÄFTIGUNG: Schultermuskulatur (hinterer Anteil der Deltamuskeln, Untergrätenmuskel) | Nacken- und Rückenmuskulatur (Trapezmuskel, großer und kleiner Rautenmuskel, Latissimus, Rückenstreckmuskulatur) | Armmuskulatur (Bizeps, Armbeuger)

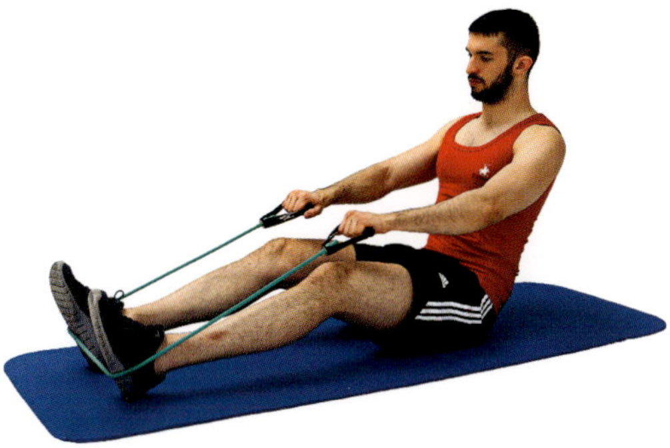

1

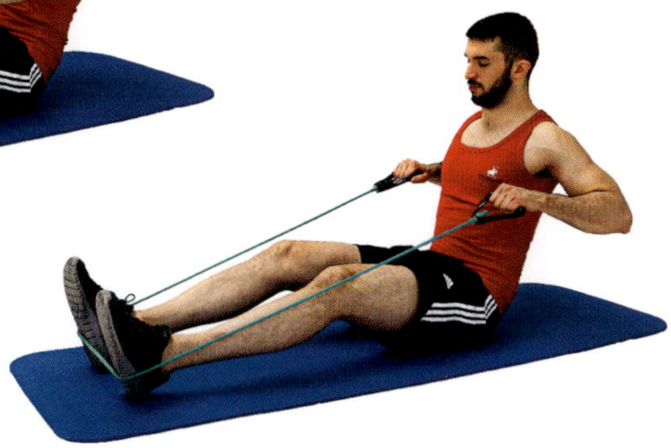

2

1 Startposition Setzen Sie sich aufrecht auf eine Gymnastikmatte und halten Sie die Beine leicht gebeugt. Dann führen Sie das Trainingsband um die Füße und greifen die Bandenden so, dass das Band auf beiden Seiten gleich lang ist. Kippen Sie die Fußspitzen etwas nach vorn, damit das gespannte Band nicht abrutschen und zurückschlagen kann. Die Arme werden nach vorn gestreckt, dabei muss das Band unter leichter Spannung stehen. Beim Body-Tube können Sie Länge und Vorspannung variieren, indem Sie die Beine v-förmig öffnen. Dann richten Sie den Oberkörper auf, spannen die Bauchmuskulatur an und heben das Brustbein an. Drehen Sie die Arme so, dass die Handflächen zueinander (Parallelgriff) oder nach unten (Obergriff) zeigen.

2 Ausführung Ziehen Sie das Übungsband langsam und kontrolliert seitlich der Beine Richtung Brust. Halten Sie dabei die Ellenbogen möglichst dicht am Körper und bewegen Sie gleichzeitig die Schulterblätter Richtung Wirbelsäule. Achten Sie darauf, dass die Handgelenke gerade und die Schultern tief bleiben. Dann führen Sie das Band ebenso langsam und kontrolliert wieder zurück zur Startposition, ohne die Arme ganz durchzustrecken. Vermeiden Sie einen Rundrücken beim Nachlassen der Spannung und ein starkes Zurücklehnen beim Heranziehen des Bandes. Halten Sie unbedingt die Rumpfmuskulatur unter Spannung und die Schulterblätter tief.

V

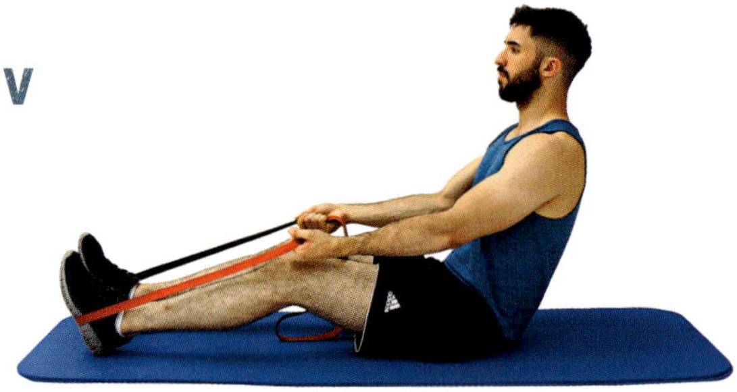

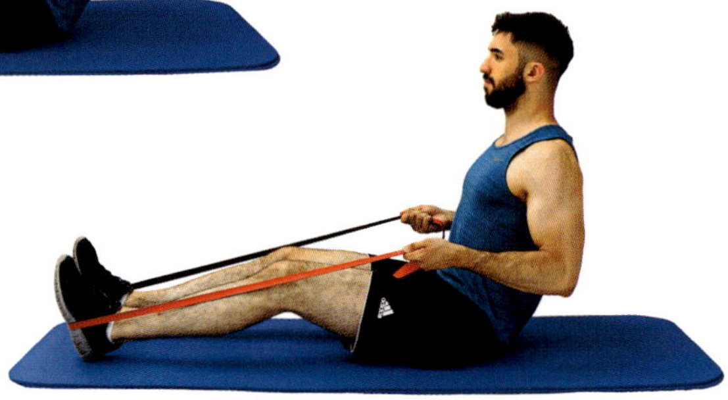

Variante Fortgeschrittene absolvieren die Ruderzüge mit einem Deuserband. Die Startposition entspricht der Übungsausführung mit dem Body-Tube oder TheraBand. Alternativ ändern Sie die Griffposition, indem Sie die Arme eindrehen und die Handflächen dann nach oben zeigen (Untergriff). Ziehen Sie das Deuserband seitlich der Beine in Richtung Brust oder beim Untergriff in Richtung der Hüften. Halten Sie dabei die Ellenbogen eng am Körper. Beim Untergriff sind die Arme in der Endposition um circa 90 Grad angewinkelt.

Arm seitlich heranziehen (Adduktion)

BÄNDER: TheraBand, Body-Tube, Deuserband Light

KRÄFTIGUNG: Schulter- und Rückenmuskulatur (Trapezmuskel, Latissimus, Rundmuskeln) | Brustmuskulatur (großer Brustmuskel, vorderer Sägemuskel)

1
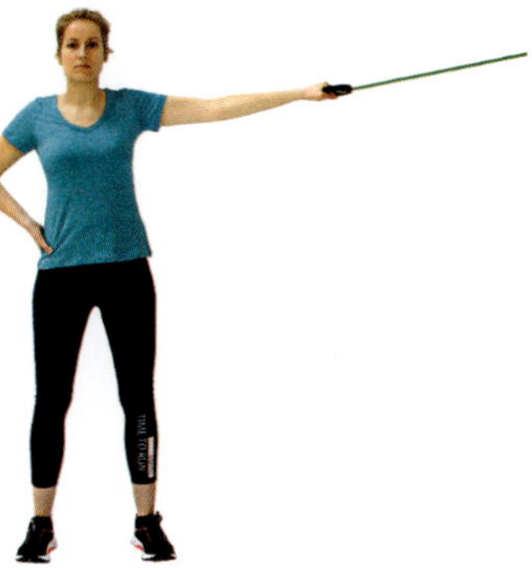

2
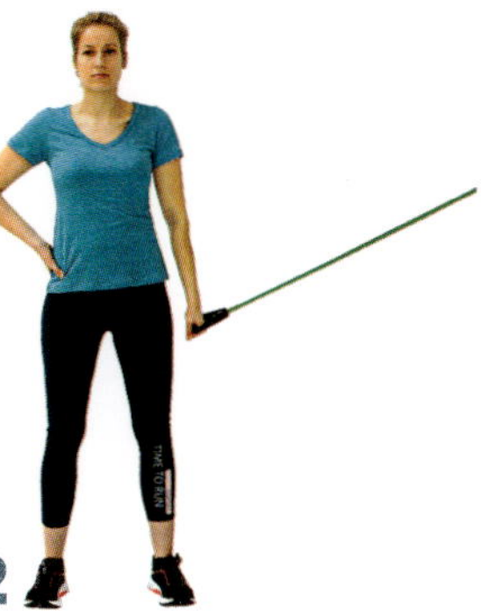

V
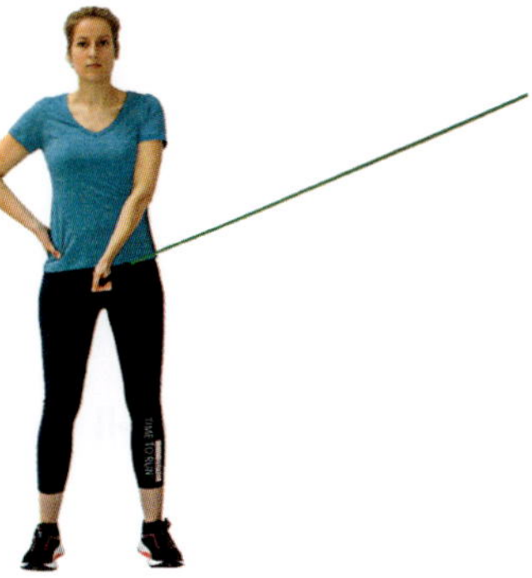

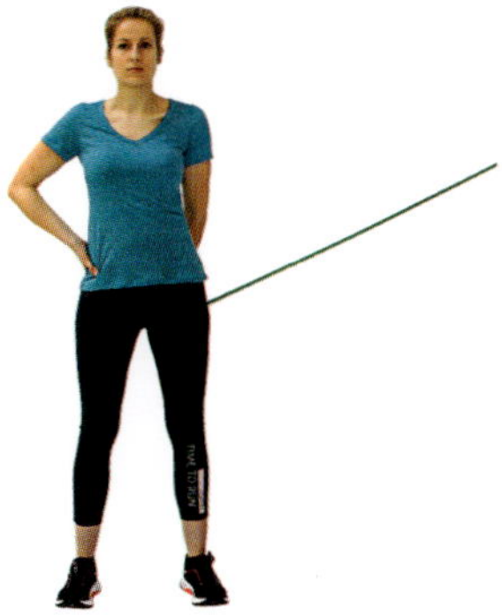

1 Startposition Befestigen Sie das Übungsband mit Hilfe eines Türankers am oberen Rand der Tür. Dann stellen Sie sich seitlich zur Tür im schulterbreiten Stand auf, umfassen das Bandende und strecken den Trainingsarm seitlich auf Schulterhöhe aus. Der Ellenbogen zeigt nach hinten und die Handinnenseite zum Boden. Die freie Hand stützen Sie in der Hüfte auf, der Daumen zeigt nach vorn. Nun bauen Sie Körperspannung auf, halten die Knie leicht gebeugt, den Kopf in Verlängerung zur Wirbelsäule und fixieren die Schulter.

2 Ausführung Mit der Ausatmung ziehen Sie den Arm möglichst dicht an den Körper heran, ohne diesen zu verdrehen. Die Handinnenseite zeigt in der Endposition zum Oberschenkel. Halten Sie den Ellenbogen immer leicht gebeugt und den Bauch angespannt. Mit dem Einatmen geben Sie der Spannung nach und strecken den Arm wieder seitlich bis auf Schulterhöhe aus.

Variante Sie intensivieren die Adduktion, indem Sie den Arm dicht vor oder hinter dem Körper entlangziehen. Halten Sie dabei den Rücken aufrecht und vermeiden Sie Drehungen des Rumpfes.

Trizeps Kickbacks

BÄNDER: TheraBand

KRÄFTIGUNG: Armmuskulatur (Trizeps, Ellenbogenmuskel) | Rückenstrecker

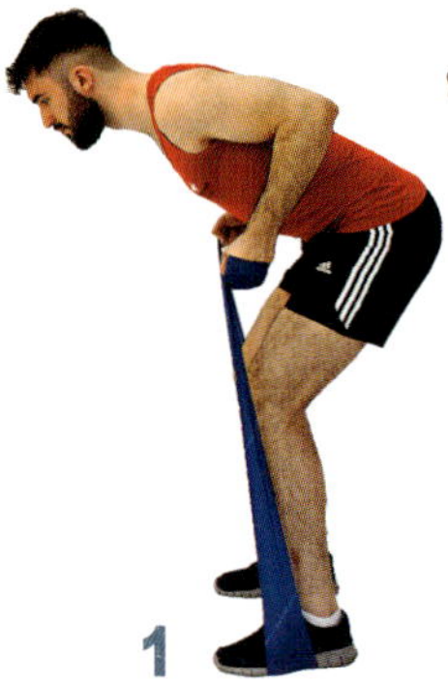

1

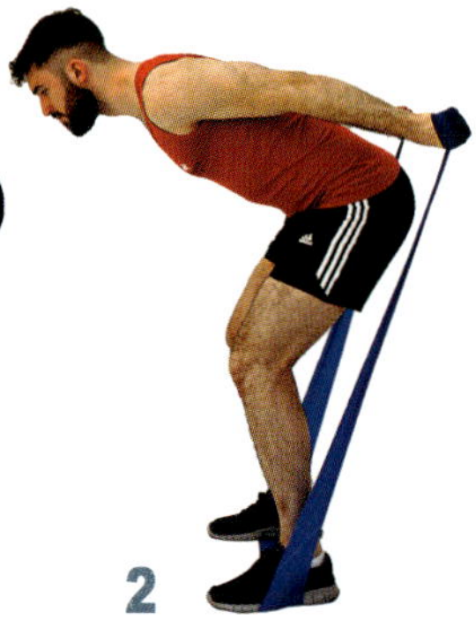

2

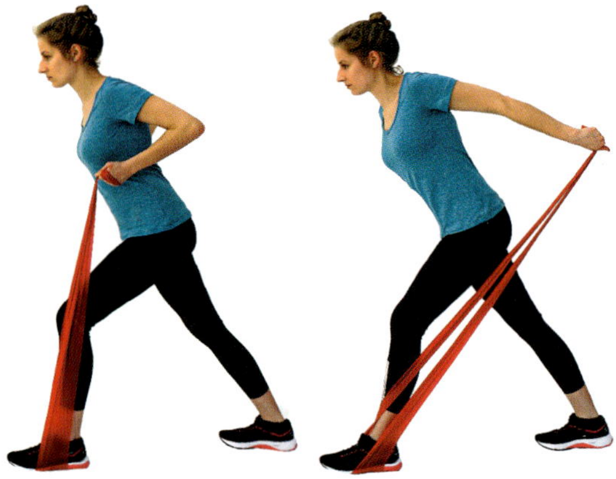

V

1 Startposition Im hüftbreiten Stand auf dem TheraBand umfassen Sie die Bandenden und bringen das Band bei gestreckten Armen auf Zug. Dann gehen Sie leicht in die Knie, spannen die Bauchmuskulatur an und beugen den Oberkörper mit geradem Rücken nach vorn unten. Jetzt winkeln Sie Ihre Arme so an, dass die Unterarme in Richtung der Fußspitzen zeigen und ziehen die Schultern nach hinten unten. Die Oberarme zeigen nahezu waagerecht zum Boden und werden körpernah positioniert.

2 Ausführung Gegen den Bandwiderstand strecken Sie beide Unterarme nach hinten aus, bis die Arme nahezu gestreckt sind. Rumpf, Schultern und Oberarme verharren in ihrer Position.
Anschließend werden die Unterarme wieder zur Startposition zurückgeführt. Halten Sie durchgehend die Bauch- und Rückenmuskulatur unter Spannung, um den Rumpf zu stabilisieren, und führen Sie die Armstreckung langsam und kontrolliert aus.

Variante Sie vereinfachen die Übung, indem Sie die Kickbacks einseitig ausführen. Stellen Sie sich mit dem linken Fuß mittig auf das TheraBand und umfassen Sie die Bandenden mit der linken Hand. Mit dem rechten Fuß machen Sie nun einen Ausfallschritt nach hinten und beugen den Rücken nach vorn. Das hintere Bein und der Rücken bilden eine gerade abfallende Linie. Die rechte Hand wird in der Hüfte aufgestellt. Dann ziehen Sie den linken Ellenbogen nach hinten oben und winkeln den Arm an. Das Band ist vorgespannt. Strecken Sie nun den linken Unterarm gegen den Bandwiderstand nach hinten oben aus. Nach mehreren Wiederholungen wechseln Sie zur rechten Seite.

Brustdrücken in Rückenlage

BÄNDER: Deuserband Light, Deuserband, TheraBand

KRÄFTIGUNG: Brustmuskulatur (großer Brustmuskel, vorderer Sägemuskel) | Schulter- und Armmuskulatur (vorderer Anteil der Deltamuskeln, Trizeps, Ellenbogenmuskeln)

1

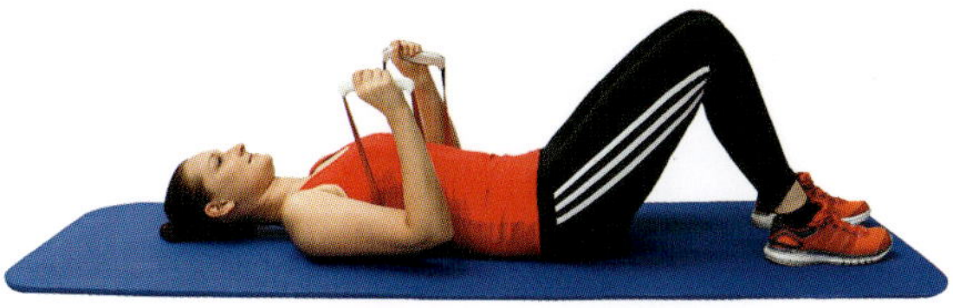

2

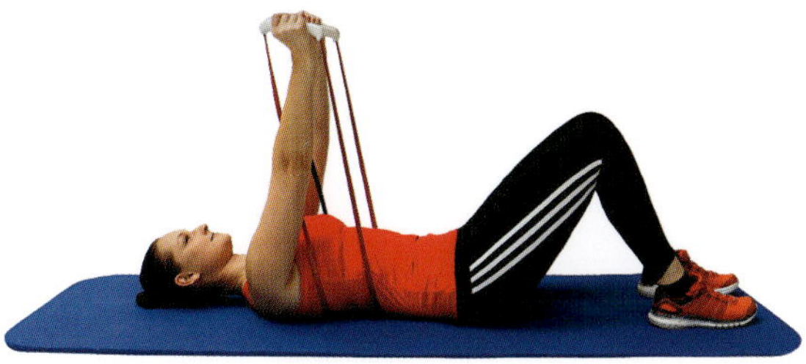

V

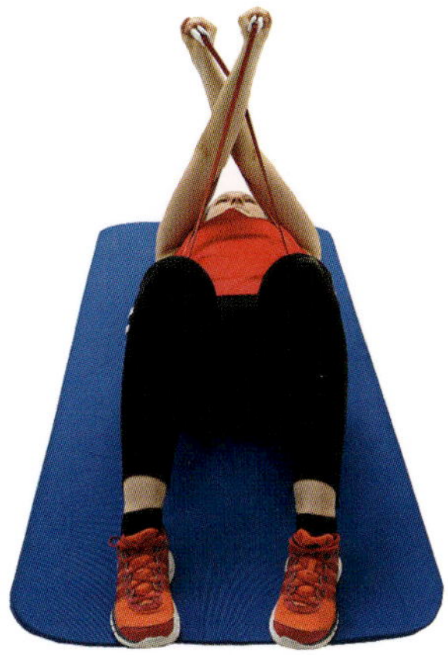

1 Startposition In der Rückenlage läuft das Trainingsband in Brusthöhe hinter dem Rücken und zwischen den Armen entlang zu den Händen. Mit angewinkelten Beinen stellen Sie die Füße schulterbreit und parallel zueinander auf, spannen die Bauchmuskulatur an und drücken den Rücken zum Boden. Dann winkeln Sie die Arme an, halten die Ellenbogen körpernah und drehen die Handinnenseiten zueinander. In dieser Position ist das Band relativ stark vorgespannt.

2 Ausführung Drücken Sie die Hände langsam und kontrolliert gegen den Bandwiderstand gerade nach oben, bis die Arme fast gestreckt sind und nahezu senkrecht zum Boden zeigen. Sie atmen aus. Dann bewegen Sie die Hände ebenso langsam zurück zur Startposition und atmen dabei ein.

Variante Sie intensivieren die Übung, indem Sie die Hände bei der Aufwärtsbewegung zusammenführen und überkreuzen.

Rückseitiges Seitheben in Bauchlage und im Stand

BÄNDER: Miniband, Variante: TheraBand

KRÄFTIGUNG: Schultermuskulatur (Deltamuskeln, Obergrätenmuskeln) | Nackenmuskulatur (oberer Anteil vom Trapezmuskel) | Oberarmmuskulatur

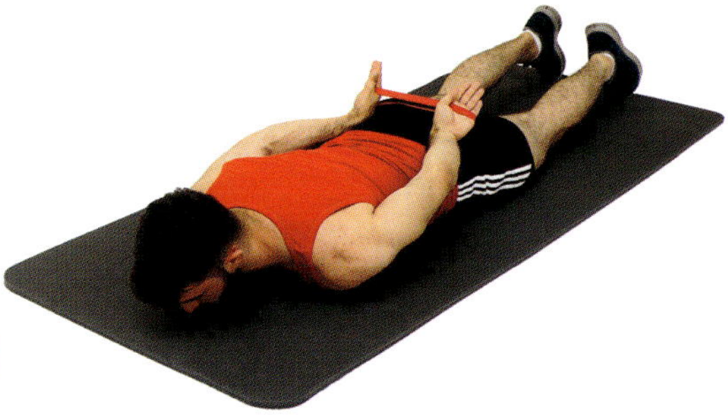

1

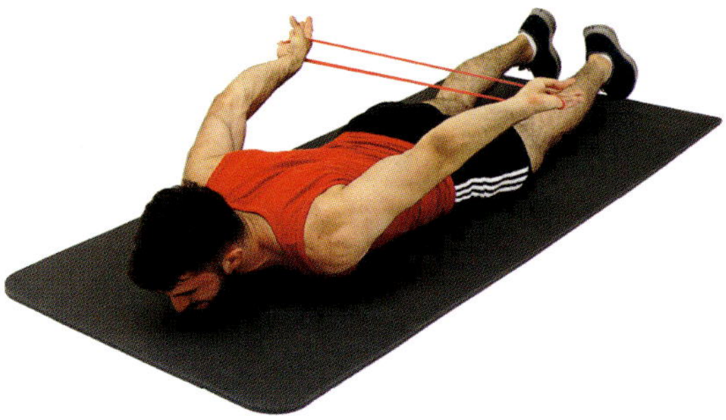

2

1 Startposition In Bauchlage werden die Beine gestreckt und die Füße auf die Fußspitzen aufgestellt. Hinter dem Rücken greifen Sie mit beiden Händen in ein Miniband und drehen die Handinnenseiten nach außen. Die Arme sind gestreckt. Nun spannen Sie die Bauch-, Gesäß- und Beinmuskulatur an, heben den Kopf leicht an und bringen das Band auf Vorspannung. Der Blick ist zum Boden gerichtet.

2 Ausführung Ziehen Sie beide Arme gegen den Bandwiderstand so weit wie möglich nach außen. Halten Sie dabei den Rumpf angespannt und den Blick auf den Boden gerichtet. Dann führen Sie beide Arme langsam zurück, halten das Band jedoch auf Spannung. Nach mehreren Wiederholungen drehen Sie die Handinnenseiten zueinander und führen einen zweiten Satz aus.

>>

V

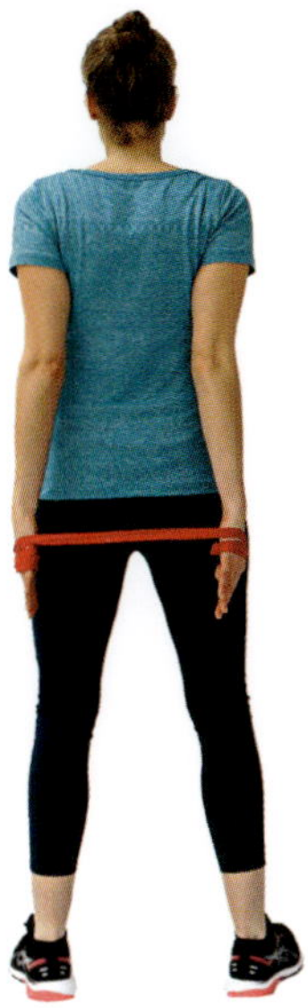

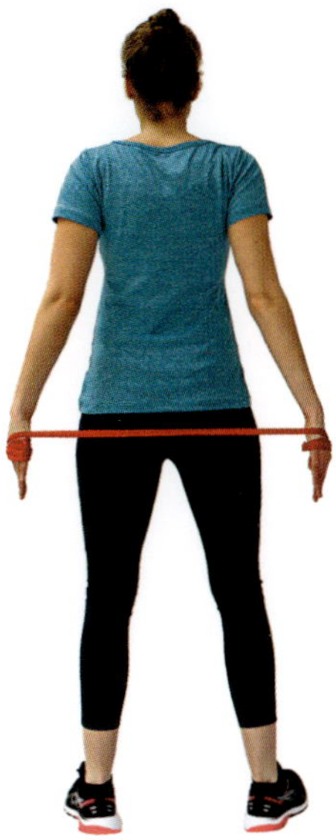

Variante Alternativ führen Sie das rückseitige Seitheben im Stand mit einem TheraBand aus. Dazu nehmen Sie einen schulterbreiten Stand ein, umfassen hinter dem Körper ein TheraBand, drehen die Handinnenseiten zueinander und bringen das Band bei schulterbreit geöffneten Armen auf Spannung. Dann ziehen Sie die Schultern tief und spannen die Bauchmuskulatur an. Nun ziehen Sie die Arme so weit wie möglich gegen den Bandwiderstand seitlich nach außen. Halten Sie das TheraBand auch bei der Rückführung unter Spannung.

Latissimuszug gestreckt

BÄNDER: Miniband, Variante: TheraBand

KRÄFTIGUNG: Schulter- und Rückenmuskulatur (Deltamuskeln, Trapezmuskel, Latissimus, Rautenmuskeln, Rundmuskeln) | Armmuskulatur (je nach Ausführung Bizeps, Trizeps)

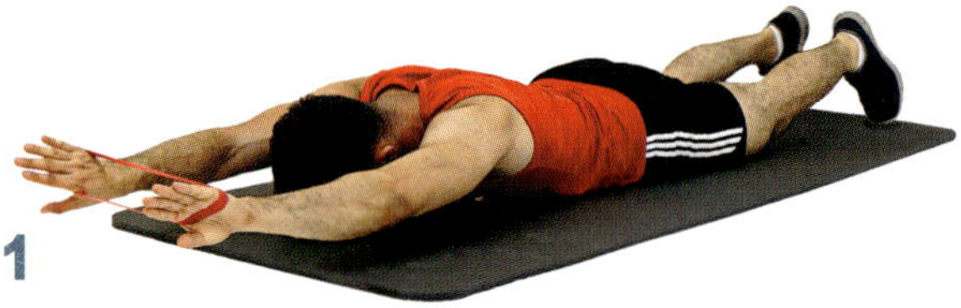

1

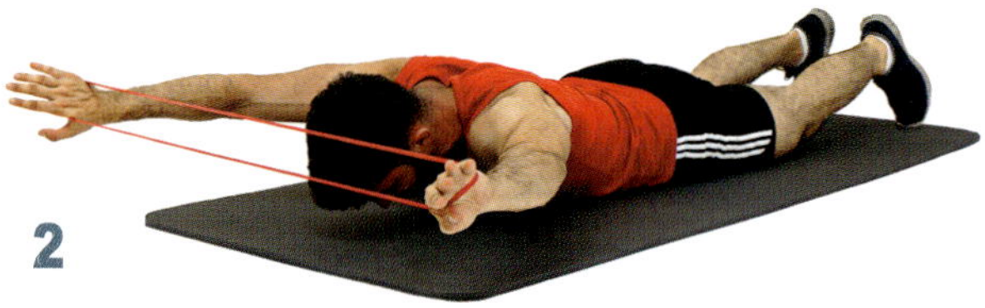

2

1 Startposition Begeben Sie sich in die Bauchlage, die Beine werden gestreckt und auf die Fußspitzen aufgestellt. Verwenden Sie ein Miniband, greifen Sie in das Band, positionieren es im Mittelhandbereich, drehen die Handflächen nach außen und strecken die Arme über den Kopf, ohne sie durchzustrecken. Dann spannen Sie die Bauch-, Gesäß- und Beinmuskulatur an, heben den Kopf leicht an und bringen das Band auf Vorspannung. Der Blick ist zum Boden gerichtet.

2 Ausführung Jetzt heben Sie den Oberkörper an und ziehen die Arme so weit wie möglich nach außen. Die Arme sind dabei leicht angewinkelt und der Blick bleibt zum Boden gerichtet. Nun geben Sie der Spannung nach, senken den Oberkörper wieder ab und leiten die nächste Wiederholung ein. Halten Sie durchgehend Körperspannung und den Kopf in Verlängerung zur Wirbelsäule.

Varianten

- Sie intensivieren die Übung, indem Sie die Handflächen zueinander drehen. Durch die Änderung der Armposition wird der Trizeps stärker belastet.
- Sie können die Übung vereinfachen, indem Sie mit einem TheraBand trainieren, das Sie maximal schulterbreit mit den Händen umfassen. Im Gegensatz zum Miniband können Sie die Griffweite variieren und somit den Zugwiderstand verringern.

Latissimuszug zur Brust

BÄNDER: Deuserband, Deuserband Light, TheraBand, Body-Tube

KRÄFTIGUNG: Schulter- und Rückenmuskulatur (Deltamuskeln, Trapezmuskel, Latissimus, Rautenmuskeln, Rundmuskeln) | Oberarmbeuger | Gesäßmuskulatur

1

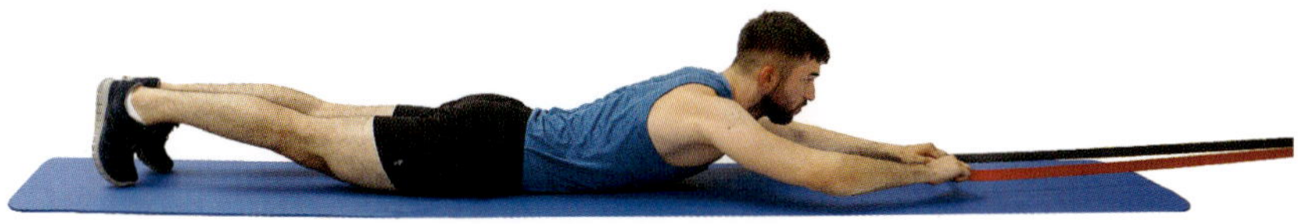

2

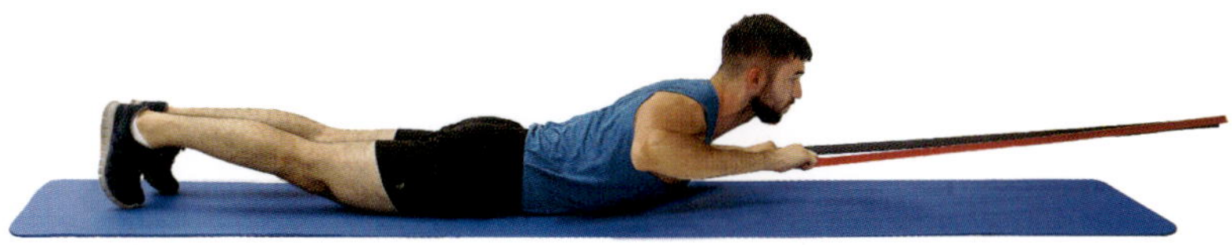

1 Startposition Fixieren Sie das Übungsband an einem festen Gegenstand. Dann legen Sie sich in Bauchlage auf die Matte und greifen das Band mindestens schulterbreit mit gestreckten Armen. Die Handinnenseiten sind nach unten gerichtet. Nun stellen Sie die Füße auf die Fußspitzen auf und spannen die Bein-, Gesäß- und Bauchmuskulatur (Bauchnabel zur Wirbelsäule ziehen) an. Die Beine lösen sich vom Boden, nur Fußspitzen und Hüfte haben Bodenkontakt. Sie aktivieren Schulter- und Nackenmuskulatur und heben Kopf und Arme leicht an.

2 Ausführung Ziehen Sie das Band kontrolliert in Richtung Brust, indem Sie die Ellenbogen um circa 90 Grad anwinkeln und die Schulterblätter zusammenführen. Gleichzeitig heben Sie den Oberkörper etwas weiter an. Der Blick ist schräg nach unten gerichtet, Sie halten den Kopf in Verlängerung zur Wirbelsäule. Anschließend strecken Sie die Arme langsam wieder aus. Vermeiden Sie schnelle und ruckartige Bewegungen in allen Bewegungsphasen und ziehen Sie das Band nicht zu tief zum Boden.

Übungen für Beine und Gesäß

Dynamisches Beinrückheben mit gestrecktem Bein im Vierfüßlerstand

BÄNDER: Miniband

KRÄFTIGUNG: Gesäß- und Hüftmuskulatur | Muskulatur der Oberschenkelrückseite | Rückenstreckmuskulatur

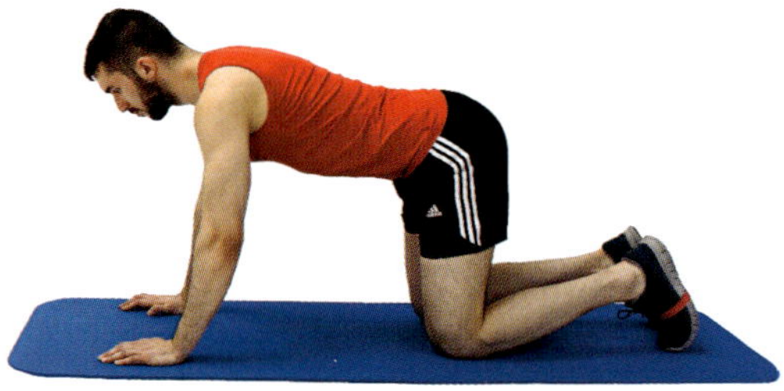

1

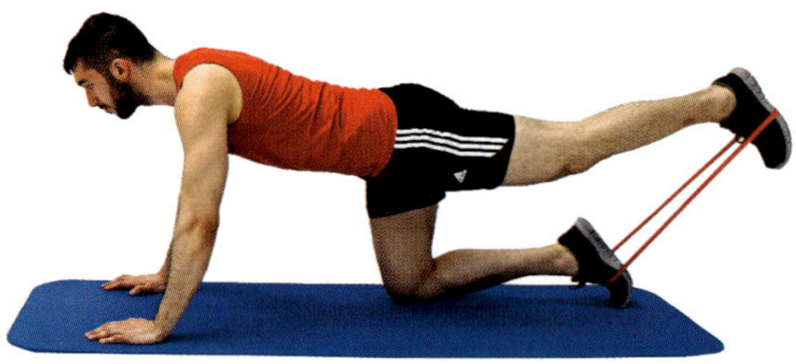

2

1 Startposition Ausgangsposition ist der Vierfüßlerstand. Sie haben das Miniband im Mittelfußbereich der Füße platziert. Die Hände werden im schulterbreiten Abstand direkt unter den Schultern am Boden aufgestellt. Die Knie sind um 90 Grad angewinkelt und befinden sich direkt unter den Hüften. Stellen Sie nun die Füße auf die Fußspitzen auf und spannen Sie die Bauch- und Gesäßmuskulatur an. Der Blick wird zum Boden gerichtet.

2 Ausführung Strecken Sie das linke Bein nach hinten bis auf Hüfthöhe aus. Halten Sie Körperspannung und achten Sie darauf, dass das Becken nicht verdreht wird. Nun führen Sie mit dem gestreckten Bein gegen den Bandwiderstand kleine Auf- und Abbewegungen aus. Die Bewegungsausführung erfolgt kontrolliert und ohne Schwung. Anschließend bewegen Sie das Bein zurück in die Ausgangsposition und absolvieren die Übung mit dem anderen Bein.

Variante Sie vereinfachen die Übung, indem Sie das gestreckte Bein einige Sekunden halten und keine weiteren Bewegungen ausführen.

Statisches Beinrückheben mit angewinkeltem Bein im Vierfüßlerstand

BÄNDER: Miniband

KRÄFTIGUNG: Rückenstreckmuskulatur (unterer Anteil) | Gesäß- und Hüftmuskulatur | Muskulatur der Oberschenkelrückseite

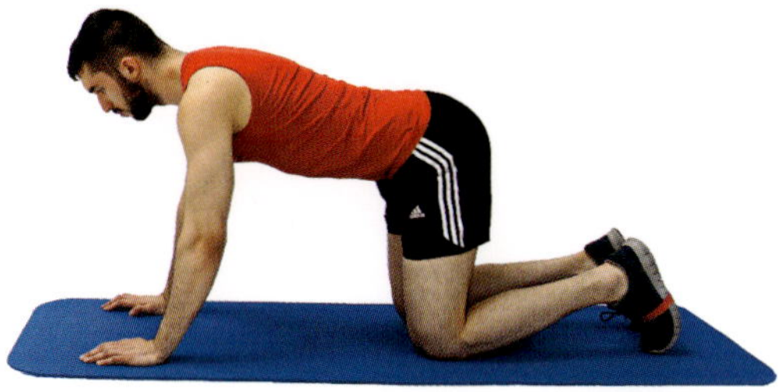

1

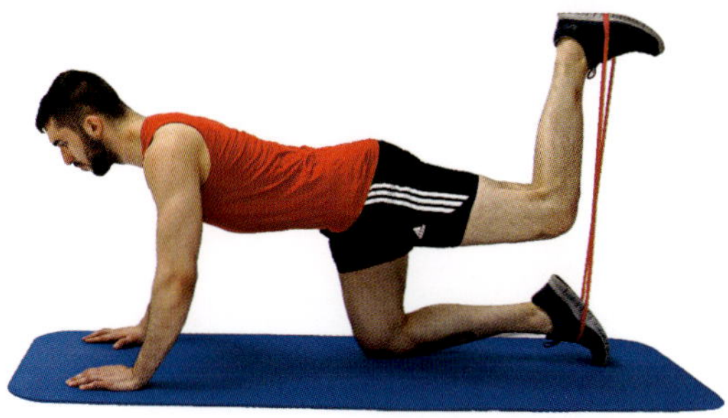

2

1 Startposition Die Ausgangsposition entspricht der vorherigen Übung „Dynamisches Beinrückheben mit gestrecktem Bein im Vierfüßlerstand". Positionieren Sie das Miniband im Mittelfußbereich, dann begeben Sie sich in den Vierfüßlerstand und spannen Bauch- und Gesäßmuskulatur an.

2 Ausführung Heben Sie das linke Bein gegen den Bandwiderstand vom Boden ab und winkeln es um 90 Grad an. Der Oberschenkel zeigt waagerecht zum Boden und der Unterschenkel steht senkrecht. Halten Sie die Position drei bis vier Sekunden. Dann senken Sie das linke Bein langsam wieder ab und setzten Knie und Fußspitze am Boden auf. Anschließend wechseln Sie zum rechten Bein. Halten Sie den Rücken gerade und den Kopf in Verlängerung zur Wirbelsäule. Achten Sie darauf, dass das Becken nicht seitlich verdreht beziehungsweise gekippt wird.

Variante Sie intensivieren die Übung, indem Sie mit dem angewinkelten Bein kleine Bewegungen nach oben ausführen. Halten Sie dabei den Winkel im Kniegelenk und vermeiden Sie ruckartige Bewegungen.

Seitliches Beinheben im Vierfüßlerstand

BÄNDER: Miniband

KRÄFTIGUNG: Hüftaußenrotatoren | Rumpfmuskulatur

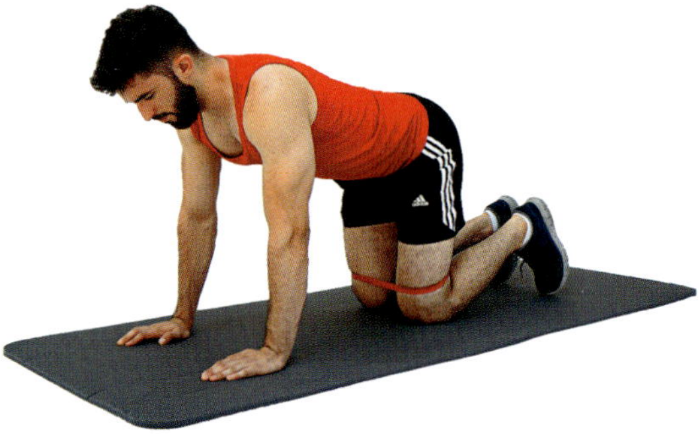

1

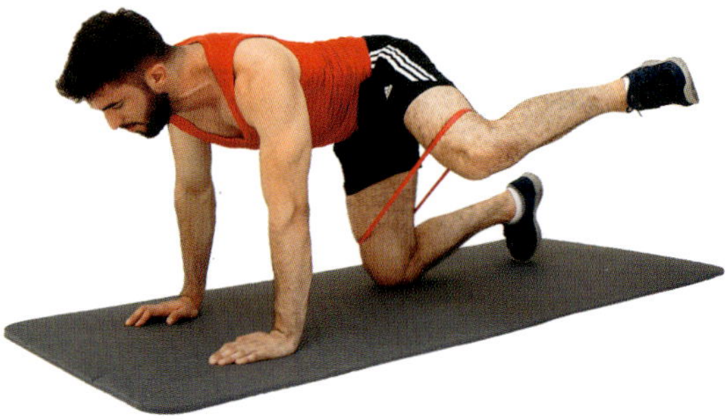

2

1 Startposition Steigen Sie mit beiden Beinen in das Miniband und positionieren Sie dieses direkt oberhalb der Knie. Dann begeben Sie sich in den Vierfüßlerstand, platzieren die Hände senkrecht unter den Schultergelenken und die Knie unter den Hüftgelenken. Sie stellen die Füße auf die Fußspitzen auf. Der Rücken bildet eine Linie und der Bauch ist angespannt. Sie halten den Kopf in Verlängerung zur Wirbelsäule.

2 Ausführung Bewegen Sie das angewinkelte linke Bein gegen den Bandwiderstand seitlich nach oben. Achten Sie darauf, Rücken und Arme gerade zu halten und trainieren Sie ohne Schwung. Führen Sie nun das Bein wieder zurück, ohne es abzusetzen. Nach mehreren Wiederholungen wechseln Sie die Seite.

Varianten

- Sie vereinfachen die Übung, indem Sie das seitliche Beinheben wechselseitig ausführen.
- Sie intensivieren das seitliche Beinheben, indem Sie das angehobene Bein am Endpunkt für circa zwei Sekunden halten.

Seitliche Beinzüge im Vierfüßlerstand

BÄNDER: Miniband

KRÄFTIGUNG: Seitliche schräge Bauchmuskeln | Hüftbeuge- und Gesäßmuskulatur | Beinmuskulatur (Oberschenkelvorderseite, Oberschenkelrückseite)

1

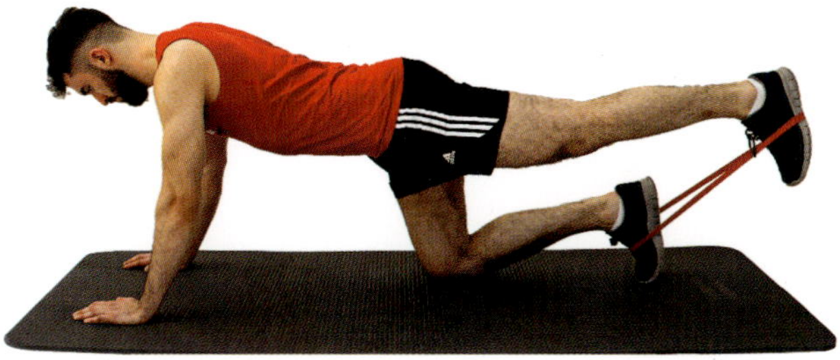

2

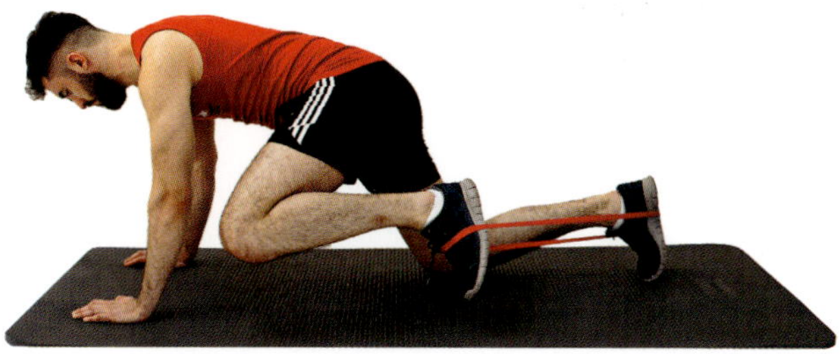

1 Startposition Zuerst platzieren Sie das Miniband im Mittelfußbereich beider Füße, dann begeben Sie sich in den Vierfüßlerstand und schieben die Knie einige Zentimeter nach hinten. Die Arme sind gestreckt, ohne die Ellenbogen ganz durchzustrecken. Die Füße werden auf die Fußspitzen aufgestellt. Nun heben Sie das linke Bein vom Boden ab und strecken es nach hinten aus. Durch die Streckung wird das Miniband gespannt, Ihr Bein zeigt waagerecht zum Boden. Halten Sie Bauch-, Gesäß- und Beinmuskulatur unter Spannung.

2 Ausführung Ziehen Sie nun das gestreckte Bein über die linke Außenseite möglichst weit nach vorn. Dabei bewegt sich das Knie halbkreisförmig Richtung Ellenbogen. Anschließend kehren Sie den Bewegungsablauf um und strecken das Bein wieder nach hinten aus, ohne es am Boden aufzustellen. Wiederholen Sie die Übung mehrmals, anschließend wechseln Sie zum rechten Bein.

Variante Sie vereinfachen die Übung, indem Sie das Knie gerade nach vorn in Richtung Arm ziehen.

Beinabduktion im Stand

BÄNDER: Miniband, TheraBand (zur Schlinge verknotet)

KRÄFTIGUNG: Großer Gesäßmuskel | Oberschenkelabduktoren (Hüftabduktoren) | Bänder

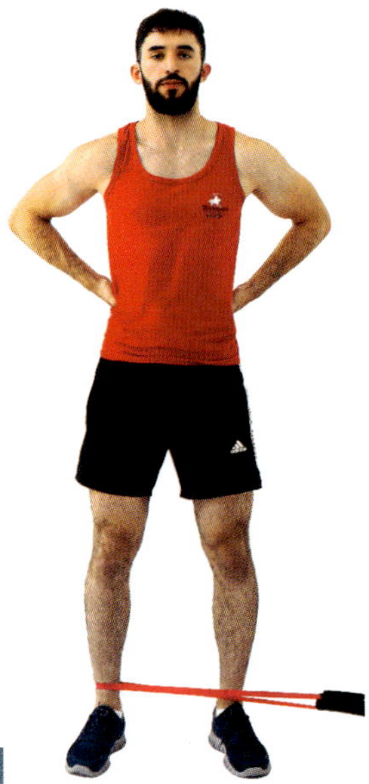

1

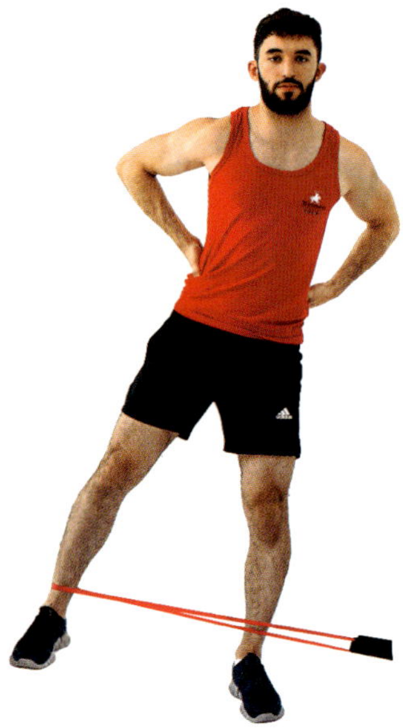

2

1 Startposition Klinken Sie das Trainingsband in einem Türanker mit Karabiner ein, den Sie einige Zentimeter über dem Boden in die Tür einklemmt haben. Stellen Sie sich seitlich neben das Band und steigen Sie mit dem abgewandten Bein in das Trainingsband. Richten Sie den Oberkörper auf und stützen Sie die Hände in den Hüften ab. Die Daumen zeigen nach vorn, um Brust und Schultern zu öffnen. Für einen stabilen Stand werden die Knie leicht gebeugt. Aktivieren Sie die Rumpfmuskulatur, indem Sie den Bauchnabel zur Wirbelsäule ziehen und das Gesäß anspannen.

2 Ausführung Verlagern Sie das Körpergewicht auf das freie Bein. Dann heben Sie das Trainingsbein an und drücken es gegen den Widerstand des Trainingsbands seitlich so weit wie möglich nach oben. Der Winkel im Knie bleibt entsprechend der Startposition gleich. Anschließend senken Sie das Bein wieder kontrolliert ab, ohne die Bandspannung zu verlieren und den Fuß am Boden aufzusetzen. Nach mehreren Wiederholungen wechseln Sie die Seite. Halten Sie durchgehend Rumpfspannung und den Oberkörper aufrecht. Vermeiden Sie jegliches Schwungholen und Drehungen der Hüfte.

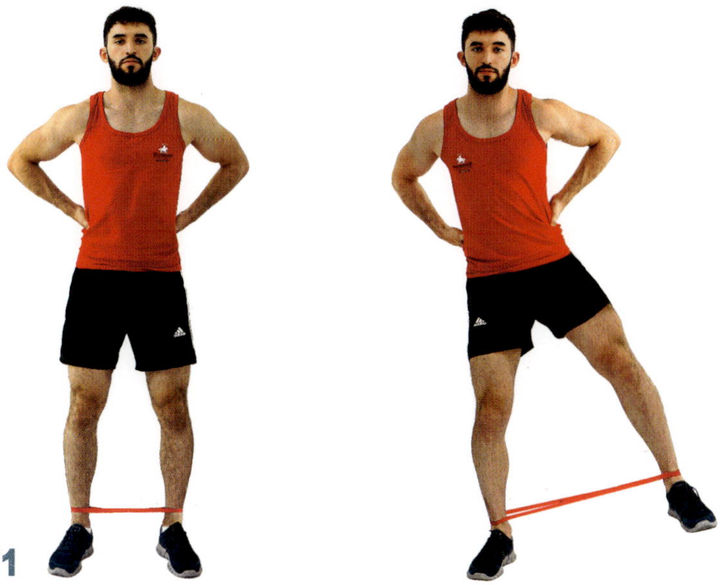

V1

Variante 1 Möchten Sie die Abduktion ohne zusätzliche Bandfixierung trainieren, steigen Sie mit beiden Füßen in das Trainingsband und positionieren es oberhalb der Knöchel. Nehmen Sie mindestens einen hüftbreiten Stand ein, um das Band auf Vorspannung zu bringen. Dann richten Sie den Oberkörper auf und stützen die Hände in den Hüften ab. Die Daumen zeigen wieder nach vorn. Für einen stabilen Stand werden die Knie leicht gebeugt. Sie heben einen Fuß vom Boden und führen das Bein seitlich nach außen.

Variante 2 Sie vereinfachen die Übung, indem Sie Ihre Arme seitlich abspreizen und zum Ausbalancieren der Standposition nutzen.

Hinweis: Fällt es Ihnen schwer, das Gleichgewicht zu halten, stützen Sie sich mit dem der Tür zugewandten Arm ab.

Beinadduktion im Stand

BÄNDER: Miniband, TheraBand (zur Schlinge verknotet)

KRÄFTIGUNG: Oberschenkeladduktoren (Hüftadduktoren) | Bänder

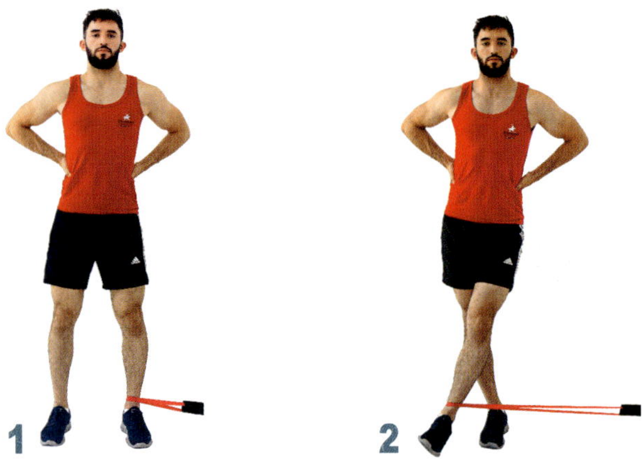

1 Startposition Fixieren Sie das Trainingsband in einem Türanker mit Karabiner einige Zentimeter über dem Boden. Stellen Sie sich seitlich neben das Band und steigen Sie mit dem Bein, welches dem Band zugewandt ist, in das Trainingsband. Platzieren Sie das Band oberhalb des Knöchels und bringen Sie es auf leichte Vorspannung. Dann richten Sie den Oberkörper auf und aktivieren die Rumpfmuskulatur, indem Sie den Bauchnabel zur Wirbelsäule ziehen und das Gesäß anspannen. Stützen Sie die Hände in den Hüften ab, die Daumen zeigen wieder nach vorn. Für einen stabilen Stand werden die Knie leicht gebeugt.

2 Ausführung Verlagern Sie das Körpergewicht auf das äußere Bein. Dann heben Sie das Bein im Band leicht nach vorn an, ziehen es von der Befestigung weg und überkreuzen es mit dem Standbein. Anschließend führen Sie das Bein langsam und kontrolliert zurück zur Startposition, ohne den Fuß am Boden aufzusetzen. Sie leiten die nächste Wiederholung ein. Vermeiden Sie Schwungholen und halten Sie durchgehend Rumpfspannung und den Oberkörper aufrecht. Die Fußspitze vom Trainingsbein bleibt gerade nach vorn gerichtet.

Varianten

- Sie vereinfachen die Übung, indem Sie Ihre Arme seitlich abspreizen und zum Ausbalancieren der Standposition nutzen.
  Hinweis: Fällt es Ihnen schwer, das Gleichgewicht zu halten, stützen Sie sich mit dem der Tür zugewandten Arm ab.
- Entsprechend der vorherigen Übung „Beinabduktion im Stand“ können Sie auch die Beinadduktion ausführen, indem Sie mit beiden Beinen in einem Miniband stehen. Da dies jedoch die Effektivität der Übung beeinträchtigt, empfehle ich Ihnen die Variante, bei der das Band an einem festen Gegenstand beziehungsweise am Türanker fixiert ist.

Beinrückheben im Stand

BÄNDER: Miniband, TheraBand (zur Schlinge verknotet)

KRÄFTIGUNG: Großer Gesäßmuskel | Muskulatur der Oberschenkelrückseite | Rückenstreckmuskulatur

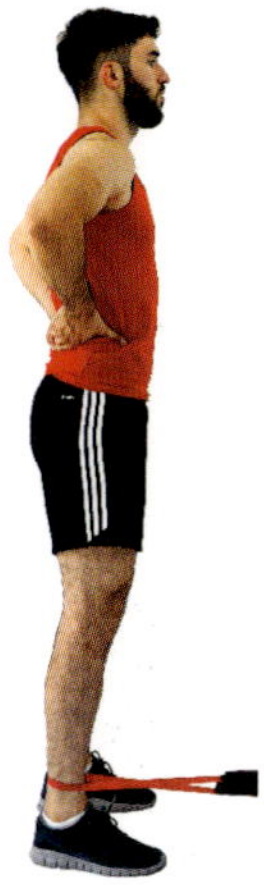

1

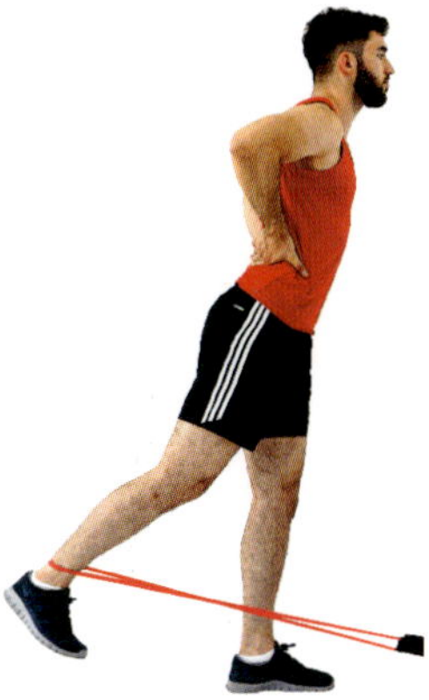

2

1 Startposition Entsprechend der vorherigen Übungen fixieren Sie das Trainingsband mit Hilfe eines Türankers. Sie steigen mit einem Bein in das Trainingsband, positionieren es oberhalb des Knöchels und stellen sich mit Blick zur Tür beziehungsweise zur Bandbefestigung auf. Das Band steht unter leichter Vorspannung. Dann richten Sie sich auf, spannen die Rumpfmuskulatur an und stützen die Hände in den Hüften ab. Die Daumen zeigen nach vorn. Für einen stabilen Stand werden die Knie leicht gebeugt.

2 Ausführung Verlagern Sie das Körpergewicht auf das Bein außerhalb des Bandes und lehnen Sie den Oberkörper mit geradem Rücken leicht nach vorn. Sie heben das Trainingsbein wenige Zentimeter an und bewegen es nahezu gestreckt nach hinten oben. Führen Sie die Bewegung kontrolliert und ohne Schwung aus. Danach führen Sie das Bein kontrolliert zurück, ohne den Fuß am Boden aufzusetzen. Anschließend leiten Sie die nächste Wiederholung ein.

Vermeiden Sie Ausweichbewegungen in der Hüfte und im Oberkörper und trainieren Sie ohne Schwungholen. Halten Sie durchgehend Rumpfspannung.

Variante Entsprechend der vorherigen Übungen können Sie das Beinrückheben auch ausführen, indem Sie mit beiden Beinen in einem Miniband stehen und ein Bein nach hinten oben führen.

Hinweis: Fällt es Ihnen schwer, das Gleichgewicht zu halten, stützen Sie sich an der Tür oder einem anderen festen Gegenstand ab.

Bein-Curl im Stand

BÄNDER: Miniband

KRÄFTIGUNG: Muskulatur der Oberschenkelrückseite | Wadenmuskulatur

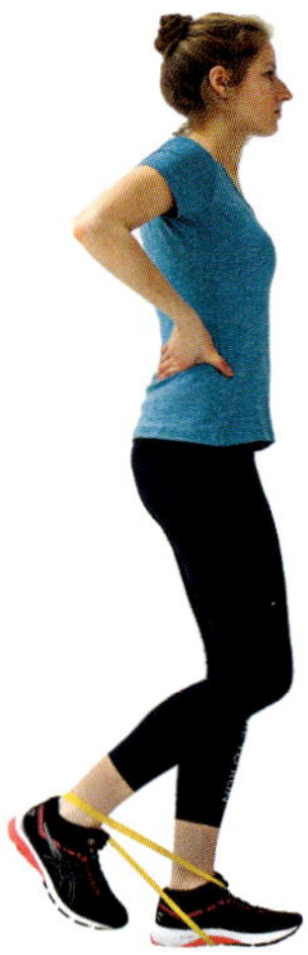

1

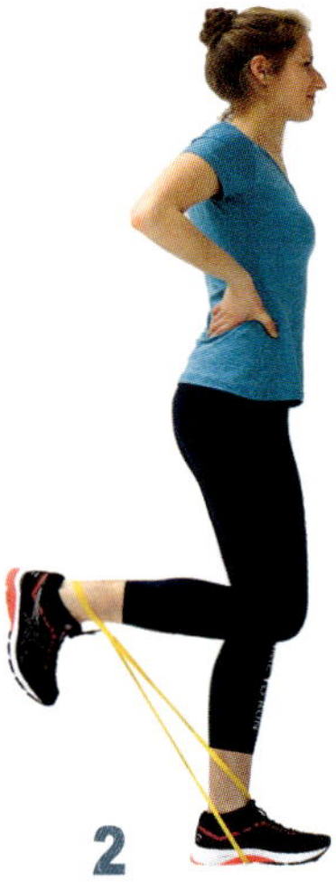

2

1 Startposition Positionieren Sie das Miniband im Mittelfußbereich des linken Beins und am rechten Bein (Trainingsbein) oberhalb des Sprunggelenks. Richten Sie Ihren Körper auf, stützen Sie die Hände in den Hüften ab und spannen Sie den Rumpf an. Im maximal hüftbreiten Parallelstand verlagern Sie nun das Körpergewicht auf das linke Standbein und heben das rechte Trainingsbein leicht an. Das Miniband wird unter Spannung gesetzt.

2 Ausführung Beugen Sie das Knie des rechten Beins gegen den Bandwiderstand und führen Sie dabei die Ferse Richtung Gesäß. Halten Sie die Knie nahe beieinander und die Oberschenkel parallel zueinander. Versuchen Sie das rechte Bein so weit wie möglich anzuwinkeln.
Mit der Streckung im Kniegelenk senken Sie den Unterschenkel langsam und kontrolliert wieder ab, ohne den Fuß am Boden aufzusetzen und die Bandspannung zu verlieren. Nach mehreren Wiederholungen wechseln Sie zum linken Bein.

Hinweis: Fällt es Ihnen schwer, das Gleichgewicht zu halten, stützen Sie sich seitlich oder frontal an einem festen Gegenstand ab.

Beinheben nach vorn im Stand

BÄNDER: Miniband, TheraBand (zur Schlinge verknotet)

KRÄFTIGUNG: Muskulatur der Oberschenkelvorderseite

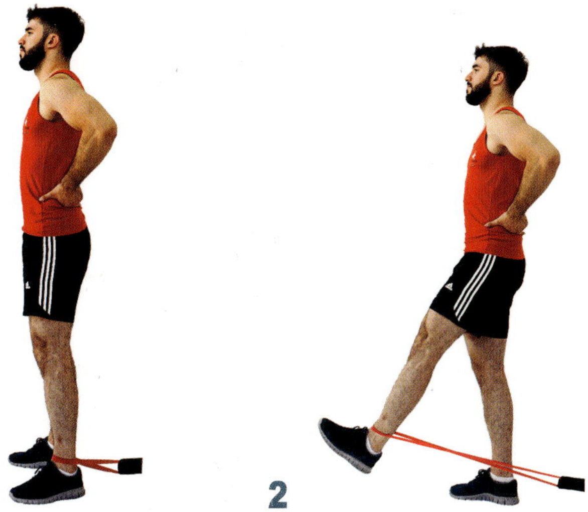

1 2

1 Startposition Fixieren Sie das Trainingsband mit Hilfe eines Türankers. Steigen Sie mit dem linken Bein (Trainingsbein) in das Trainingsband und positionieren es oberhalb des Knöchels. Sie stehen mit dem Rücken zur Bandbefestigung und bringen das Band auf Vorspannung. Richten Sie sich auf und spannen Sie die Rumpfmuskulatur an. Wie schon bei den vorherigen Übungen stützen Sie die Hände in den Hüften ab, die Daumen zeigen nach vorn. Für einen stabilen Stand werden die Knie leicht gebeugt.

2 Ausführung Verlagern Sie das Körpergewicht auf das rechte Standbein. Dann heben Sie das nahezu gestreckte Trainingsbein leicht nach vorn an und führen es kontrolliert so weit wie möglich nach oben. Halten Sie das Becken neutral und vermeiden Sie seitliche Ausweichbewegungen. Trainieren Sie ohne Schwungholen und bewegen Sie das Bein ebenso kontrolliert wieder zurück.

Variante Auch das Beinheben nach vorn können Sie absolvieren, wenn Sie mit beiden Beinen im Trainingsband stehen.

Hinweis: Fällt es Ihnen schwer, das Gleichgewicht zu halten, stützen Sie sich seitlich an einem festen Gegenstand ab.

Beinabduktion in Seitenlage

BÄNDER: Miniband

KRÄFTIGUNG: Großer Gesäßmuskel | Oberschenkelabduktoren | Bänder

1

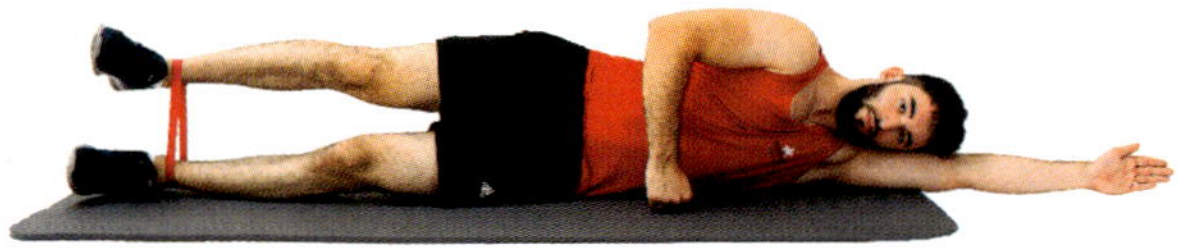

2

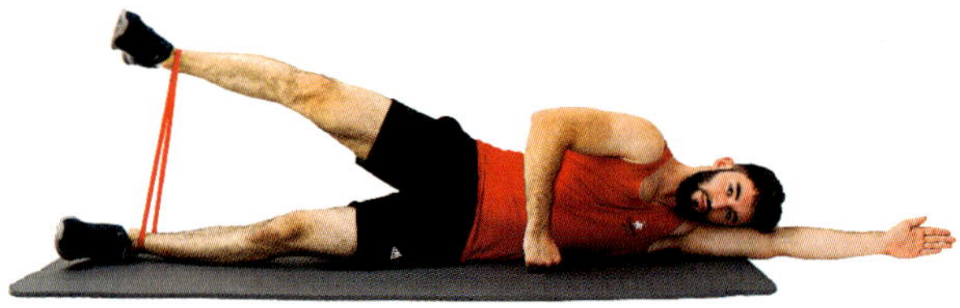

V

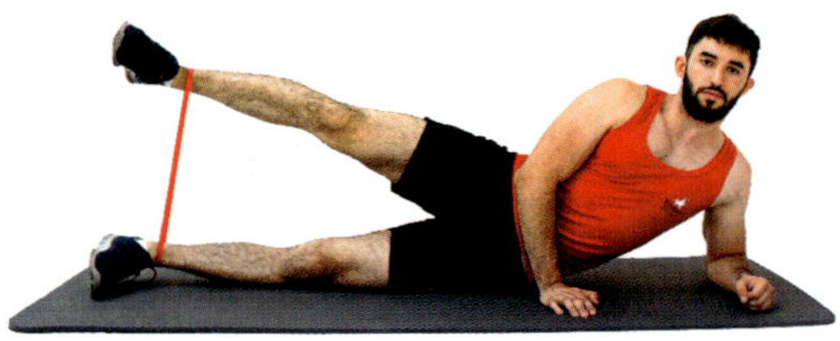

1 Startposition Platzieren Sie das Miniband oberhalb der Knöchel, dann begeben Sie sich in die Seitenlage. Der untere Arm wird gestreckt, Sie legen den Kopf darauf ab. Mit der Hand beziehungsweise Faust des oberen Arms stützen Sie sich vor dem Körper auf der Matte ab. Aktivieren Sie die Rumpfmuskulatur, indem Sie den Bauchnabel zur Wirbelsäule ziehen und das Gesäß anspannen. Dann öffnen Sie die Füße circa hüftbreit und bringen das Miniband auf leichte Vorspannung.

2 Ausführung Mit einer kontrollierten Bewegung spreizen Sie das Trainingsbein so weit wie möglich nach oben ab. Sie halten die Spannung für ein bis zwei Sekunden. Dann führen Sie das Bein zurück, aber nur so weit, dass das Miniband gedehnt bleibt. Trainieren Sie die Abduktion ohne Schwungholen und halten Sie den Oberkörper stabil. Vermeiden Sie Drehungen der Hüfte. Die Fußspitze bleibt nach vorn gerichtet.

Variante Sie intensivieren die Beinabduktion in Seitenlage, indem Sie den unteren Arm auf dem Unterarm aufstellen und somit den Oberkörper etwas anheben. Möchten Sie die Intensität deutlich steigern, wählen Sie die Übung „Seitstütz mit Beinabduktion“ auf Seite 138.

Beinadduktion in Seitenlage

BÄNDER: Miniband

KRÄFTIGUNG: Oberschenkeladduktoren | Bänder

1
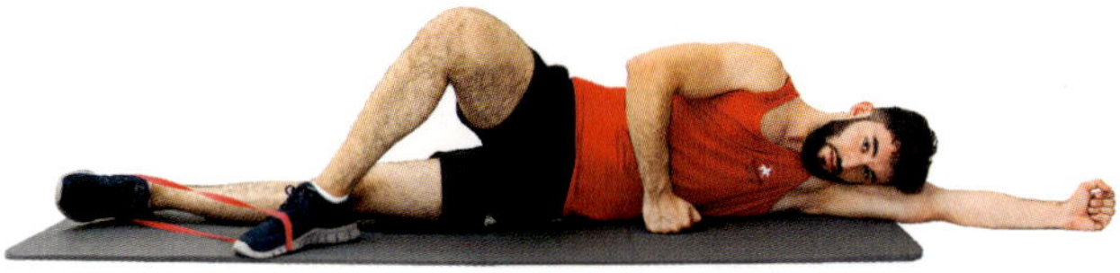

2
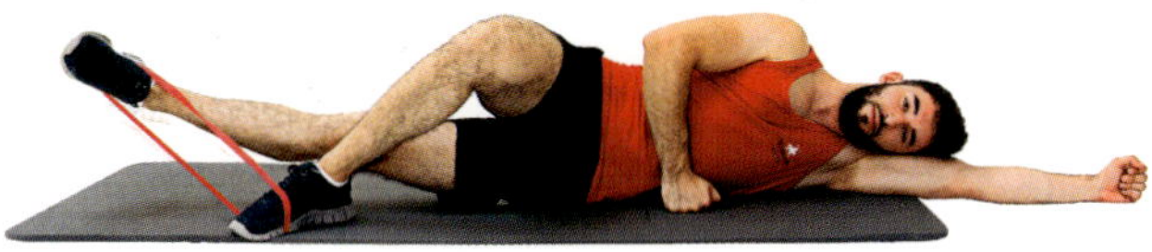

1 Startposition Positionieren Sie das Miniband im Mittelfußbereich beider Füße. Dann begeben Sie sich in die Seitenlage, strecken den unteren Arm aus und legen den Kopf darauf ab. Mit der Hand beziehungsweise Faust des oberen Arms stützen Sie sich vor dem Körper auf der Matte ab. Jetzt winkeln Sie das obere Bein an und stellen den Fuß vor dem Knie des unteren Beins am Boden auf. In dieser Position ist das Miniband leicht vorgespannt. Spannen Sie die Gesäßmuskulatur an und ziehen Sie den Bauchnabel Richtung Wirbelsäule.

2 Ausführung Heben Sie das untere Bein gestreckt vom Boden ab und ziehen Sie es so weit wie möglich nach oben. Dann senken Sie es wieder ab, ohne es am Boden aufzulegen. Vermeiden Sie ruckartige und schwunghafte Bewegungen. Nach mehreren Wiederholungen wechseln Sie die Seite.

Beinstrecker im Vierfüßlerstand

BÄNDER: TheraBand, Variante: Deuserband

KRÄFTIGUNG: Gesäßmuskulatur | Muskulatur der Oberschenkelrückseite | Rückenstreckmuskulatur

1

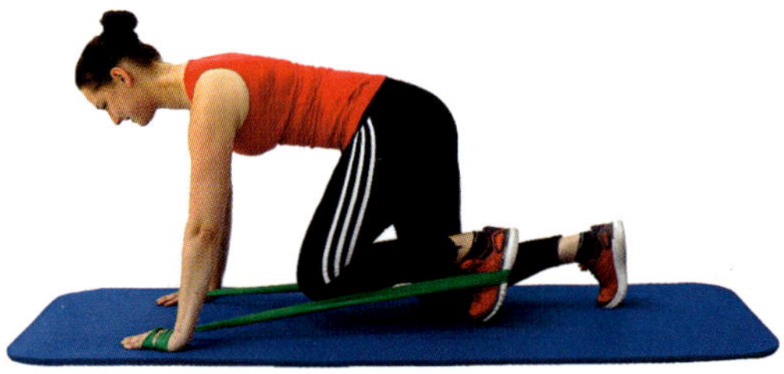

2

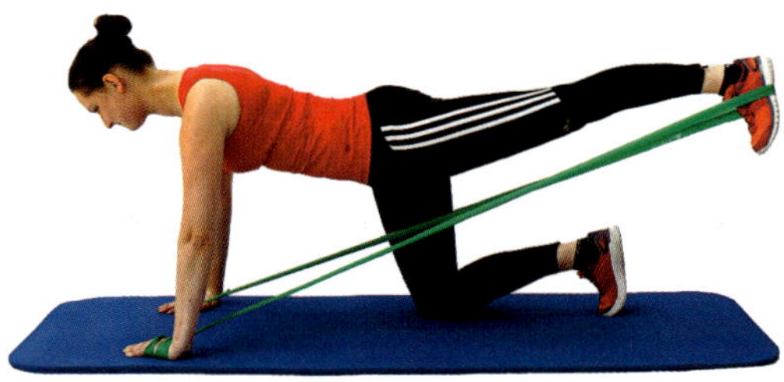

1 Startposition Sie starten im Vierfüßlerstand (Hände unter den Schultern, Knie unter den Hüften) auf der Gymnastikmatte und führen das TheraBand um den linken Fuß herum zu den Händen. Jetzt heben Sie das angewinkelte linke Bein vom Boden ab, ziehen das Knie etwas nach vorn in Richtung des linken Arms und bringen das Band auf leichte Vorspannung. Halten Sie den Rücken gerade und den Kopf in Verlängerung zur Wirbelsäule. Sie spannen die Bauchmuskulatur an.

2 Ausführung Nun strecken Sie das linke Bein langsam und kontrolliert gegen den Bandwiderstand nach hinten aus, bis es eine Linie mit dem Rücken bildet. Halten Sie die Bauchmuskulatur unter Spannung, um eine Hohlkreuzbildung zu vermeiden. Dann beugen Sie langsam das Knie, führen es nach vorn und leiten die nächste Streckung ein. Nach mehreren Wiederholungen die Seite wechseln.

>>

V1

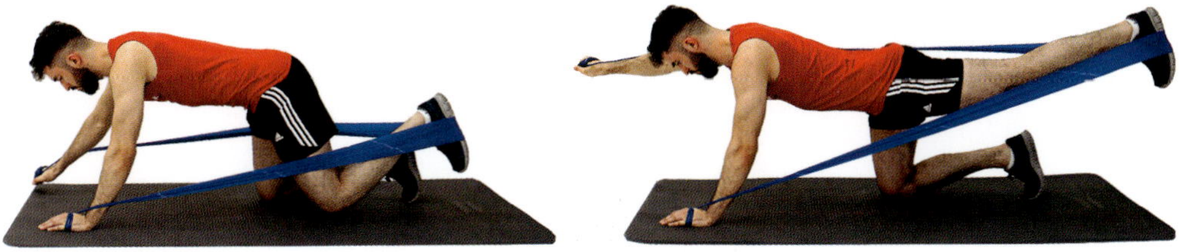

V2

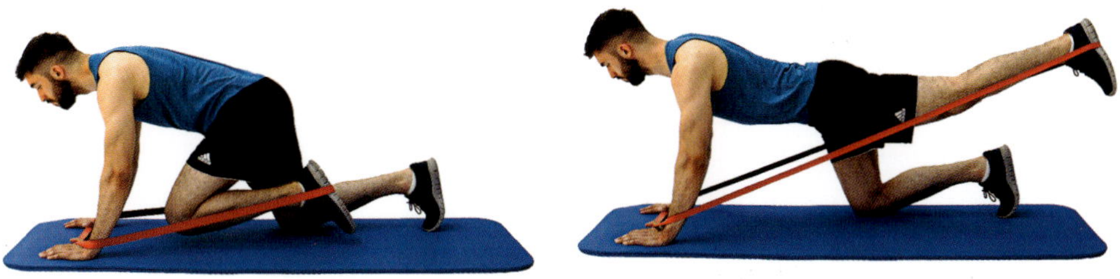

Variante 1 Um die Übung zu intensivieren, strecken Sie zeitgleich mit dem Bein diagonal dazu den Arm nach vorn aus. Ferse, Gesäß, Rücken und Arm befinden sich in einer Linie. Halten Sie die Bauch- und Gesäßmuskulatur angespannt und die Hüfte gerade. Die Übung wird mit einem TheraBand absolviert. Das Band läuft von den Händen an den Oberschenkelaußenseiten entlang um einen Fuß herum. Sie trainieren zusätzlich die Schulter- und Armmuskulatur sowie die tiefe Rumpfmuskulatur.

Variante 2 Alternativ trainieren Sie mit einem Deuserband. Das intensiviert die Übung deutlich. Das Ringband läuft um beide Arme herum, zwischen den Beinen hindurch sowie um einen Fuß. Die Ausführung entspricht der Variante mit dem TheraBand.

Hüftbrücke mit Beinstreckung

BÄNDER: Miniband

KRÄFTIGUNG: Beinmuskulatur (Oberschenkelvorderseite, Oberschenkelrückseite) | Gesäßmuskulatur | Rückenstreckmuskulatur | Bauchmuskulatur

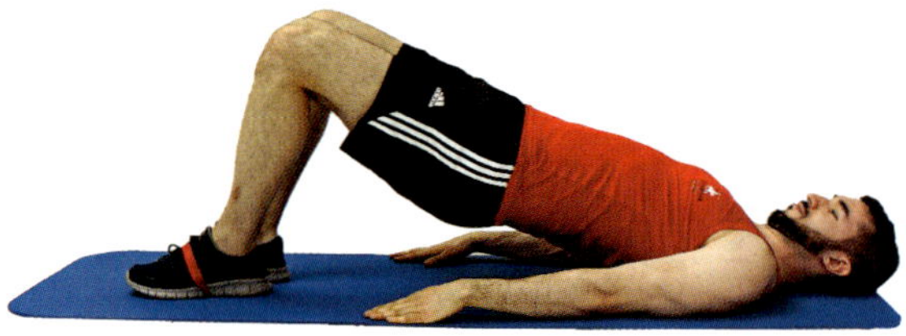

1

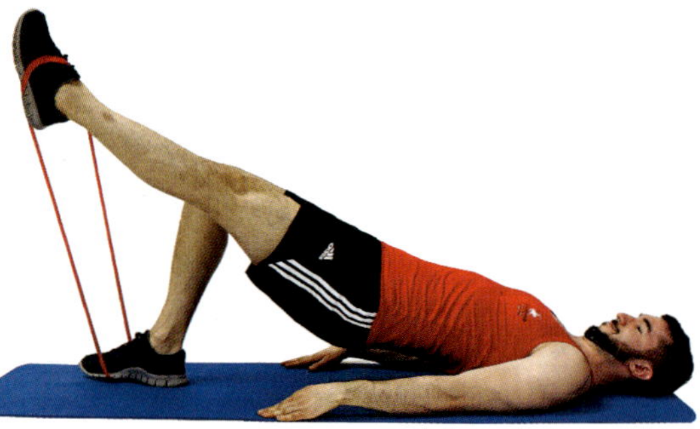

2

1 Startposition Platzieren Sie das Miniband im Mittelfußbereich und begeben Sie sich in die Rückenlage. Dann winkeln Sie die Kniegelenke an und setzen die Füße hüftbreit am Boden auf. Legen Sie die Arme körpernah am Boden ab, die Handflächen zeigen nach unten. Jetzt heben Sie das Becken an, bis Oberschenkel und Oberkörper eine Linie bilden. Bauch und Gesäß sind maximal angespannt.

2 Ausführung Heben Sie nun einen Fuß vom Boden und strecken Sie das Bein gegen den Bandwiderstand gerade aus, bis es mit dem Rest des Körpers eine Linie bildet. Beide Oberschenkel laufen parallel. Führen Sie das Bein kontrolliert zurück, dann wechseln Sie die Seite. Halten Sie die Körperspannung aufrecht und vermeiden Sie ein Absinken des Beckens und ein Verdrehen der Hüfte. Die Beinstreckung immer ohne Schwung ausführen.

Variante Je weiter Sie die Füße in der Hüftbrückenposition vom Körper entfernt aufstellen beziehungsweise je größer der Winkel in den Kniegelenken ist, desto intensiver ist die Beanspruchung der Muskulatur.

Beinabduktion mit Kniezug

BÄNDER: Miniband

KRÄFTIGUNG: Gesäßmuskulatur | Oberschenkelabduktoren | Hüftstreck- und Hüftbeugemuskulatur

1

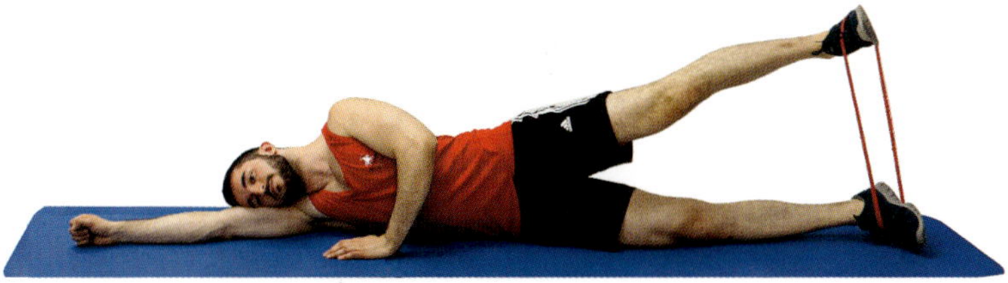

2

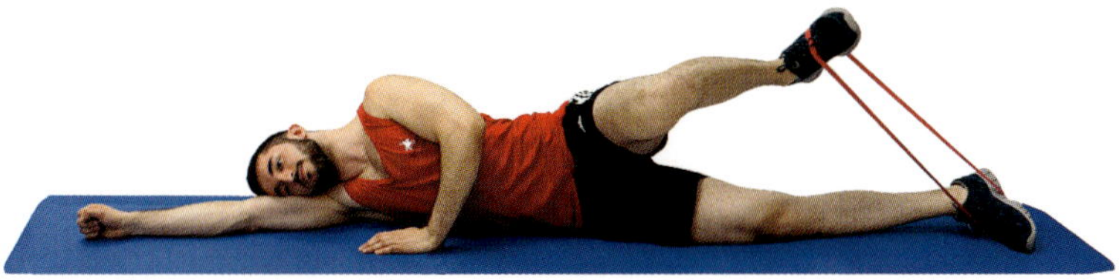

1 Startposition Platzieren Sie das Miniband im Mittelfußbereich. Dann nehmen Sie die Seitenlage ein, strecken den unteren Arm aus und legen den Kopf darauf ab. Mit der Hand des oberen Arms stützen Sie sich in Brusthöhe vor dem Körper ab. Die Beine liegen zunächst gestreckt übereinander. Aktivieren Sie die Rumpfmuskulatur, indem Sie den Bauchnabel zur Wirbelsäule ziehen und das Gesäß anspannen. Nun spreizen Sie das obere Bein ab und bringen das Miniband auf Spannung.

2 Ausführung Beugen Sie das obere Bein und ziehen Sie das Knie in Richtung Brust. Die Muskeln arbeiten gegen den Bandwiderstand. Nun strecken Sie das Bein wieder, ohne die Bandspannung zu verlieren. Sie halten die Beinabduktion aufrecht und leiten den nächsten Kniezug ein. Achten Sie auf eine langsame und kontrollierte Bewegungsausführung. Der Oberkörper bleibt während der Übung stabil. Nach mehreren Wiederholungen die Seite wechseln.

Beinpressen

BÄNDER: TheraBand, Deuserband, Deuserband Light

KRÄFTIGUNG: Beinmuskulatur (vierköpfiger Oberschenkelmuskel, Beinbizeps, Adduktoren, Wadenzwillingsmuskel, Schollenmuskel) | Großer Gesäßmuskel

1

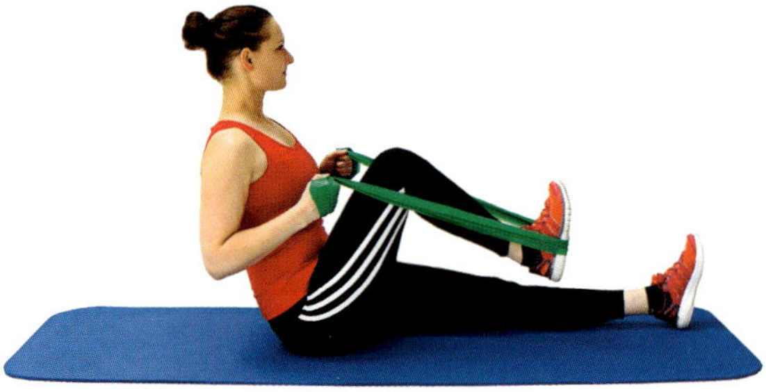

2

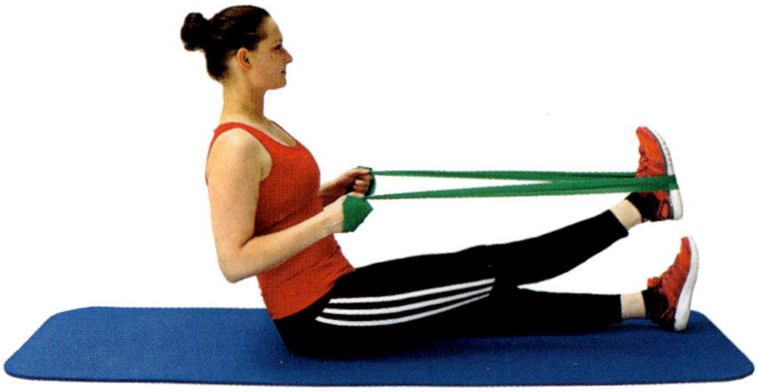

1 Startposition Setzen Sie sich aufrecht auf eine Gymnastikmatte und führen Sie das Übungsband um den rechten Fuß herum zu den Händen. Die Arme werden angewinkelt und am Oberkörper fixiert. Dann ziehen Sie das rechte Knie zur Brust und bringen das Band auf Zug.

2 Ausführung Jetzt drücken Sie den rechten Fuß kontrolliert nach vorn gegen das Band, bis das Bein gestreckt ist. Halten Sie dabei durchgehend Rumpfspannung und den Oberkörper aufrecht. Dann beugen Sie das Knie und bewegen das Bein zurück zur Startposition.

V1

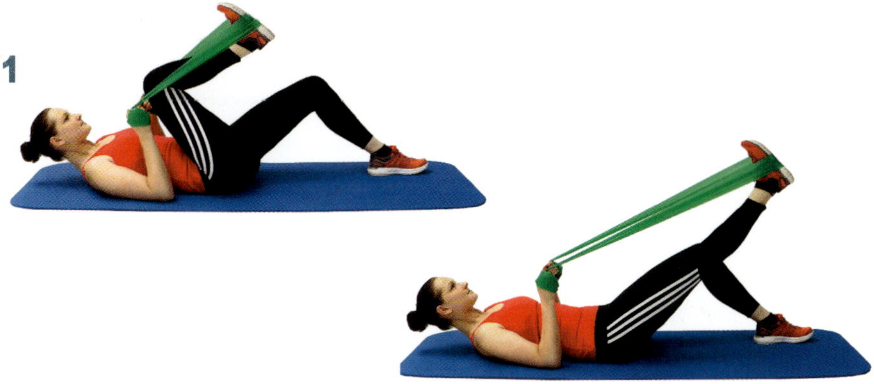

V2

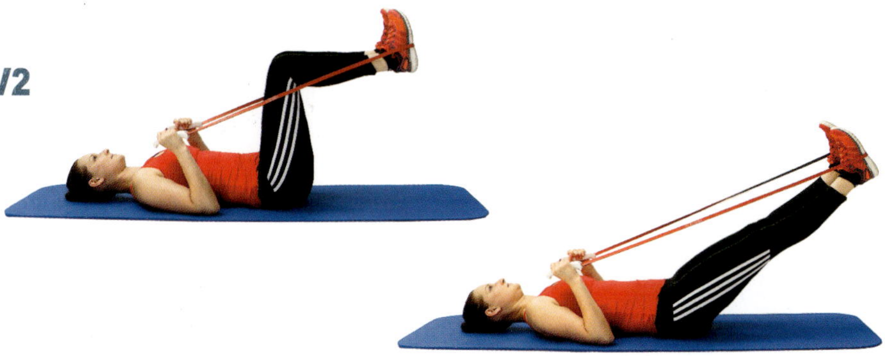

Variante 1 Sie vereinfachen die Übung, indem Sie die einseitige Beinpresse in Rückenlage absolvieren. Dazu winkeln Sie das rechte Bein in der Luft an, führen das Band um den Fuß herum zu den Händen und bringen es auf Zug. Das linke Bein wird um 90 Grad angewinkelt und am Boden aufgestellt. Die Arme werden wieder seitlich am Oberkörper fixiert. Der Kopf wird abgelegt oder leicht angehoben. Sie strecken das rechte Bein gegen den Bandwiderstand nach vorn oben aus, bis der Oberschenkel parallel zum linken Oberschenkel steht.

Variante 2 Sie intensivieren die Übung, indem Sie die Beinpresse mit beiden Beinen absolvieren. In der Rückenlage führen Sie das Trainingsband um beide Füße herum zu den Händen. Dann heben Sie die Füße vom Boden ab und winkeln die Beine um 90 Grad an. Das Band ist vorgespannt, die Arme sind fixiert. Sie spannen die Bauchmuskulatur an und pressen den Rücken auf den Boden. Dann drücken Sie die Füße gegen das Band und strecken die Beine in einem Winkel von circa 45 Grad nach vorn oben. Mit dieser Variante trainieren Sie zusätzlich die Bauchmuskulatur, insbesondere den geraden Bauchmuskel.

Übungen für den Rumpf

Diagonalzug

BÄNDER: TheraBand, Body-Tube, Deuserband Light, Deuserband

KRÄFTIGUNG: Bauchmuskulatur (seitliche schräge Bauchmuskeln, gerader Bauchmuskel) | Rückenstreckmuskulatur | Schulter- und Armmuskulatur (Deltamuskeln, Trizeps)

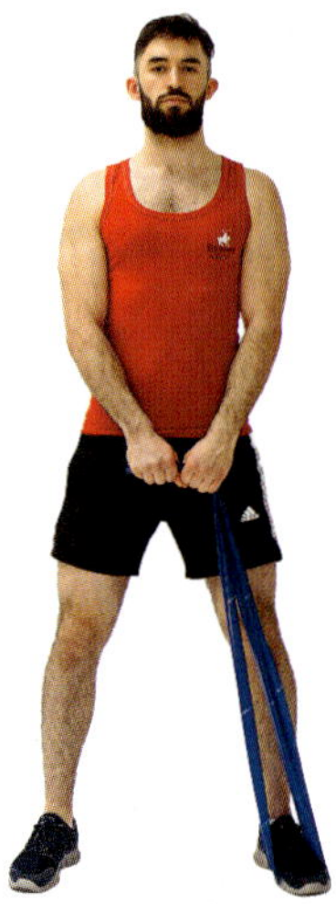

1

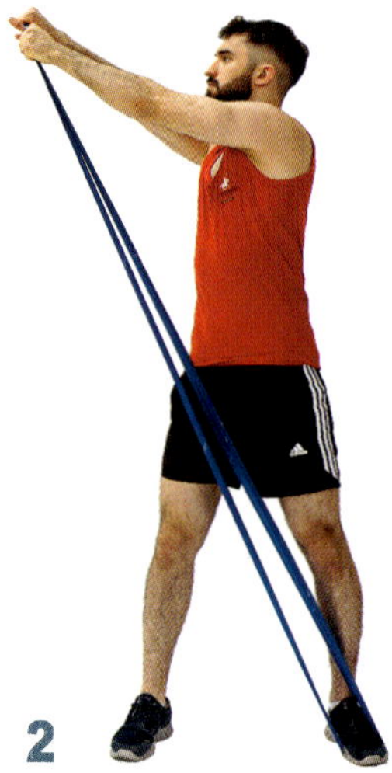

2

1 Startposition Im schulterbreiten Parallelstand stellen Sie den linken Fuß mittig auf das Trainingsband und umfassen die Bandenden mit beiden Händen. Strecken Sie die Arme vor dem Körper nach unten und bringen Sie das Band auf Zug. Die Knie sind leicht gebeugt. Dann richten Sie den Oberkörper auf, halten die Schultern tief und spannen die Bauchmuskeln an.

2 Ausführung Ziehen Sie das Übungsband mit nahezu gestreckten Armen nach rechts oben. Oberkörper und Kopf folgen der Rotationsbewegung. Achten Sie auf eine gleichmäßige Bewegungsgeschwindigkeit und halten Sie den Oberkörper aufgerichtet. Vermeiden Sie es, der Zugbewegung nachzuhelfen, indem Sie mit den Armen Schwung holen. Dann führen Sie Arme und Oberkörper langsam und kontrolliert zurück. Kurz bevor Sie die Startposition erreichen, leiten Sie die nächste Wiederholung ein. Nach mehreren Wiederholungen Seitenwechsel.

Hinweis: Verwenden Sie ein Body-Tube oder Deuserband, empfehle ich Ihnen, die Übung im Parallelgriff – Handflächen zeigen zueinander – auszuführen.

Seitbeugen gestreckt im Stehen

BÄNDER: TheraBand, Body-Tube, Deuserband Light, Deuserband

KRÄFTIGUNG: Bauchmuskulatur (seitliche schräge Bauchmuskeln, gerader Bauchmuskel) | Rückenstreckmuskulatur | Schulter- und Armmuskulatur

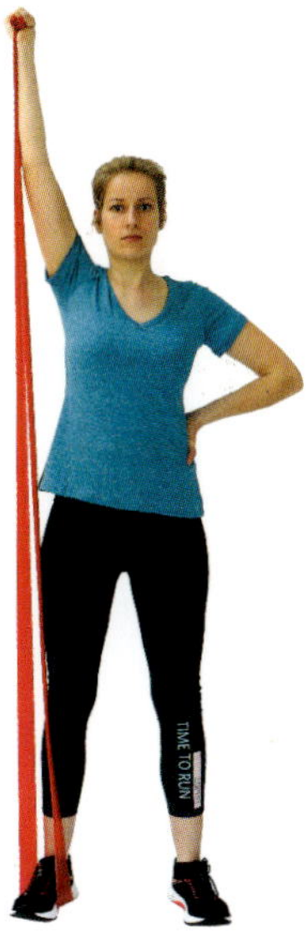

1

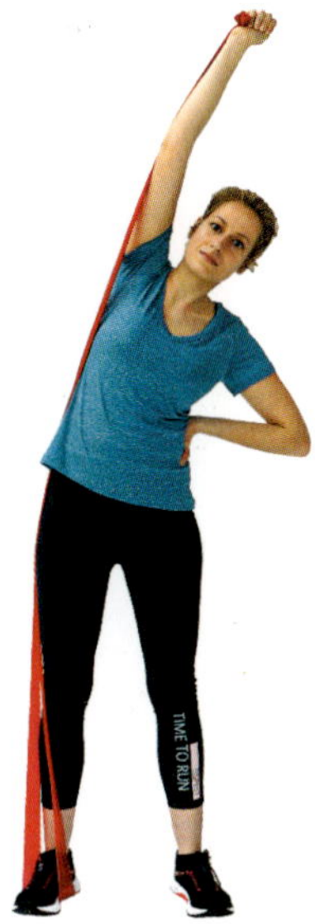

2

1 Startposition Im hüft- bis schulterbreiten Parallelstand fixieren Sie das Band unter dem rechten Fuß und greifen die Bandenden mit der rechten Hand. Die linke Hand stützen Sie im Hüftbereich auf, der Daumen zeigt nach vorn. Dann strecken Sie den rechten Arm gerade nach oben und bringen das Band auf Spannung. Gleichzeitig richten Sie den Oberkörper auf und heben das Brustbein an. Halten Sie Bauch und Gesäß angespannt.

2 Ausführung Ziehen Sie nun den rechten Arm in einem möglichst weiten Bogen über den Kopf zur linken Seite. Synchron dazu neigen Sie den Oberkörper ebenfalls nach links. Halten Sie die seitliche Streckposition für ein bis zwei Sekunden, dann führen Sie Oberkörper und Arm wieder zurück zur Startposition. Vermeiden Sie Ausweichbewegungen nach vorn oder hinten. Nach mehreren Wiederholungen die Seite wechseln.

Diagonale Streckung im Einbeinstand

BÄNDER: TheraBand, Body-Tube, Deuserband Light

KRÄFTIGUNG: Bauchmuskulatur (seitliche schräge Bauchmuskeln, gerader Bauchmuskel, querer Bauchmuskel) | Rückenstreckmuskulatur | Schulter- und Armmuskulatur | Hüft- und Gesäßmuskulatur

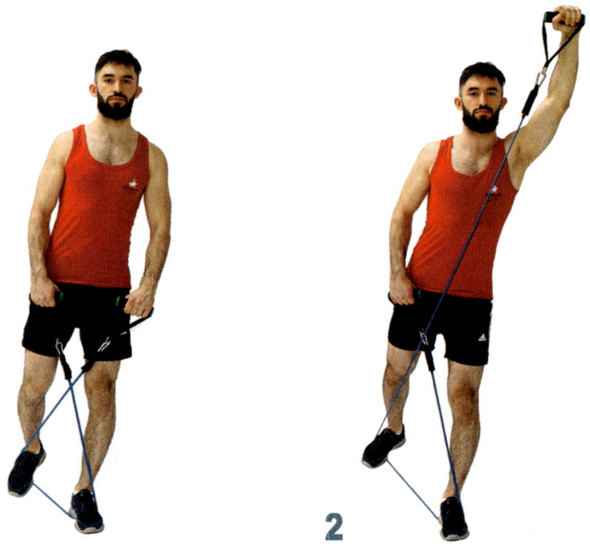

1 2

1 Startposition Sie stehen im schulterbreiten Parallelstand möglichst mittig auf dem Band, überkreuzen die Bandenden und halten sie mit den Händen vor dem Körper. Die Arme werden zum Boden gestreckt. Dann heben Sie den rechten Fuß wenige Zentimeter vom Boden ab und strecken ihn nach hinten aus. Sie verlagern Ihr Gewicht auf das linke Standbein. Das Band ist in dieser Position leicht vorgespannt.

2 Ausführung Jetzt heben Sie möglichst gleichzeitig den linken Arm über die Körpervorderseite nach oben und strecken das rechte Bein nach hinten oben aus. Arm und Bein arbeiten gegen die Bandspannung. Dann führen Sie Arm und Bein zurück zur Startposition, ohne den rechten Fuß am Boden aufzusetzen. Sie leiten die nächste diagonale Streckung ein. Halten Sie durchgehend Rumpfspannung und das Standbein leicht gebeugt. Nach mehreren Wiederholungen wechseln Sie zum linken Bein und rechten Arm.

Hinweis: Verwenden Sie ein Deuserband Light, stellen Sie nur den rechten Fuß in das Band und greifen mit der linken Hand in das Ringband. Ausführung der diagonalen Streckung entsprechend der Beschreibung.

Russian Twist im Sitzen

BÄNDER: TheraBand, Deuserband, Deuserband Light, Body-Tube

KRÄFTIGUNG: Bauchmuskulatur (seitliche schräge Bauchmuskeln, gerader Bauchmuskel) | Rückenstreckmuskulatur | Schulter- und Armmuskulatur

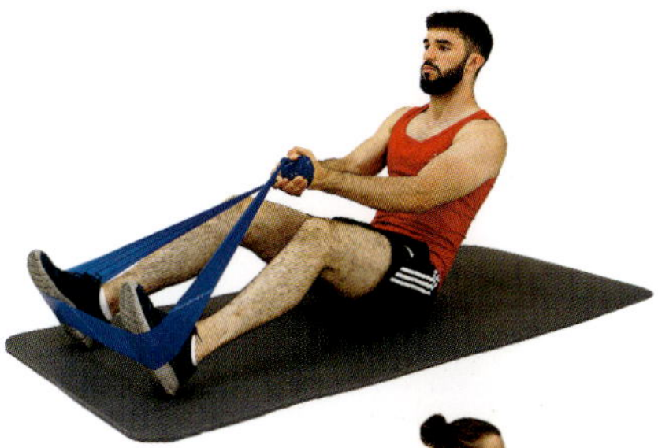

1

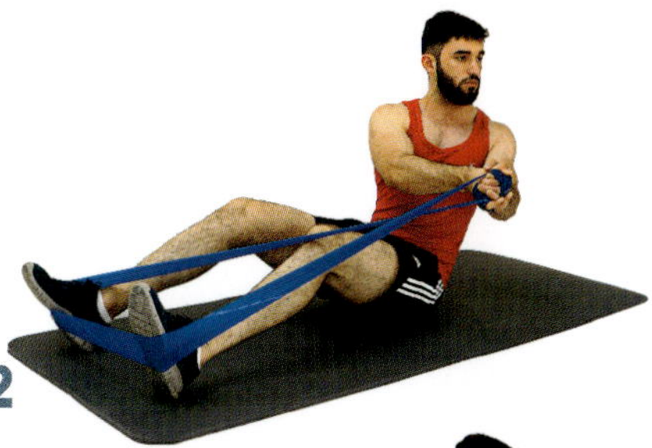

2

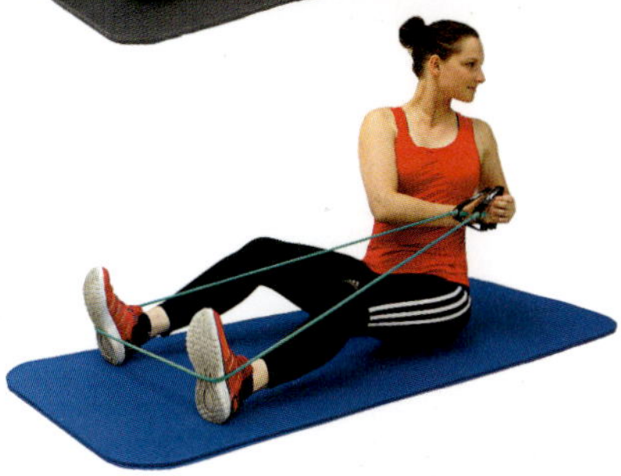

V2

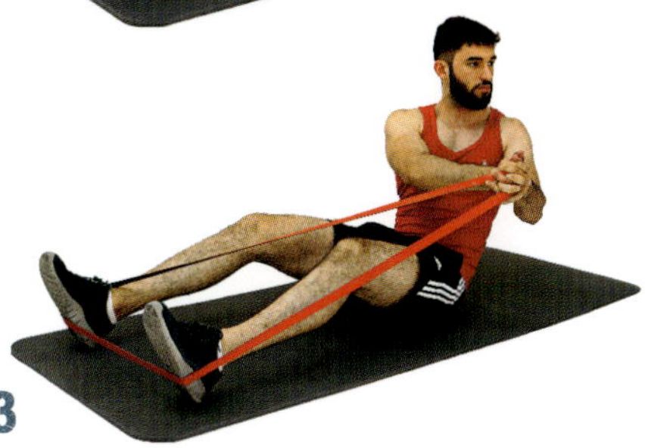

V3

1 Startposition Setzen Sie sich aufrecht auf den Boden und führen das Trainingsband um beide Füße zu den Händen. Achten Sie beim TheraBand und Body-Tube darauf, dass es auf beiden Seiten die gleiche Länge hat. Halten Sie das Band mit leicht angewinkelten Armen auf Brusthöhe. Sie führen die Hände zusammen (Parallelgriff) und fixieren die Arme. Dann richten Sie den Oberkörper auf und spannen die Rumpfmuskulatur an.

2 Ausführung Drehen Sie den aufrechten Oberkörper linksseitig ein. Der Kopf folgt der Bewegung, Sie halten die Arme stabil. Dann drehen Sie sich zurück zur Mitte und wechseln zur rechten Seite. Die Bewegung wird ausschließlich durch die Rumpfmuskulatur ausgelöst, Schulter und Arme sind fixiert.

Varianten

- Alternativ zur Links-Rechts-Drehung führen Sie zunächst alle Wiederholungen zu einer Seite aus, bevor Sie zur anderen Seite wechseln.
- Je stärker Sie die Arme beugen und die Hände an der Brust halten, desto größer ist die Belastung der Rumpfmuskulatur. (V2)
- Je weiter Sie die Arme strecken, desto größer ist die Belastung der Schultermuskulatur. (V3) Auch die Position der Beine beeinflusst die Übungsintensität. Je weiter Sie die Beine öffnen, desto schwerer wird es Ihnen fallen, den Oberkörper gegen den Bandwiderstand einzudrehen.

Russian Twist im Schwebesitz

BÄNDER: Miniband

KRÄFTIGUNG: Bauchmuskulatur (seitliche schräge Bauchmuskeln, gerader Bauchmuskel, querer Bauchmuskel) | Rückenstreckmuskulatur | Beinmuskulatur (Oberschenkelvorderseite, Oberschenkelrückseite)

1
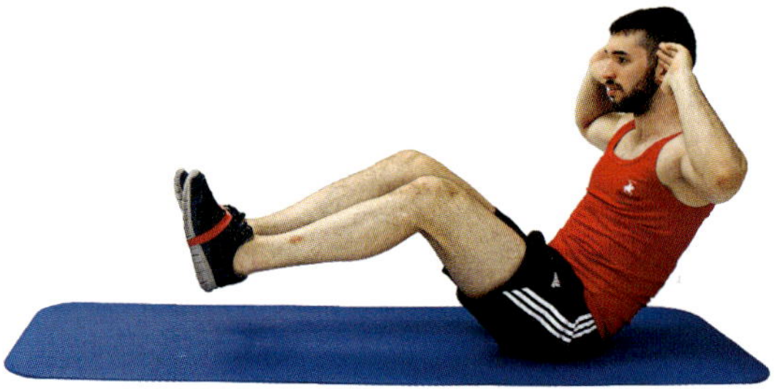

2
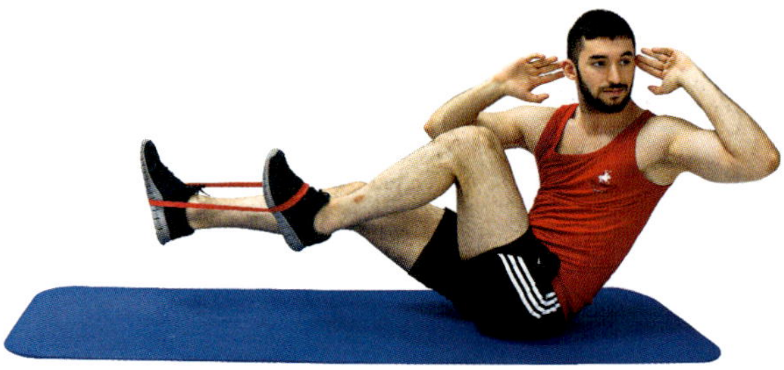

1 Startposition Im Sitz auf der Gymnastikmatte platzieren Sie das Miniband im Mittelfußbereich beider Füße. Dann richten Sie den Oberkörper auf, winkeln die Arme an und halten die Hände seitlich am Kopf. Jetzt spannen Sie den Bauch an, heben die Füße vom Boden ab und lehnen den Oberkörper in einem maximalen Winkel von 45 Grad zurück. Der Kniewinkel ist größer als 90 Grad. Sie befinden sich im Schwebesitz.

2 Ausführung Aus dieser Position drehen Sie den Oberkörper kontrolliert linksseitig ein, ziehen gleichzeitig das linke Knie gegen den Bandwiderstand heran und führen den rechten Ellenbogen zum linken Knie. Gleichzeitig strecken Sie das rechte Bein. Anschließend drehen Sie den Oberkörper rechtsseitig ein, strecken mit der Drehung das linke Bein und winkeln das rechte Bein an. Sie führen den linken Ellenbogen zum rechten Knie. Halten Sie die Bauchmuskulatur durchgehend unter Spannung und vermeiden Sie ruckartige Drehbewegungen.

Pull-Crunch

BÄNDER: TheraBand, Deuserband Light, Deuserband, Body-Tube

KRÄFTIGUNG: Bauchmuskulatur (gerader Bauchmuskel) | Schultergürtelmuskulatur, Armmuskulatur (Trizeps)

1

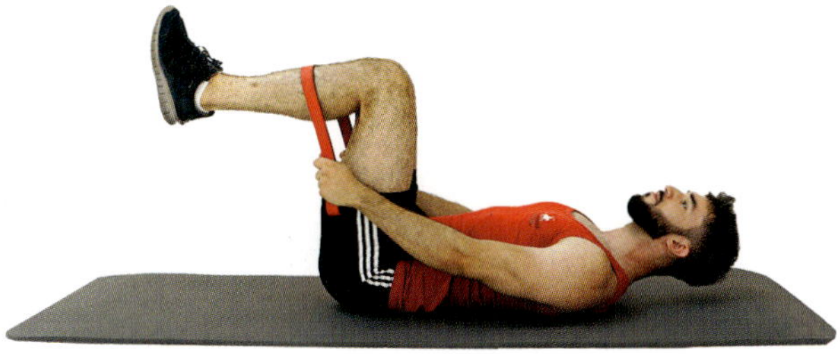

2

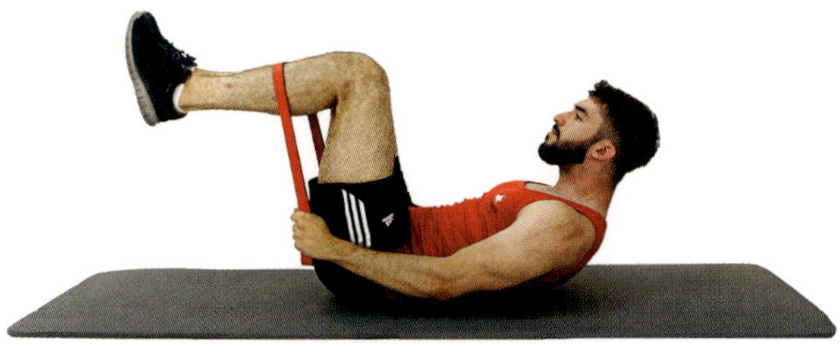

1 Startposition In Rückenlage auf der Gymnastikmatte heben Sie die Füße vom Boden ab und winkeln die Beine um 90 Grad an. Dann legen Sie das Trainingsband einige Zentimeter unterhalb der Knie über die Unterschenkel und umfassen die Bandenden mit nahezu gestreckten Armen. Nun kippen Sie das Becken etwas nach vorn, drücken den unteren Rücken zum Boden und heben den Kopf leicht an.

2 Ausführung Mit Hilfe der Bauchmuskeln ziehen Sie Ihren Oberkörper nach oben. Dabei lösen sich die Schulterblätter vom Boden und die Brust bewegt sich in Richtung der Knie. Gleichzeitig drücken Sie die Arme gegen den Bandwiderstand zum Boden. Der Kopf geht mit der Bewegung mit und verbleibt in Verlängerung zur Wirbelsäule. Halten Sie die Kontraktion am Endpunkt für ein bis zwei Sekunden. Dann lösen Sie die Spannung langsam und senken den Oberkörper wieder ab, ohne den Kopf am Boden abzulegen

Push-Crunch

BÄNDER: TheraBand, Deuserband Light, Deuserband, Body-Tube

KRÄFTIGUNG: Bauchmuskulatur (gerader Bauchmuskel) | Schultergürtelmuskulatur, Armmuskulatur (Bizeps)

1
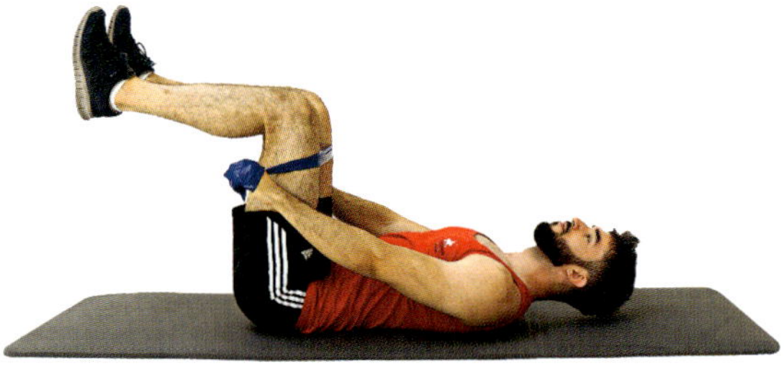

2
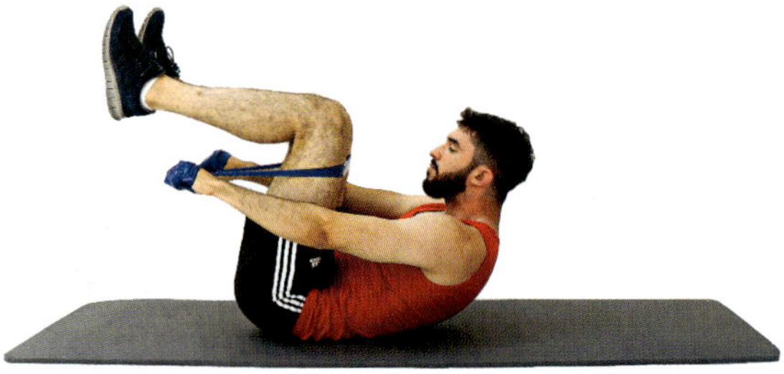

1 Startposition In Rückenlage auf der Gymnastikmatte heben Sie die Füße vom Boden ab und winkeln die Beine um 90 Grad an. Dann umfassen Sie das Band circa schulterbreit und legen es auf den Oberschenkeln ab. Die Arme sind nahezu gestreckt. Nun kippen Sie das Becken etwas nach vorn, drücken den unteren Rücken zum Boden und heben den Kopf leicht an.

2 Ausführung Mit Hilfe der Bauchmuskeln ziehen Sie Ihren Oberkörper nach oben. Dabei lösen sich die Schulterblätter vom Boden und die Brust bewegt sich in Richtung der Knie. Gleichzeitig schieben Sie die gestreckten Arme gegen den Bandwiderstand nach vorn. Der Kopf fließt in die Bewegung ein, verbleibt jedoch in Verlängerung zur Wirbelsäule. Halten Sie die Kontraktion am Endpunkt für ein bis zwei Sekunden. Dann lösen Sie die Spannung langsam und senken den Oberkörper wieder ab, ohne den Kopf am Boden abzulegen.

Seitbeugen im Stehen

BÄNDER: Body-Tube, TheraBand, Deuserband Light, Deuserband

KRÄFTIGUNG: Bauchmuskulatur (seitliche schräge Bauchmuskeln, gerader Bauchmuskel) | Rückenstreckmuskulatur

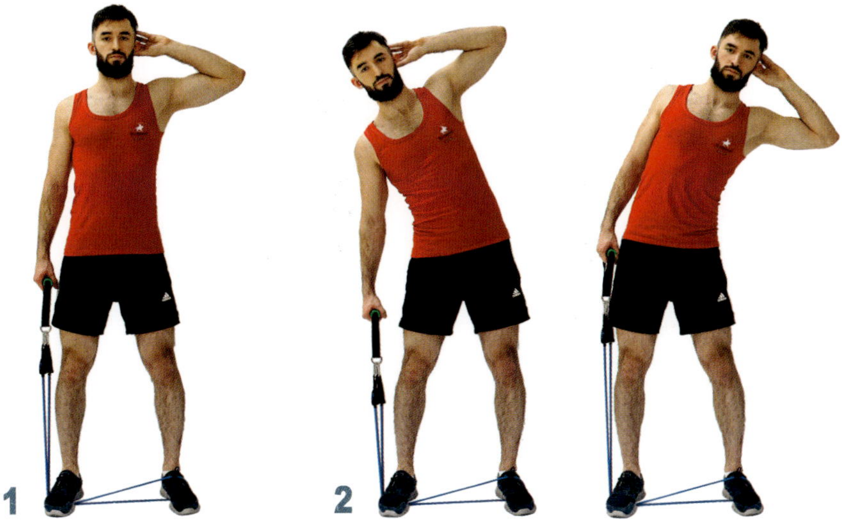

1 Startposition Im Stand umfassen Sie beide Griffe des Body-Tubes mit der rechten Hand. Jetzt stellen Sie den linken Fuß in die Bandschlaufe, ziehen das Band nach rechts und stellen den rechten Fuß auf das Band. Sie befinden sich im schulterbreiten Parallelstand, das Band ist stark vorgespannt, der rechte Arm ist nach unten gestreckt. Nun wird der linke Arm angewinkelt und die Hand seitlich am Kopf mit den Fingerspitzen aufgesetzt. Halten Sie den Oberkörper aufrecht und den Kopf in Verlängerung zur Wirbelsäule. Die Bauchmuskulatur ist angespannt, Sie ziehen die Schultern zurück.

2 Ausführung Zuerst geben Sie dem Bandwiderstand nach und beugen den Oberkörper nach rechts. Aus dieser geneigten Position richten Sie sich gegen den Bandwiderstand auf und beugen sich nun nach links. Gleichzeitig streckt sich die rechte Rumpfseite. Versuchen Sie einen möglichst großen Neigungswinkel zu erreichen, bevor Sie dem Zug des Bandes nachgeben, den Oberkörper langsam wieder aufrichten, um ihn dann erneut nach rechts zu neigen. Achten Sie auf einen gleichmäßigen und kontrollierten Bewegungsablauf und vermeiden Sie Ausweichbewegungen nach vorn oder hinten. Nachdem Sie alle Wiederholungen für die rechte Seite absolviert haben, wechseln Sie zur linken Seite.

V

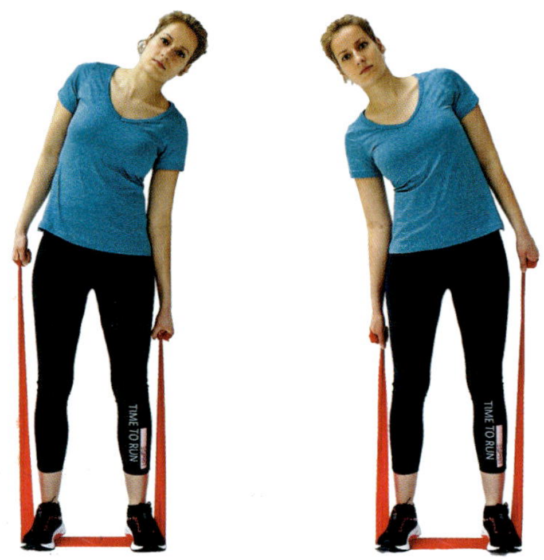

Variante Sie vereinfachen die Übung, indem Sie sich im schulterbreiten Parallelstand relativ mittig auf ein TheraBand stellen und die Bandenden mit den Händen umfassen. Dann bringen Sie bei gestreckten Armen das Band auf Spannung. Jetzt beugen Sie den Oberkörper abwechselnd über die linke und rechte Seite. Halten Sie die Arme gestreckt und vermeiden Sie Ausweichbewegungen nach vorn oder hinten. Da Sie das TheraBand nicht doppelt nehmen, ist der Widerstand geringer.

Sie können diese Variante auch mit einem Deuserband Light oder einem Deuserband ausführen und die Übungsintensität dadurch deutlich steigern

Seitbeugen im Liegen

BÄNDER: TheraBand, Body-Tube, Deuserband Light, Deuserband

KRÄFTIGUNG: Bauchmuskulatur (seitliche schräge Bauchmuskeln, gerader Bauchmuskel) | Rückenstreckmuskulatur

1

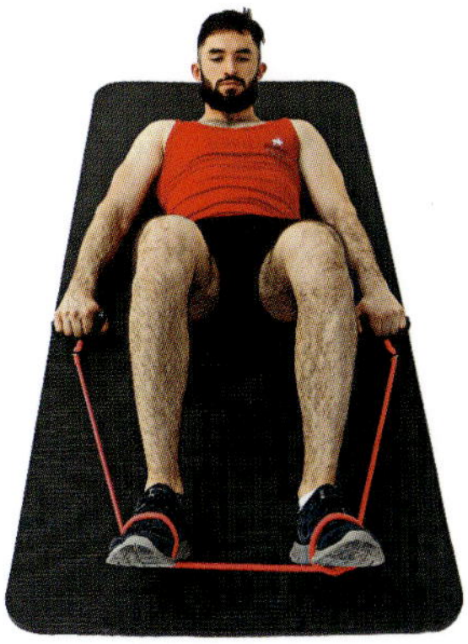

2

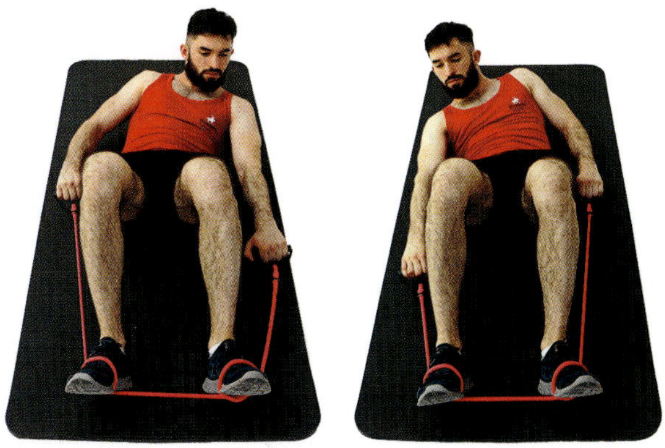

1 Startposition In Rückenlage auf der Gymnastikmatte winkeln Sie die Beine an und stellen die Füße auf den Fersen auf. Das Trainingsband wird um die Füße gewickelt, dadurch gleichzeitig fixiert und auf die für die Übung erforderliche Länge gebracht. Sie greifen die gleichlangen Bandenden mit gestreckten Armen. Das Band ist vorgespannt, Sie heben Kopf und Schultern etwas an.

2 Ausführung Jetzt neigen Sie den Oberkörper gegen den Bandwiderstand nach links zur Seite. Die Bewegung wird durch die Bauchmuskeln ausgelöst. Mit der Neigung atmen Sie aus. Dann führen Sie den Oberkörper zurück zur Startposition, atmen ein und beugen ihn anschließend nach rechts zur Seite. Achten Sie auf einen gleichmäßigen und kontrollierten Bewegungsablauf. Die Arme bleiben gestreckt und die Schultern angehoben.

Variante Alternativ zur abwechselnden Neigung rechts und links führen Sie zuerst alle Seitbeugen auf einer Seite aus. Mit dem zweiten Satz wechseln Sie dann zur anderen Körperseite.

Hinweis: Verwenden Sie ein Deuserband, führen Sie das Band um die Füße herum zu den Händen und greifen in die Schlaufen. Ein Umwickeln der Füße zur Fixierung und zur Verkürzung der Bandlänge ist beim Deuserband nicht notwendig.

Bizeps-Curl mit geradem Crunch

BÄNDER: TheraBand, Body-Tube, Deuserband Light

KRÄFTIGUNG: Armmuskulatur (Bizeps, Armbeuger) | Bauchmuskulatur (gerader Bauchmuskel, seitliche schräge Bauchmuskeln)

1
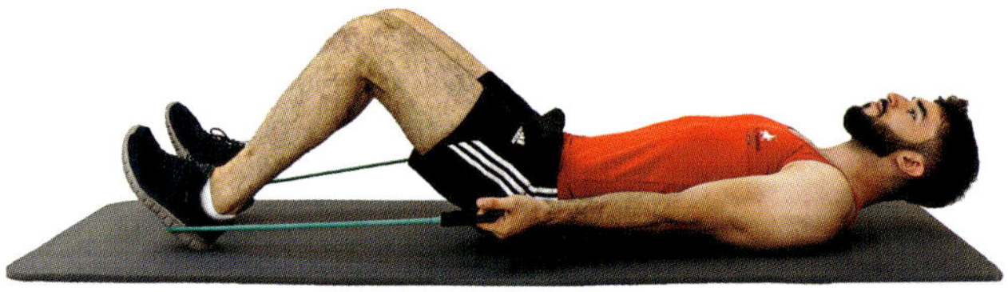

2
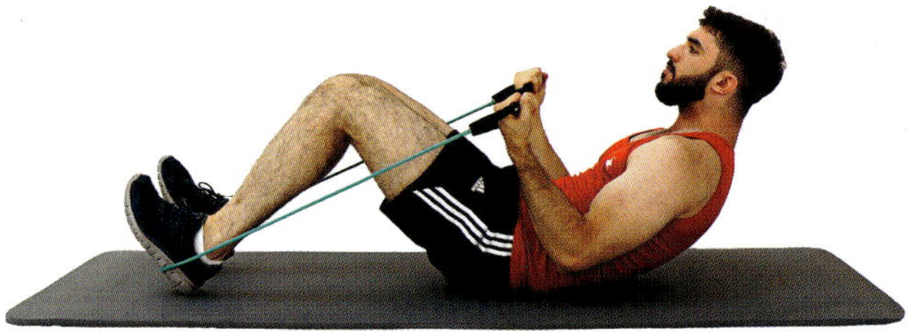

1 Startposition Im Sitz auf der Gymnastikmatte führen Sie das Trainingsband über Ihre Fußsohlen, winkeln die Beine um maximal 90 Grad an und greifen die Bandenden mit den Händen. Die Füße werden hüftbreit auf den Fersen aufgestellt. Dann kippen Sie die Fußspitzen etwas nach vorn, damit das gespannte Band nicht abrutschen und zurückschlagen kann. Sie strecken die Arme in Richtung der Füße aus und begeben sich in die Rückenlage. Die Handflächen zeigen nach oben, das Übungsband ist gespannt. Achten Sie darauf, dass die Lendenwirbelsäule flach am Boden aufliegt. In der Startposition wird der Kopf leicht angehoben und der Blick nach oben gerichtet.

2 Ausführung Jetzt spannen Sie Ihre Bauchmuskeln an, heben den Oberkörper vom Boden ab, bis sich die Schulterblätter vom Boden lösen und beugen gleichzeitig die Ellenbogen, ohne die Oberarme zu bewegen. Sie führen die Hände in Richtung der Schultern. Die Ellenbogen bleiben während der Übungsausführung nahe am Rumpf. Dann bewegen Sie die Arme zurück zur Startposition und senken den Oberkörper ab, ohne den Kopf am Boden abzulegen.

Hüftbrücke gegen Bandwiderstand

BÄNDER: TheraBand, Deuserband Light, Deuserband, Body-Tube

KRÄFTIGUNG: Beinbeugemuskulatur (Oberschenkelrückseite), Wadenmuskulatur | Großer Gesäßmuskel | Bauchmuskulatur (äußere schräge Bauchmuskeln, gerader Bauchmuskel) | Rückenstreckmuskulatur

1
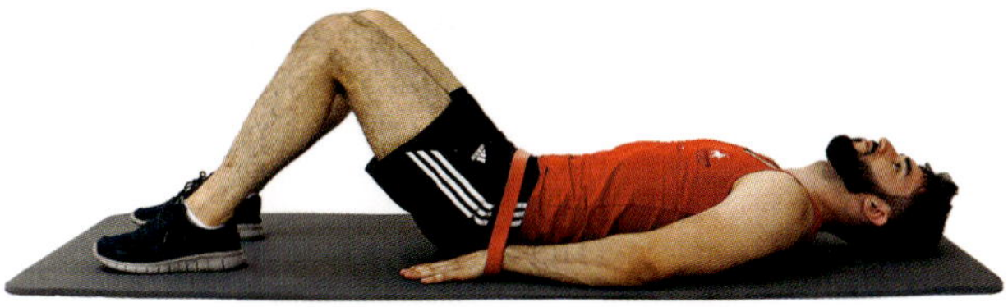

2
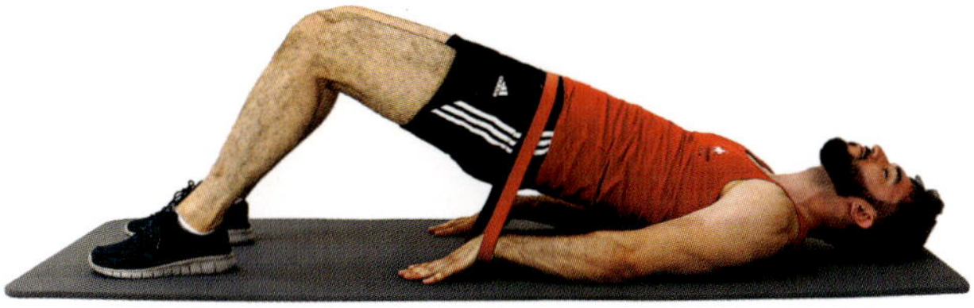

1 Startposition In der Rückenlage winkeln Sie beide Beine um circa 90 Grad an und stellen die Füße hüftbreit geöffnet am Boden auf. Dann legen Sie ein Deuserband, ein doppelt gelegtes TheraBand oder Body-Tube über die Hüfte, umfassen das Band rechts und links neben dem Körper und bringen es auf Zug. Die Arme sind gestreckt, Sie halten das Band mit den Händen am Boden.

2 Ausführung Jetzt spannen Sie die Bauchmuskulatur an und heben beim Ausatmen das Becken gegen den Bandwiderstand nach oben, bis Knie, Hüfte und Schultern eine gerade abfallende Linie bilden. Halten Sie die Position für ein bis zwei Sekunden, bevor Sie das Becken langsam wieder absenken. Sie atmen ein. Einige Zentimeter vor dem Boden stoppen Sie die Abwärtsbewegung und leiten die nächste Wiederholung ein.

Hinweis: Je weiter die Füße in der Startposition vom Körper entfernt aufgestellt werden beziehungsweise je größer der Winkel in den Kniegelenken ist, desto intensiver die Beanspruchung der Bein- und Gesäßmuskulatur. Eine Verkleinerung des Kniewinkels erhöht die Beanspruchung der Rückenstreckmuskulatur.

>> Hüftbrücke gegen Bandwiderstand

V

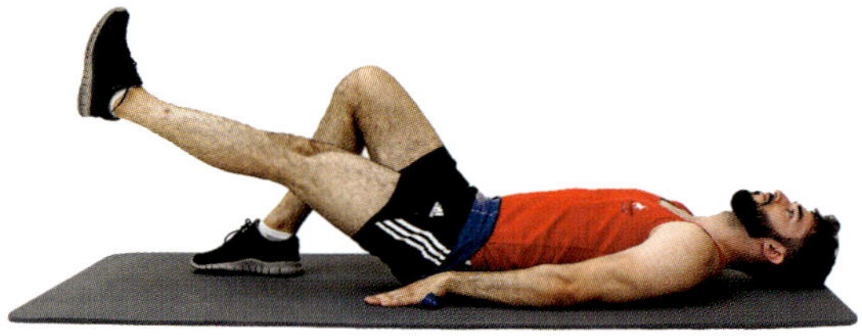

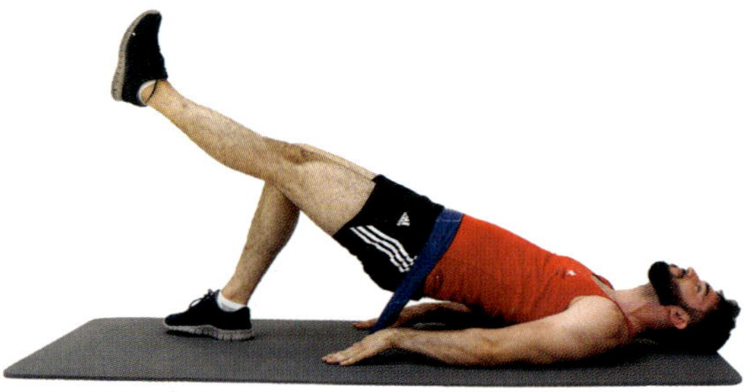

Variante Möchten Sie die Übung weiter intensivieren, führen Sie die Hüftbrücke einbeinig aus. Das Band liegt wieder über der Hüfte und wird mit beiden Händen am Boden gehalten. Nun strecken Sie das linke Bein gerade nach vorn (nicht nach oben) aus und halten es in der Luft. Sie heben das Becken und gleichzeitig das gestreckte linke Bein an. Bein, Hüfte und Schultern bilden eine Linie. Dann senken Sie Hüfte und Bein wieder ab, stoppen kurz vor dem Boden und gehen zur nächsten Wiederholung über. Im zweiten Satz führen Sie die Hüftbrücke mit gestrecktem rechtem Bein aus. Achten Sie darauf, dass Sie mit dem Gesäß nicht durchhängen und die Hüfte nicht verdreht wird.

Diagonal-Crunch und Käfer-Crunch

BÄNDER: Miniband

KRÄFTIGUNG: Bauchmuskulatur (seitliche schräge Bauchmuskeln, gerader Bauchmuskel) | Hüftbeugemuskulatur | Beinmuskulatur (Oberschenkelvorderseite, Oberschenkelrückseite)

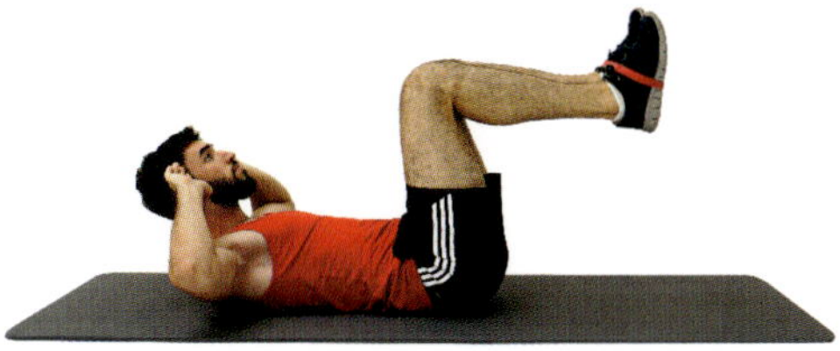

1

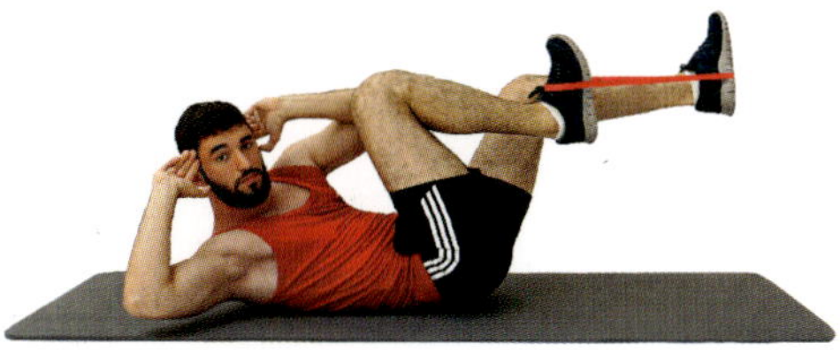

2

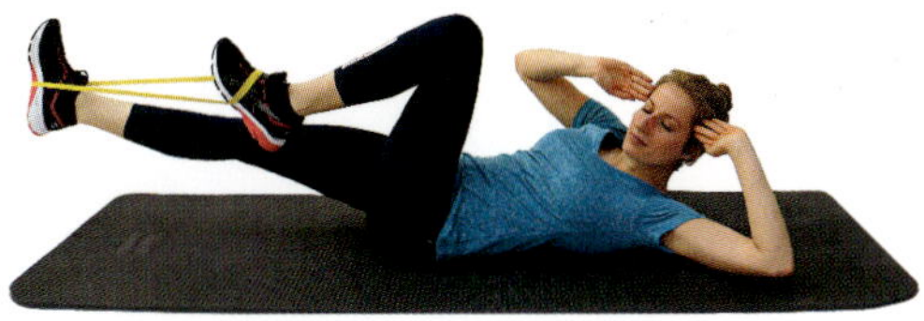

V

1 Startposition Positionieren Sie das Miniband im Mittelfußbereich. Dann begeben Sie sich in die Rückenlage und heben die Beine an. Der Winkel zwischen Ober- und Unterschenkel beträgt 90 Grad. Drücken Sie die Lendenwirbelsäule in den Boden und stützen Sie die Hände seitlich am Kopf mit den Fingerspitzen auf. Dann ziehen Sie die Ellenbogen nach hinten und heben den Kopf und die Schulterblätter vom Boden ab.

2 Ausführung Mit der Kontraktion der Bauchmuskeln wird der Oberkörper gekrümmt. Sie führen die linke Brust und den linken Arm zum rechten Knie. Gleichzeitig wird das rechte Knie in Richtung der linken Brust gezogen und das linke Bein gegen den Bandwiderstand etwas nach vorn bewegt. Mit dem Crunch atmen Sie aus und beim Zurückkehren in die Startposition ein. Die Übung wird im ständigen Wechsel der Seiten durchgeführt. Achten Sie auf eine gleichmäßige Bewegungsausführung ohne Schwung. Die Hände werden nur am Kopf fixiert und dürfen diesen nicht ziehen.

Variante Mit einer Beinstreckung lässt sich der Diagonal-Crunch sehr leicht intensivieren. Diese Variante wird dann als Käfer- oder Criss-Cross-Crunch bezeichnet. Die Startposition ist wie beim Diagonal-Crunch. Während Sie den diagonalen Crunch ausführen und ein Bein Richtung Brust ziehen, wird zeitgleich das andere Bein gegen den Bandwiderstand gestreckt. Achten Sie darauf, dass Sie alle Bewegungen gleichzeitig ausführen. Auch bei dieser Variante trainieren Sie im ständigen Wechsel der Seiten.

Einseitige Beinrotation

BÄNDER: TheraBand, Deuserband, Deuserband Light

KRÄFTIGUNG: Bauchmuskulatur (seitliche schräge Bauchmuskeln, gerader Bauchmuskel) | Rückenstreckmuskulatur | Hüftbeugemuskulatur | Arm- und Schultermuskulatur

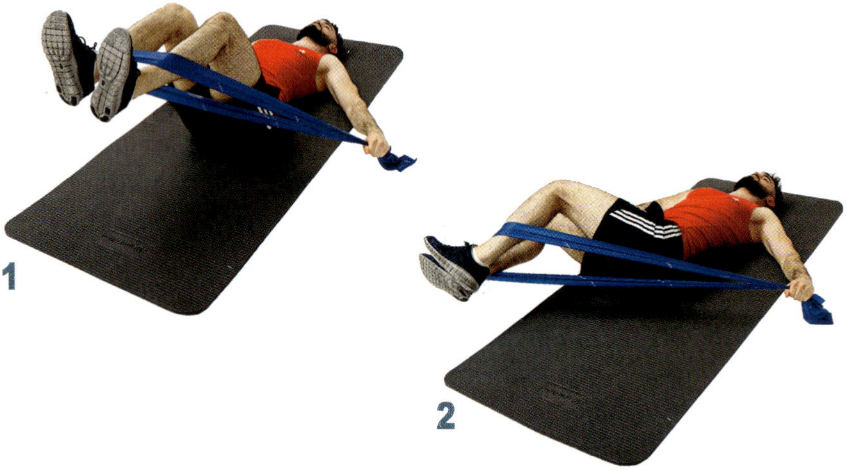

1

2

1 Startposition In der Rückenlage heben Sie die Füße vom Boden und winkeln die Beine um 90 Grad an. Dann legen Sie das Trainingsband oberhalb der Sprunggelenke um beide Beine und fixieren die Bandenden mit der linken Hand am Boden. Beide Arme werden seitlich nach unten ausgestreckt. Spannen Sie die Bauchmuskulatur an und halten Sie den unteren Rücken am Boden.

2 Ausführung Jetzt senken Sie die angewinkelten Beine gegen den Bandwiderstand langsam und möglichst tief zur rechten Seite ab. Stoppen Sie einige Zentimeter vor dem Boden, dann führen Sie die Beine ebenso langsam zurück zur Startposition. Halten Sie durchgehend Rumpfspannung und den Oberkörper am Boden. Erst wenn Sie alle Wiederholungen ausgeführt haben, wechseln Sie die Seite.

Gegrätschte Beinschere

BÄNDER: Miniband

KRÄFTIGUNG: Gerader Bauchmuskel | Gesäßmuskulatur | Oberschenkeladduktoren, Oberschenkelabduktoren

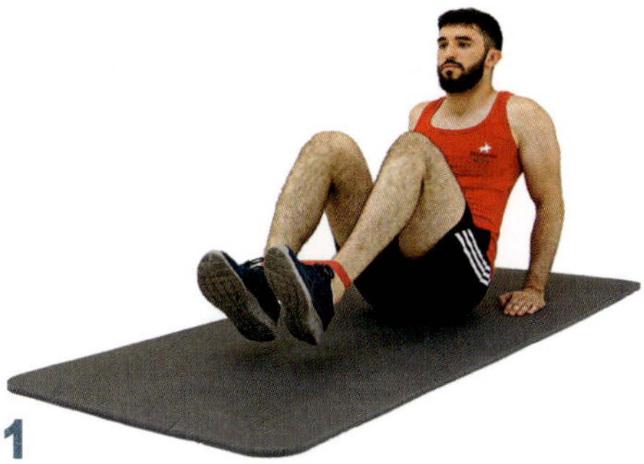

1

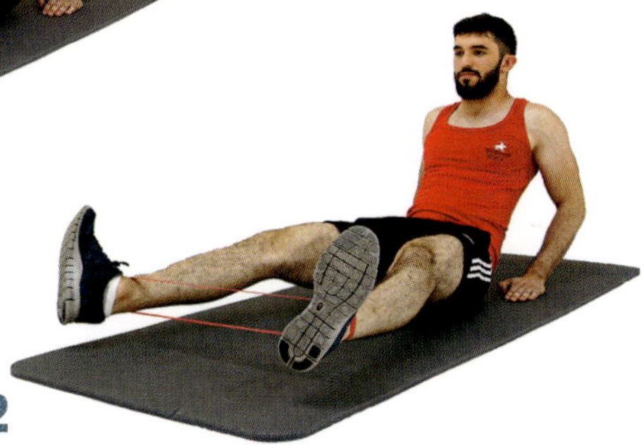

2

1 Startposition Positionieren Sie das Miniband etwas oberhalb der Sprunggelenke. Dann setzten Sie sich auf die Gymnastikmatte, lehnen den Oberkörper um maximal 45 Grad zurück und stützen sich mit den Händen seitlich am Boden ab. Nun heben Sie die Füße einige Zentimeter vom Boden ab und ziehen die Knie zum Oberkörper. Sie spannen die Bauchmuskulatur an und richten den Blick gerade nach vorn.

2 Ausführung Strecken Sie die Beine nach vorn und öffnen Sie sie mit der Streckung v-förmig gegen den Bandwiderstand. Sie bringen das Miniband auf Zug. Versuchen Sie die Position kurz zu halten. Dann schließen Sie die Beine, winkeln die Knie an und nehmen wieder die Ausgangsposition ein. Die Füße bleiben während der gesamten Übungsausführung in der Luft. Führen Sie alle Teilbewegungen langsam und gleichmäßig aus.

Rumpfaufrichtung (Kreuzheben)

BÄNDER: Deuserband, Deuserband Light

KRÄFTIGUNG: Beinmuskulatur (Oberschenkelvorderseite, Oberschenkelrückseite, Adduktoren) | Gesäßmuskulatur | Rückenstreckmuskulatur | Bauchmuskulatur

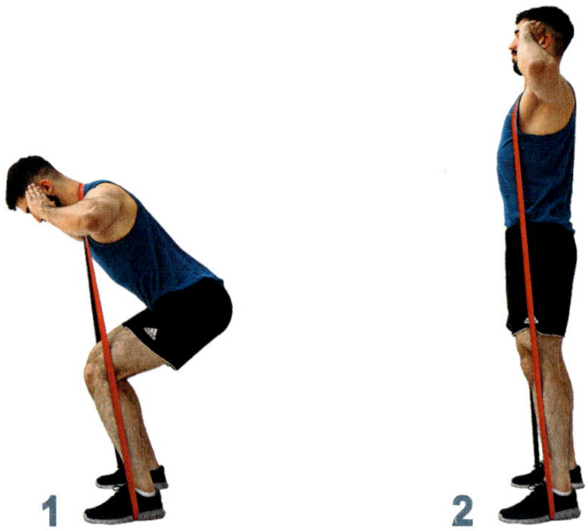

1 Startposition Sie halten das Deuserband mit beiden Händen und legen es im Nackenbereich ab. Dann spannen Sie die Bauchmuskulatur an, beugen den Oberkörper nach vorn und treten mit den Füßen in das Ringband. Sie nehmen einen schulterbreiten Stand ein, schieben das Gesäß nach hinten und kommen in eine leichte Kniebeugeposition. Die Knie zeigen in Richtung der Fußspitzen. Der Oberkörper wird um circa 45 Grad nach vorn gebeugt. Der untere Rücken befindet sich in einer leichten Hohlkreuzstellung. Abschließend stützen Sie die Hände seitlich am Kopf mit den Fingerspitzen auf.

2 Ausführung Mit der Streckung der Beine richten Sie den Oberkörper gegen den Bandwiderstand auf. Dann beugen Sie den Oberkörper langsam wieder nach vorn und gehen zurück in die kleine Kniebeuge. Halten Sie durchgehend Bauchspannung. Die Knie dürfen nicht über die Fußspitzen ragen.

Hinweis: Legen Sie zuerst ein kleines Handtuch im Nacken-Schulterbereich ab, um ein Einschneiden des Bandes während der Übungsausführung zu verhindern.

Reverse Plank mit Beinheben

BÄNDER: Miniband

KRÄFTIGUNG: Beinmuskulatur (Oberschenkelvorderseite, Oberschenkelrückseite, Wadenmuskulatur) | Gesäßmuskulatur | gerader Bauchmuskel | Rückenstreckmuskulatur | Schultermuskulatur | Variante: Trizeps

1

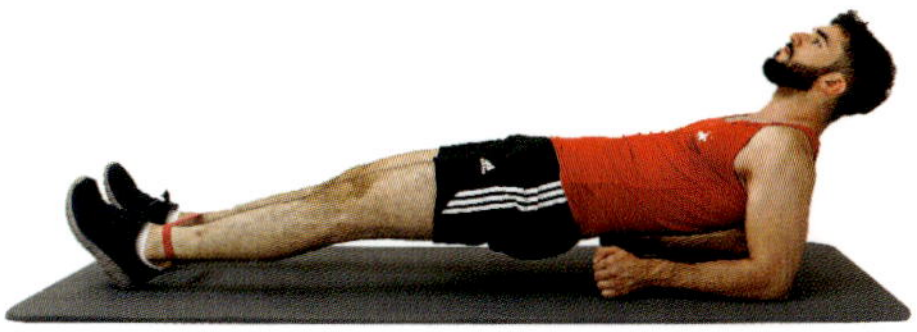

2

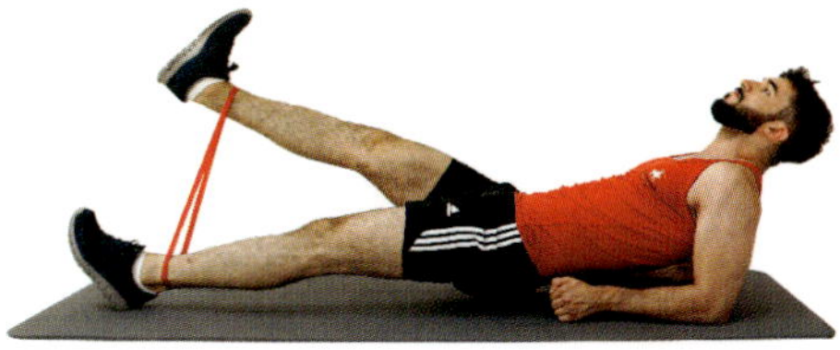

V

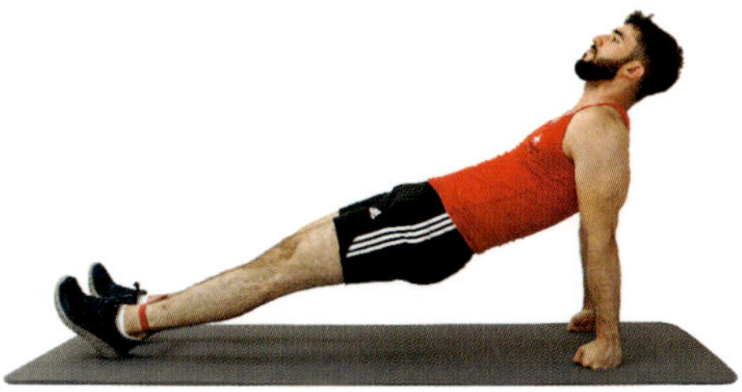

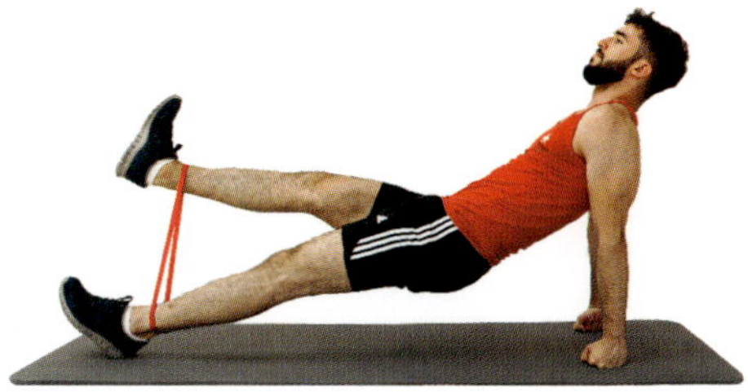

1 Startposition Zunächst positionieren Sie das Miniband etwas oberhalb der Sprunggelenke. Dann begeben Sie sich in die Rückenlage und stützen die Unterarme auf. Die Ellenbogen befinden sich unterhalb der Schultern. Sie strecken die Beine und halten die Füße maximal hüftbreit geöffnet. Drücken Sie die Fersen in den Boden und spannen Sie Gesäß, Bauch und Rücken an. Nun heben Sie das Gesäß vom Boden ab, bis der Körper eine Linie bildet, und ziehen das Kinn leicht nach unten.

2 Ausführung Mit einer kontrollierten Bewegung heben Sie das gestreckte rechte Bein möglichst weit gegen den Bandwiderstand vom Boden ab. Halten Sie dabei den Rumpf stabil und lassen Sie die Hüfte nicht absinken. Dann senken Sie das Bein langsam wieder ab und stellen die Ferse am Boden auf. Sie heben das linke Bein an. Vermeiden Sie, die Beine mit Schwung zu heben.

Variante Alternativ führen Sie die Reverse Plank mit gestreckten Armen aus. Sie stützen sich dann auf den Händen oder den Fäusten ab. Versuchen Sie den Körper in eine Gerade zu bringen. Dann heben Sie wieder abwechseln die gestreckten Beine gegen den Bandwiderstand an. Die hohe Variante ist schwieriger, da Sie sich in einer höheren und somit auch instabileren Position befinden und die Armmuskulatur (Trizeps) stärker beansprucht wird.

Ganzkörperübungen

Ausfallschritt oder Kreuzschritt mit Seitheben

BÄNDER: Body-Tube, TheraBand

KRÄFTIGUNG: Schulter- und Nackenmuskulatur (Deltamuskeln, Muskeln der Rotatorenmanschette, Trapezmuskel) | Rückenstreckmuskulatur | Rumpfmuskulatur | Beinmuskulatur (Oberschenkelvorderseite, Oberschenkelrückseite, Adduktoren) | Großer Gesäßmuskel

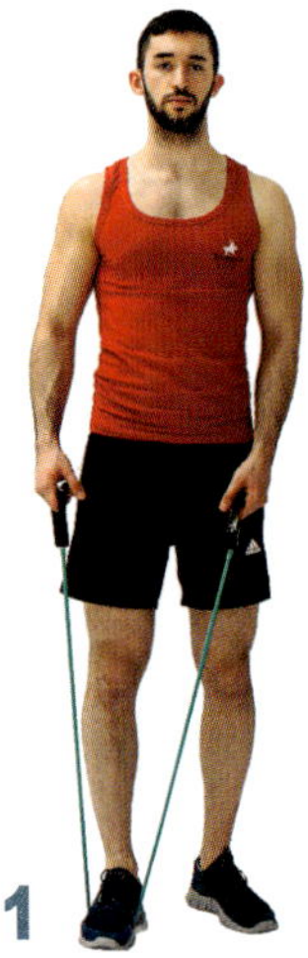
1
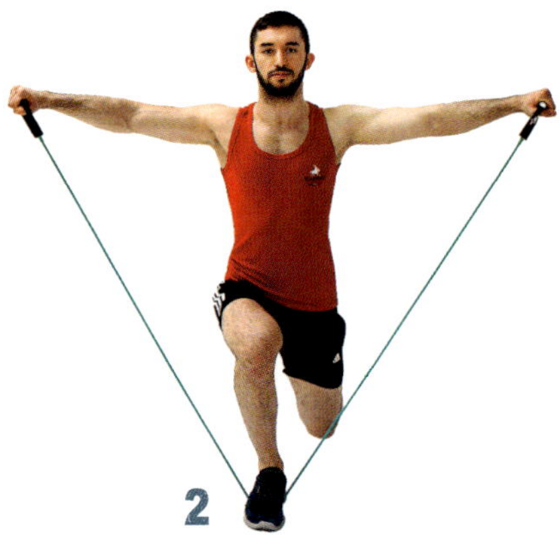
2
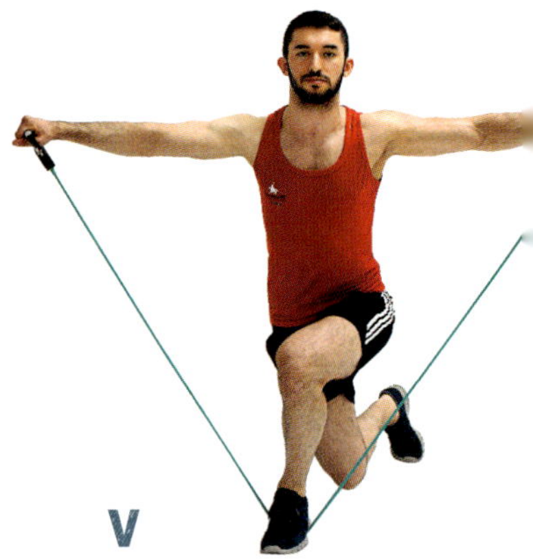
V

1 Startposition Im hüftbreiten Stand stellen Sie den rechten Fuß möglichst mittig auf das Trainingsband. Sie halten die Bandenden mit den Händen, richten den Oberkörper auf und spannen die Rumpfmuskulatur an. Die Arme zeigen senkrecht nach unten und die Handinnenseiten zueinander. Das Band ist leicht vorgespannt.

2 Ausführung Mit dem linken Fuß führen Sie einen Ausfallschritt nach hinten aus und beugen dabei die Knie um circa 90 Grad. Gleichzeitig heben Sie die nahezu gestreckten Arme seitlich bis auf Schulterhöhe an. Halten Sie den Oberkörper aufrecht und den Rumpf angespannt. Das hintere linke Knie darf nicht den Boden berühren und das vordere rechte Knie sollte nicht über die Fußspitze ragen. Dann drücken Sie den Körper mit Hilfe des vorderen Beins und der Gesäßmuskulatur wieder nach oben und wiederholen die Übung mehrmals, bevor Sie die Beinposition wechseln.

Variante Sie intensivieren die Übung, indem Sie mit dem Ausfallschritt das hintere Bein zum vorderen Bein kreuzen und gleichzeitig das Seitheben ausführen. Das hintere Knie wird tief abgesenkt, ohne den Boden zu berühren. Achten Sie auf Rumpfspannung und halten Sie den Oberkörper aufrecht.

Ausfallschritt mit Frontheben

BÄNDER: Body-Tube, TheraBand

KRÄFTIGUNG: Schulter- und Nackenmuskulatur (Deltamuskeln, Trapezmuskel, Muskeln der Rotatorenmanschette) | Brustmuskulatur (großer Brustmuskel, vorderer Sägemuskel) | Beinmuskulatur (Oberschenkelvorderseite, Oberschenkelrückseite, Adduktoren) | Großer Gesäßmuskel

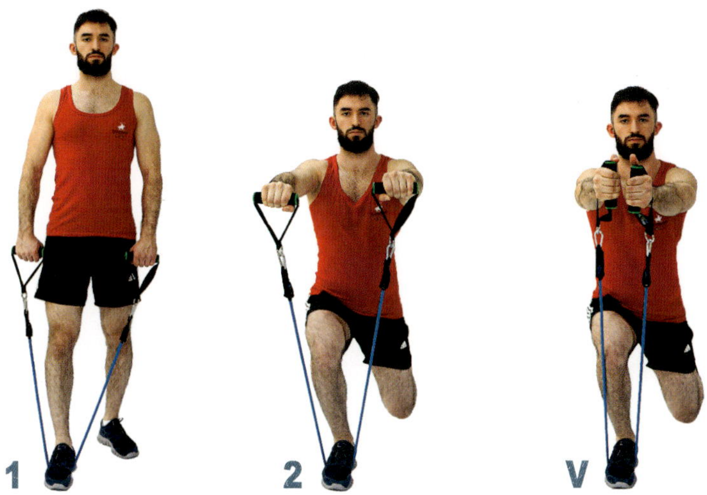

1 Startposition Im hüftbreiten Stand stellen Sie den rechten Fuß möglichst mittig auf das Trainingsband. Sie halten die Bandenden mit den Händen, richten den Oberkörper auf und spannen die Rumpfmuskulatur an. Die Arme zeigen senkrecht nach unten, die Handrücken nach vorn. Das Band ist leicht vorgespannt.

2 Ausführung Mit dem linken Fuß führen Sie einen rückseitigen Ausfallschritt aus und beugen die Knie um circa 90 Grad. Gleichzeitig heben Sie die nahezu gestreckten Arme über die Körpervorderseite bis auf Schulterhöhe an. Halten Sie den Oberkörper aufrecht und den Rumpf angespannt. Das hintere Knie darf nicht den Boden berühren und das vordere Knie nicht über die Fußspitze ragen. Nach mehreren Wiederholungen wechseln Sie die Beinposition.

Variante In Anlehnung an die Übung Frontheben der Arme (Seite 46) können Sie auch beim Ausfallschritt mit Frontheben verschiedene Armstellungen und Griffpositionen, zum Beispiel den Parallelgriff, anwenden. Dazu führen Sie beim Heben der Arme eine kleine Drehung aus, sodass die Handinnenseite zueinander zeigen, und schließen die Arme.

Reverse Flys im Ausfallschritt

BÄNDER: Body-Tube, TheraBand

KRÄFTIGUNG: Schulter- und Schultergürtelmuskulatur (hinterer Anteil der Deltamuskeln, Untergrätenmuskel, vorderer Sägemuskel) | Nacken- und obere Rückenmuskulatur (Trapezmuskel, Rautenmuskeln) | Rumpfmuskulatur | Beinmuskulatur (Oberschenkelvorderseite, Oberschenkelrückseite, Adduktoren) | Großer Gesäßmuskel

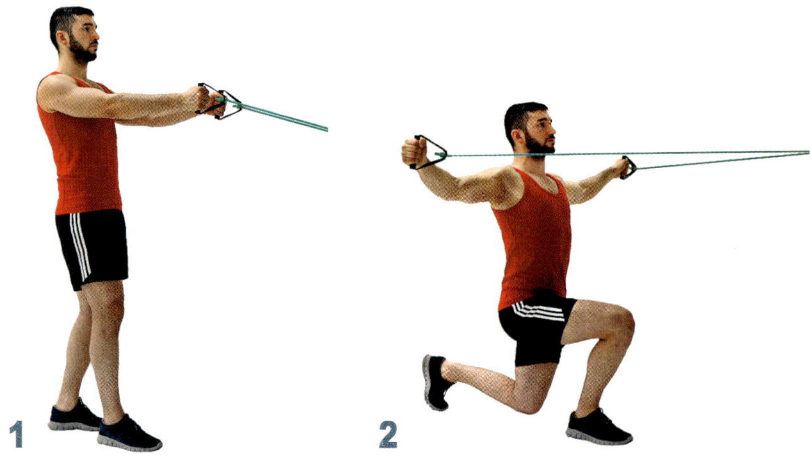

1 Startposition Reverse Flys haben Sie bereits kennengelernt und in verschiedenen Positionen (vorgebeugt, sitzen, stehend) ausgeführt. Jetzt kombinieren Sie die Reverse Flys mit Ausfallschritten.
Dazu befestigen Sie das Trainingsband mit Hilfe eines Türankers in Bauchhöhe und stellen sich frontal zur Bandbefestigung auf. Sie greifen die Bandenden, strecken die Arme nach vorn und bringen das Band auf Vorspannung. Dann spannen Sie die Bauchmuskeln an, richten die Wirbelsäule auf und ziehen die Schultern tief. Der Blick ist gerade nach vorn gerichtet. Achten Sie darauf, dass die Arme nicht durchgestreckt sind.

2 Ausführung Mit der Ausatmung führen Sie mit dem linken Bein einen Ausfallschritt nach hinten aus und beugen dabei die Knie um circa 90 Grad. Gleichzeitig ziehen Sie die Arme kontrolliert über die Außenseiten nach hinten und die Schulterblätter zusammen. Die Arme zeigen waagerecht zum Boden. Halten Sie den Oberkörper stabil und den Rumpf angespannt. Das linke Knie darf nicht den Boden berühren und das rechte Knie nicht über die Fußspitze ragen. Anschließend drücken Sie den Körper mit Hilfe des vorderen Beins und der Gesäßmuskulatur wieder in den Stand und bewegen die Arme nahezu gestreckt nach vorn. Sie wechseln die Beinposition und absolvieren den nächsten Ausfallschritt nach hinten mit dem rechten Bein.

Ausfallschritt mit Rumpfdrehung

BÄNDER: TheraBand, Body-Tube, Deuserband Light

KRÄFTIGUNG: Schultermuskulatur (Deltamuskeln, Muskeln der Rotatorenmanschette) | Bauchmuskulatur (äußere und innere schräge Bauchmuskeln, gerader Bauchmuskel) | Rückenstreckmuskulatur | Beinmuskulatur (Oberschenkelvorderseite, Oberschenkelrückseite, Adduktoren) | Großer Gesäßmuskel

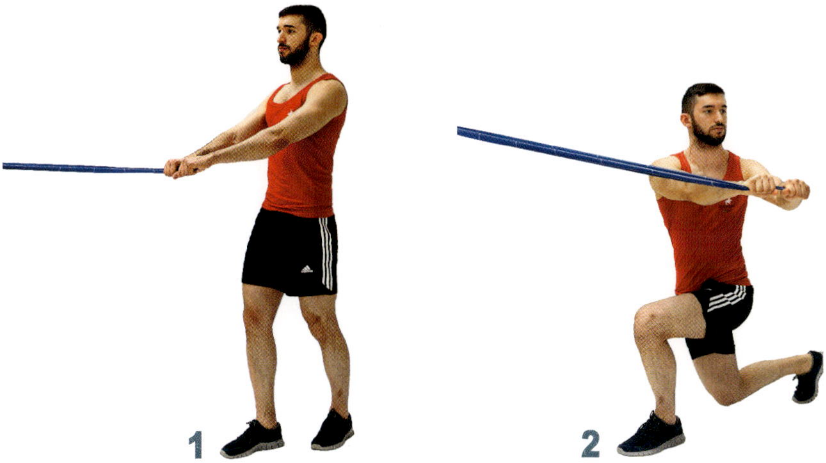

1 Startposition Sie befestigen das Trainingsband mit Hilfe eines Türankers in Bauchhöhe und stellen sich seitlich zur Bandbefestigung auf. Mit beiden Händen halten Sie die Enden des Trainingsbands und strecken die Arme nach vorn aus, ohne sie durchzustrecken. Das Band ist leicht vorgespannt. Dann richten Sie den Oberkörper auf, ziehen die Schultern nach hinten unten und spannen die Bauchmuskeln an. Der Blick ist gerade nach vorn gerichtet.

2 Ausführung Mit dem rechten Bein führen Sie einen Ausfallschritt nach hinten aus und beugen dabei die Knie um circa 90 Grad. Gleichzeitig rotiert der Oberkörper gegen den Bandwiderstand auf der Seite des vorderen linken Beins nach außen. Der Kopf folgt der Drehbewegung. Die Arme befinden sich auf Schulterhöhe und zeigen nahezu waagerecht zum Boden. Nun rotieren Sie zurück zur Startposition und drücken sich wieder in den Stand. Nach mehreren Wiederholungen wechseln Sie die Seite. Es wird immer in Richtung des vorderen Beins rotiert. Das Übungsband muss stets unter Spannung stehen.

Einarmiges Rudern im Ausfallschritt, gestrecktes Bein

BÄNDER: Miniband, TheraBand

KRÄFTIGUNG: Schultermuskulatur (Deltamuskeln, Untergrätenmuskeln) | Nacken- und Rückenmuskulatur (Trapezmuskel, Rautenmuskeln, Latissimus) | Armmuskulatur (Bizeps, Armbeuger) | Beinmuskulatur (Oberschenkelvorderseite, Oberschenkelrückseite, Wadenmuskulatur, Adduktoren) | Großer Gesäßmuskel

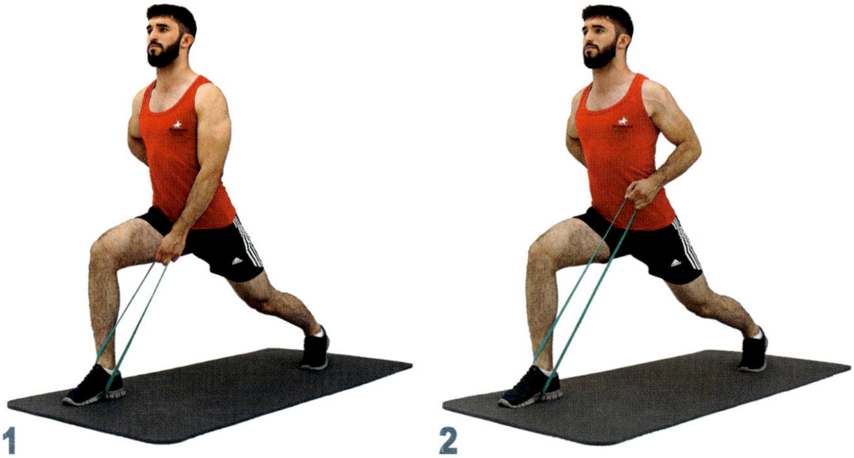

1 2

1 Startposition Fixieren Sie das Trainingsband unter dem rechten Fuß. Dann führen Sie mit dem linken Bein einen Ausfallschritt nach hinten aus, halten das Bein gestreckt und setzen nur den Fußballen am Boden auf. Das rechte Bein wird im Kniegelenk um 90 Grad gebeugt, die gesamte Fußsohle hat Bodenkontakt. Dann greifen Sie mit der linken Hand in das Trainingsband, richten den Oberkörper auf und neigen ihn leicht nach vorn. Die rechte Hand wird in der Hüfte aufgesetzt, der Daumen zeigt nach vorn. Spannen Sie die Rumpfmuskulatur an.

2 Ausführung Jetzt beugen Sie den Ellenbogen und ziehen den linken Arm so weit wie möglich nach hinten oben. Halten Sie den Ellenbogen dabei möglichst nah am Körper. Vermeiden Sie Ausweichbewegungen und Drehungen des Rumpfes sowie ein Hochziehen der Schulter. Die Ruderbewegung mehrmals kontrolliert und ohne Schwung wiederholen. Im zweiten Satz führen Sie das Rudern mit dem rechten Arm aus und wechseln dabei auch die Beinposition.

Einarmiges Rudern in Liegestützposition

BÄNDER: Miniband, Variante: TheraBand

KRÄFTIGUNG: Schultermuskulatur (Deltamuskeln, Untergrätenmuskeln) | Nacken- und Rückenmuskulatur (Trapezmuskel, Rautenmuskeln, Latissimus) | Bauchmuskulatur (gerader Bauchmuskel, seitlich schräge Bauchmuskeln) | Armmuskulatur (Bizeps, Armbeuger, Trizeps) | Tiefe Rumpfmuskulatur

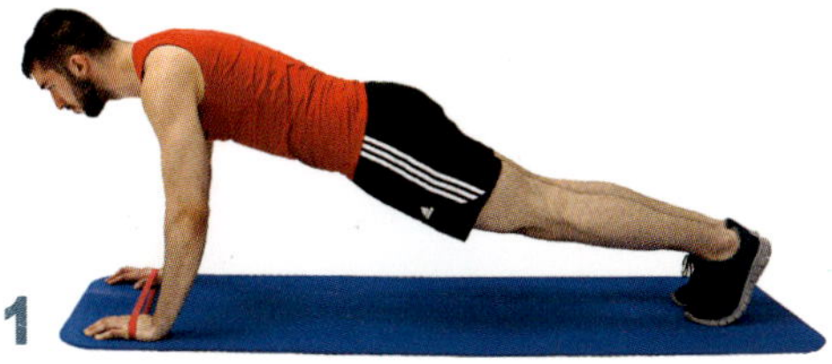

1

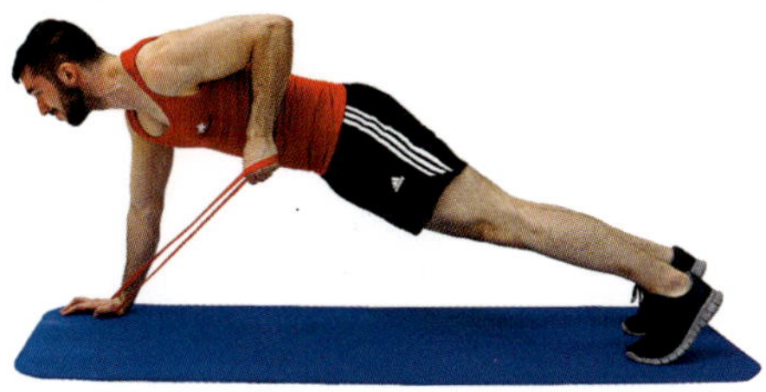

2

1 Startposition Sie nehmen die Liegestützposition ein und stellen die Hände schulterbreit unterhalb der Schultern am Boden auf. Die Füße werden etwas mehr als schulterbreit aufgestellt. Der Körper ist gestreckt und bildet eine gerade abfallende Linie. Sie greifen mit den Händen in das Miniband und fixieren dieses am Boden.

2 Ausführung Jetzt lösen Sie die linke Hand vom Boden, verlagern das Körpergewicht auf den rechten Arm und ziehen das Miniband eng an der linken Körperseite nach oben. Die Hand befindet sich in Höhe der Bauchmuskulatur. Dann senken Sie den linken Arm wieder kontrolliert ab, ohne die Hand am Boden aufzusetzen. Sie wiederholen das einseitige Rudern mehrmals, dann wechseln Sie zum rechten Arm. Achten Sie bei der Gewichtsverlagerung auf den Stützarm darauf, dass der Körper nicht seitlich aufgedreht wird.

Variante Die einseitige Zugbelastung setzt eine hohe Rumpfstabilität voraus, trainiert aber gleichzeitig den gesamten Oberkörper. Sie können die Übung etwas vereinfachen, indem Sie mit einem TheraBand und geringer Bandspannung trainieren. Im Gegensatz zum Miniband können Sie die Griffweite variieren und den Widerstand besser anpassen

Bergsteiger (Mountain Climber)

BÄNDER: Miniband

KRÄFTIGUNG: Bauchmuskulatur (gerader Bauchmuskel, seitlich schräge Bauchmuskeln) | Hüftbeugemuskulatur | Beinmuskulatur (Oberschenkelvorderseite, Oberschenkelrückseite) | Schultermuskulatur | Tiefe Rumpfmuskulatur

1

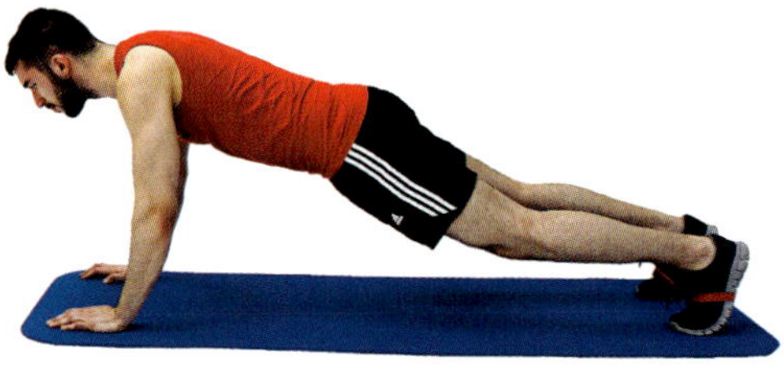

2

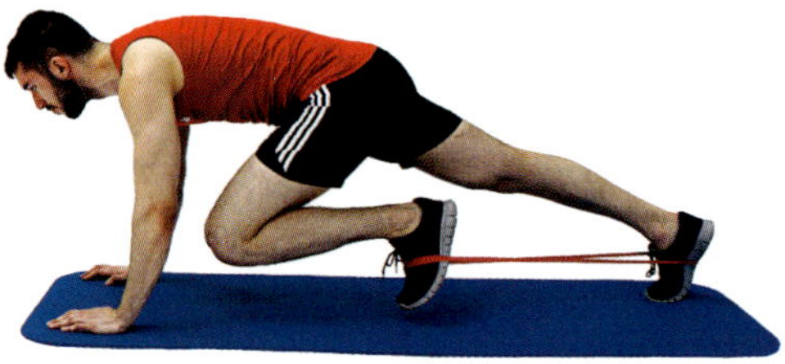

1 Startposition Steigen Sie mit beiden Füßen in das Miniband und platzieren Sie es im Mittelfußbereich. Dann nehmen Sie die Liegestützposition ein, stellen die Arme schulterbreit und die Füße hüftbreit auf. Die Hände befinden sich direkt unter den Schultern. Spannen Sie die Rumpf- und Gesäßmuskulatur an und halten Sie den Rücken gerade.

2 Ausführung Jetzt heben Sie immer abwechselnd einen Fuß vom Boden, winkeln das Bein an und ziehen das Knie gegen den Bandwiderstand gerade nach vorn zum Arm. Halten Sie durchgehend Körperspannung. Die Übung spricht auch sehr gut die tiefliegenden Muskeln an, die Gelenke und Wirbelsäule stabilisieren.

Variante Fortgeschrittene ziehen das Knie in einem Halbkreis über die Außenseite nach vorn.

Rudern im Schwebesitz

BÄNDER: Body-Tube, TheraBand, Deuserband, Deuserband Light

KRÄFTIGUNG: Schultermuskulatur (Deltamuskeln, Untergrätenmuskeln) | Nacken- und Rückenmuskulatur (Trapezmuskel, Rautenmuskeln, Latissimus) | Armmuskulatur (Bizeps, Armbeuger) | Bauchmuskulatur (gerader Bauchmuskel, seitlich schräge Bauchmuskeln) | Beinmuskulatur (vierköpfiger Oberschenkelmuskel, Beinbizeps, Wadenmuskulatur) | Tiefe Rumpfmuskulatur

1
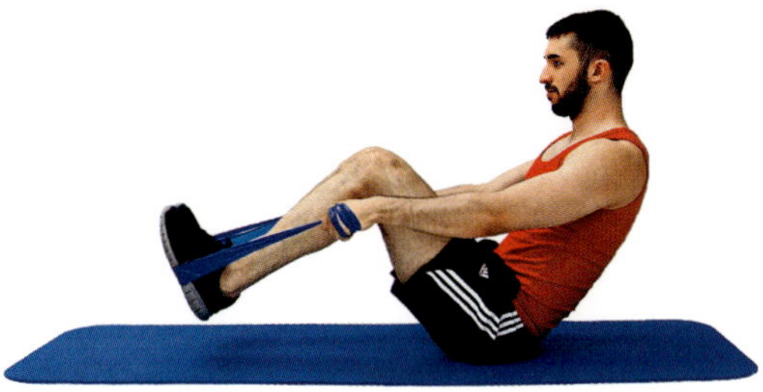

2
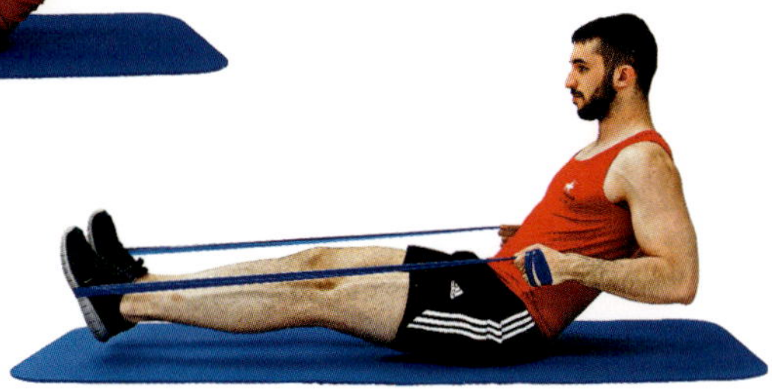

1 Startposition Im Sitzen winkeln Sie die Beine an und führen das Trainingsband um die Füße herum zu den Händen. Greifen Sie die Bandenden so, dass das Band auf beiden Seiten gleich lang ist und bei nach vorn gestreckten Armen unter Spannung steht. Kippen Sie die Fußspitzen etwas nach vorn, damit das gespannte Band nicht abrutschen und zurückschlagen kann. Dann richten Sie die Wirbelsäule auf, spannen die Bauchmuskulatur an und lehnen den Oberkörper leicht zurück. Mit dem Abheben der gebeugten Beine vom Boden kommen Sie in den Schwebesitz.

2 Ausführung Mit der Armbeugung ziehen Sie das Übungsband langsam und kontrolliert seitlich der Hüften nach hinten und strecken gleichzeitig die Beine nach vorn aus. Halten Sie die Ellenbogen möglichst dicht am Körper und ziehen Sie die Schulterblätter zusammen. Die Unterarme zeigen nahezu waagerecht zum Boden. Achten Sie darauf, dass die Handgelenke gerade und die Schultern tief bleiben und halten Sie die Füße in der Luft. Dann begeben Sie sich langsam wieder in die Startposition, indem Sie die Beine anwinkeln und die Arme nach vorn strecken. Halten Sie die Rumpfmuskulatur unter Spannung.

Variante Trainieren Sie das Rudern im Schwebesitz mit verschieden Griffpositionen, indem die Handinnenseiten nach unten, zueinander oder nach oben zeigen.

Seitstütz mit Beinabduktion

BÄNDER: Miniband

KRÄFTIGUNG: Großer Gesäßmuskel | Abduktoren | Bauchmuskulatur (seitliche schräge Bauchmuskeln, gerader Bauchmuskel, querer Bauchmuskel) | Schulter- und Rückenmuskulatur (Deltamuskeln, Trapezmuskel, Rückenstreckmuskulatur)

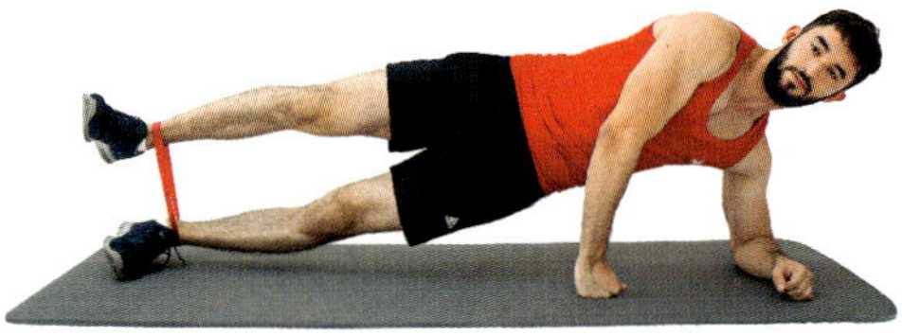
1

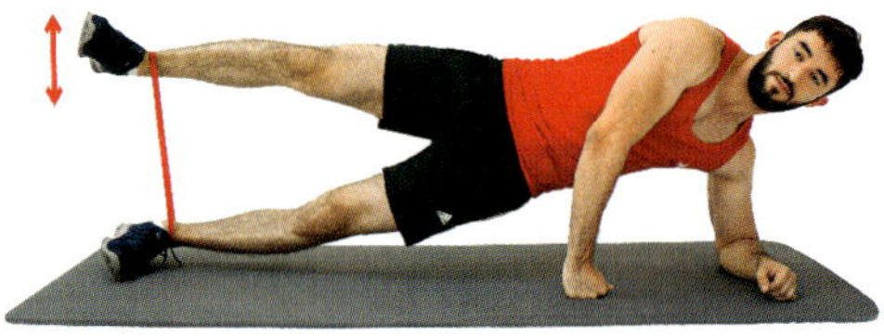
2

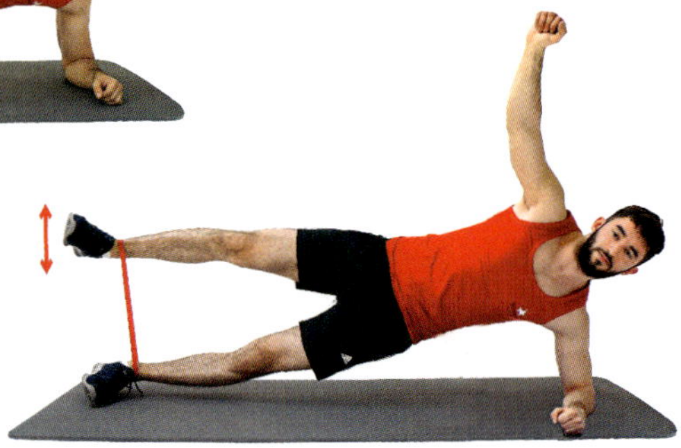
V

1 Startposition Platzieren Sie das Miniband oberhalb der Knöchel. Dann begeben Sie sich in die Seitenlage und stützen sich auf dem Unterarm auf. Achten Sie darauf, dass der Ellenbogen unter der Schulter positioniert wird und die Beine gestreckt sind. Für mehr Stabilität stützen Sie die Hand des oberen Arms vor dem Körper auf der Matte ab. Erzeugen Sie Körperspannung und bauen Sie den Seitstütz auf. Dann heben Sie das obere Bein etwas an, um das Miniband leicht zu dehnen.

2 Ausführung Spreizen Sie nun das obere Bein weiter ab und bewegen es dynamisch hoch und runter, ohne die Bandspannung zu verlieren. Führen Sie die Abduktion ohne Schwungholen aus und halten Sie permanente Rumpfspannung. Für mehr Beinspannung ziehen Sie die Fußspitzen heran.

Variante Sie intensivieren die Übung, indem Sie die Hand des oberen Arms vom Boden lösen und den Arm gerade nach oben oder in Verlängerung zum Körper über den Kopf strecken.

Seitstütz mit Kniezug

BÄNDER: Miniband

KRÄFTIGUNG: Bauchmuskulatur (seitliche schräge Bauchmuskeln, gerader Bauchmuskel, querer Bauchmuskel) | Hüftbeuge- und Beinmuskulatur, Abduktoren | Schulter- und Rückenmuskulatur (Deltamuskeln, Trapezmuskel, Rückenstreckmuskulatur)

1
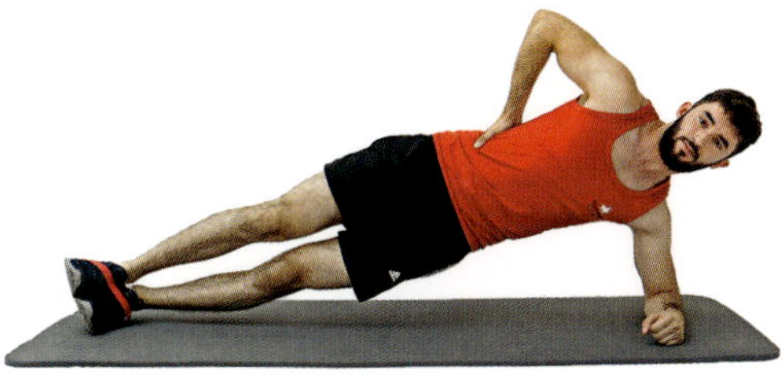

2
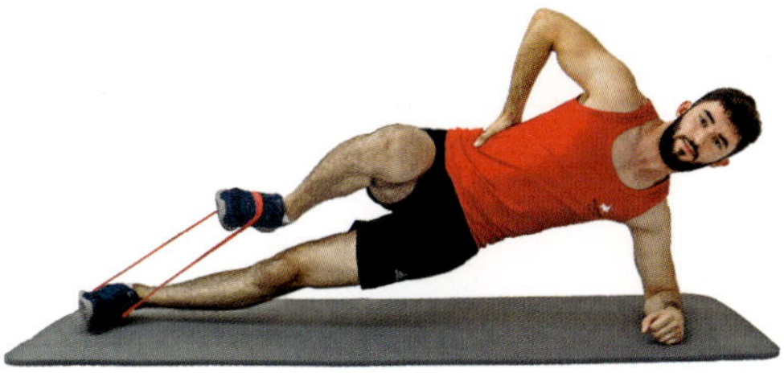

1 Startposition Platzieren Sie das Miniband im Mittelfußbereich. Dann begeben Sie sich in die Seitenlage und stützen sich auf dem linken Unterarm ab. Die Beine liegen übereinander und sind gestreckt. Der rechte Arm wir im Hüftbereich aufgesetzt. Nun heben Sie das Becken vom Boden ab, bis Oberkörper und Beine eine gerade abfallende Linie bilden. Der Kopf befindet sich in Verlängerung zur Wirbelsäule.

2 Ausführung In der Seitstützposition heben Sie das obere rechte Bein, beugen es und ziehen gleichzeitig das Knie gegen den Bandwiderstand in Richtung Brust. Dann strecken Sie das Bein wieder, ohne es abzulegen, und leiten den nächsten Kniezug ein. Halten Sie die Fußspitze angezogen, damit das Band nicht abrutschen kann. Achten Sie auf Rumpfspannung und lassen Sie das Becken nicht absinken. Im zweiten Satz wiederholen Sie die Übung seitenverkehrt.

Drei-Punkt-Stütz

BÄNDER: Miniband

KRÄFTIGUNG: Bauchmuskulatur (seitliche schräge Bauchmuskeln, gerader Bauchmuskel, querer Bauchmuskel) | Schultermuskulatur | Rückenstreckmuskulatur | Großer Gesäßmuskel | Muskulatur der Oberschenkelrückseite

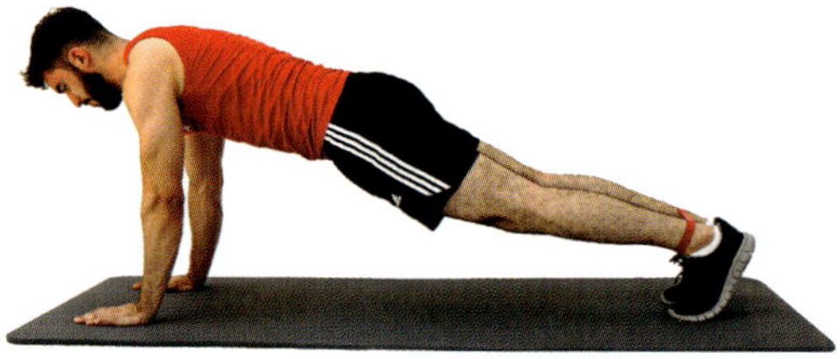

1

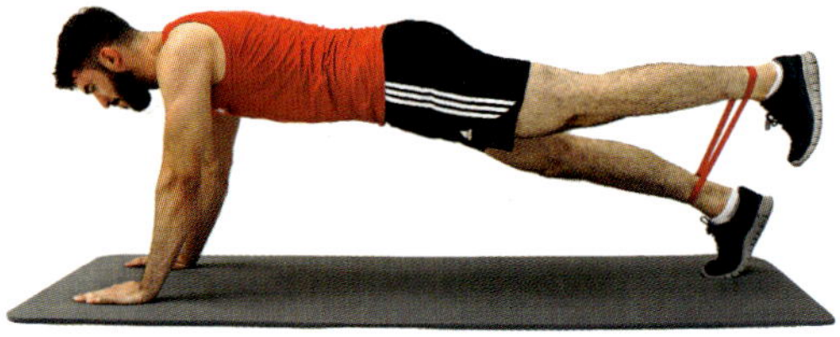

2

1 Startposition Zunächst positionieren Sie das Miniband etwas oberhalb der Sprunggelenke, dann begeben Sie sich in die Liegestützausgangsposition. Die Hände befinden sich unter den Schultern, die Finger zeigen gerade nach vorn, die Füße sind hüftbreit aufgestellt und die Ellenbogen leicht gebeugt. Der Körper bildet eine gerade, abfallende Linie. Spannen Sie die Rumpfmuskulatur an.

2 Ausführung Jetzt heben Sie das linke Bein vom Boden ab und bringen das Miniband auf Zug. Versuchen Sie das Bein so weit anzuheben, bis es mit dem Körper eine Linie bildet. Halten Sie kurz die Position. Dann senken Sie das linke Bein wieder ab und heben das rechte Bein an. Sie trainieren im Wechsel der Seiten mit kurzen Haltephasen. Achten Sie darauf, dass sich die Hüfte nicht verdreht und halten Sie den Rumpf maximal angespannt.

Plank mit seitlichem Beinzug

BÄNDER: Miniband

KRÄFTIGUNG: Bauchmuskulatur (seitliche schräge Bauchmuskeln, gerader Bauchmuskel, querer Bauchmuskel) | Rückenstreckmuskulatur | Hüft-, Gesäß- und Beinmuskulatur | Brust- und Schultermuskulatur

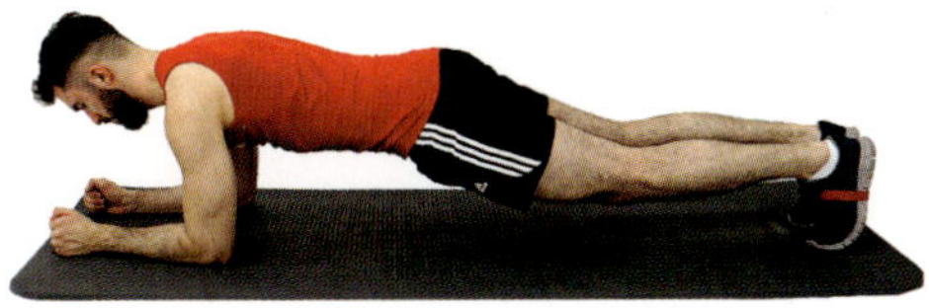

1

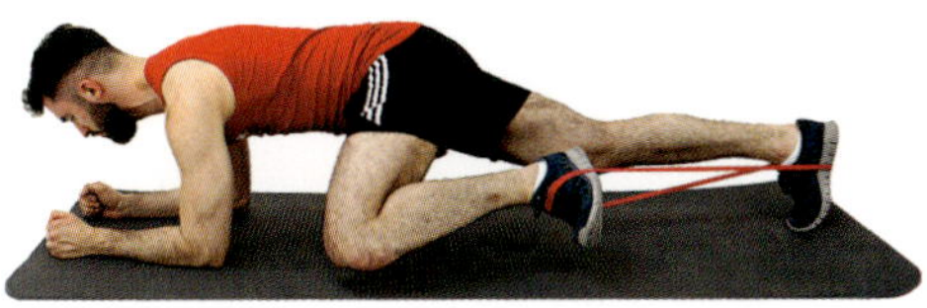

2

1 Startposition Positionieren Sie das Miniband im Mittelfußbereich beider Füße. Dann begeben Sie sich in die Bauchlage, stützen sich auf den Unterarmen ab und stellen die Füße hüftbreit auf den Fußspitzen auf. Die Ellenbogen befinden sich unterhalb der Schultern. Dann spannen Sie den Bauch an und heben den Körper vom Boden ab, bis er in einer Linie gestreckt ist. Halten Sie maximale Körperspannung und den Blick zum Boden gerichtet.

2 Ausführung Sie heben den linken Fuß vom Boden, winkeln das Bein gegen den Bandwiderstand an und ziehen das Knie seitlich in Richtung des linken Arms. Dann bewegen Sie das Bein langsam zurück zur Startposition, setzen den linken Fuß am Boden auf und führen den Beinzug auf der rechten Seite aus. Sie trainieren im ständigen Wechsel der Seiten. Achten Sie darauf, den Beinzug gleichmäßig und ohne Schwung auszuführen.

Einbeiniger Liegestütz

BÄNDER: Miniband

KRÄFTIGUNG: Brust- und Schultermuskulatur, Trizeps | Bauchmuskulatur (seitliche schräge Bauchmuskeln, gerader Bauchmuskel, querer Bauchmuskel) | Rückenstreckmuskulatur | Gesäß- und Beinmuskulatur

1
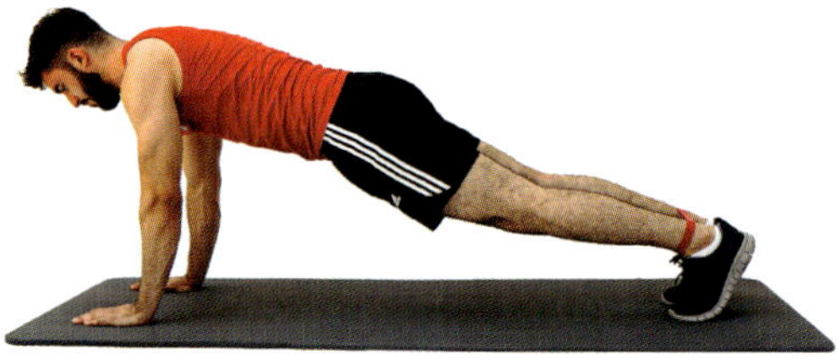

2
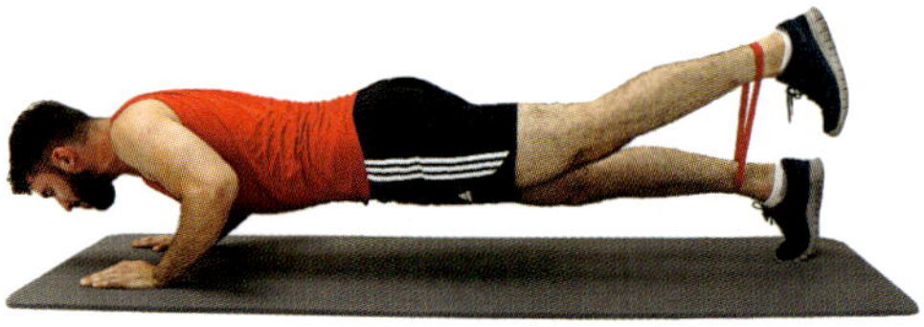

1 Startposition Zunächst positionieren Sie das Miniband oberhalb der Sprunggelenke. Dann begeben Sie sich in die Liegestützausgangsposition. Die Hände werden etwas weiter als schulterbreit am Boden aufgesetzt, die Finger zeigen gerade nach vorn und die Füße sind hüftbreit aufgestellt. Spannen Sie die Bauch-, Gesäß- und Rückenmuskulatur an. Der Kopf befindet sich in Verlängerung zur Wirbelsäule.

2 Ausführung Heben Sie das linke Bein vom Boden ab und bringen Sie das Miniband auf Zug. Dann beugen Sie die Arme und senken den Körper möglichst tief nach unten ab. Halten Sie dabei die Ellenbogen nahe am Körper und das Miniband an den Beinen unter Spannung. Anschließend drücken Sie den Körper wieder nach oben und stellen den linken Fuß am Boden auf. Dann heben Sie das rechte Bein, bringen das Band auf Zug und absolvieren den zweiten Liegestütz. Achten Sie auf Ihre Körperspannung. Das Gesäß darf nicht nach oben gedrückt werden und der untere Rücken nicht durchhängen.

Liegestütz gegen Bandwiderstand

BÄNDER: TheraBand, Deuserband, Deuserband Light

KRÄFTIGUNG: Brust- und Schultermuskulatur (Trizeps) | Bauchmuskulatur (gerader Bauchmuskel, querer Bauchmuskel) | Rückenstreckmuskulatur | Hüft-, Gesäß- und Beinmuskulatur

1

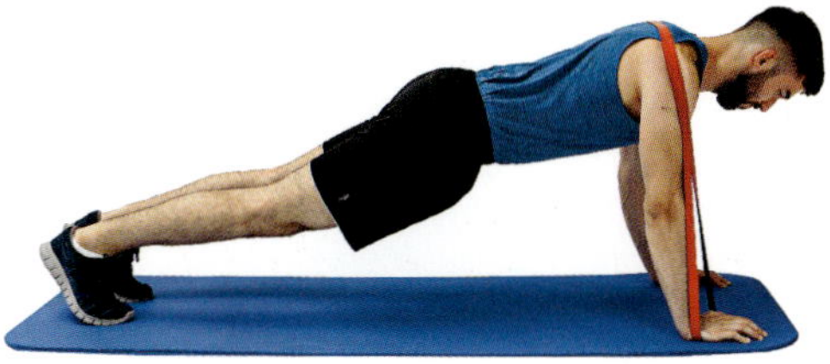

2

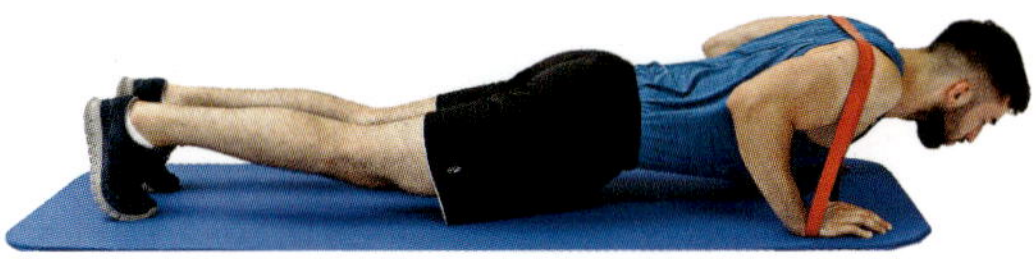

1 Startposition In der Liegestützposition läuft das gespannte Trainingsband über den oberen Rücken zu den Händen und wird dort am Boden fixiert. Die Hände befinden sich unter den Schultern und werden etwas weiter als schulterbreit positioniert. Sie stellen die Füße mindestens hüftbreit auf die Fußspitzen auf. Spannen Sie die Bauch-, Gesäß- und Rückenmuskulatur an. Der Kopf befindet sich in Verlängerung zur Wirbelsäule. Benutzen Sie ein ringförmig geschlossenes Band wie das Deuserband, läuft das doppelt gehaltene Band über den oberen Rücken zu den Händen.

2 Ausführung Jetzt führen Sie einen Liegestütz aus, indem Sie die Arme beugen und den Körper tief absenken. Halten Sie die Ellenbogen nah an den Seiten des Oberkörpers und vermeiden Sie ein Durchhängen der Wirbelsäule im unteren Rückenbereich. Dann drücken Sie sich kontrolliert gegen den Bandwiderstand nach oben in die Startposition.

Plank mit wechselseitigem Beinheben

BÄNDER: Miniband

KRÄFTIGUNG: Bauchmuskulatur (seitliche schräge Bauchmuskeln, gerader Bauchmuskel, querer Bauchmuskel) | Rückenstreckmuskulatur | Gesäß- und Beinmuskulatur | Hüftstreckmuskulatur | Brust- und Schultermuskulatur

1

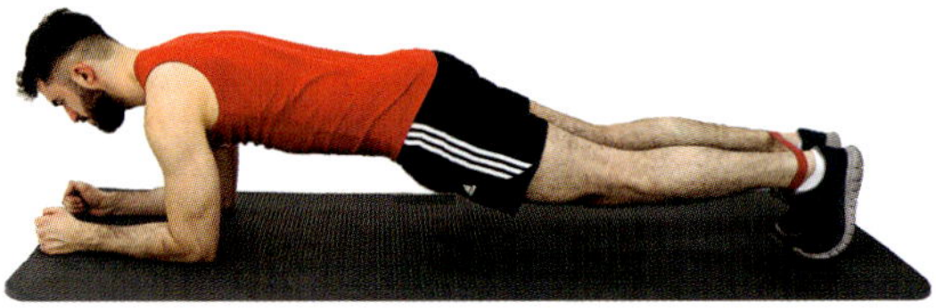

2

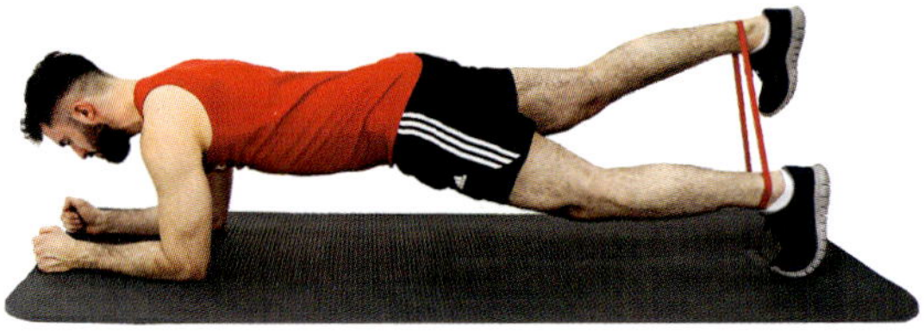

1 Startposition Positionieren Sie das Miniband direkt über den Sprunggelenken und begeben Sie sich in die Bauchlage. Dann stützen Sie sich auf den Unterarmen ab und stellen die Füße hüftbreit auf den Fußspitzen auf. Die Ellenbogen befinden sich unterhalb der Schultern. Sie spannen den Körper an und heben ihn vom Boden ab. Der Kopf befindet sich in Verlängerung zur Wirbelsäule.

2 Ausführung Heben Sie immer abwechselnd ein Bein gegen den Bandwiderstand vom Boden ab. Achten Sie darauf, dass sich die Hüfte nicht verdreht. Vermeiden Sie eine Hohlkreuzbildung und strecken Sie das Gesäß nicht nach oben. Der Rumpf bleibt durchgehend angespannt. Das abwechselnde Anheben der Beine gegen den Bandwiderstand erfolgt kontrolliert und ohne Schwung.

Kniebeugen mit Beinabduktion

BÄNDER: Miniband

KRÄFTIGUNG: Beinmuskulatur (Oberschenkelvorderseite, Oberschenkelrückseite, Abduktoren) | Großer Gesäßmuskel | Rumpfmuskulatur (Bauchmuskulatur, Rückenstreckmuskulatur)

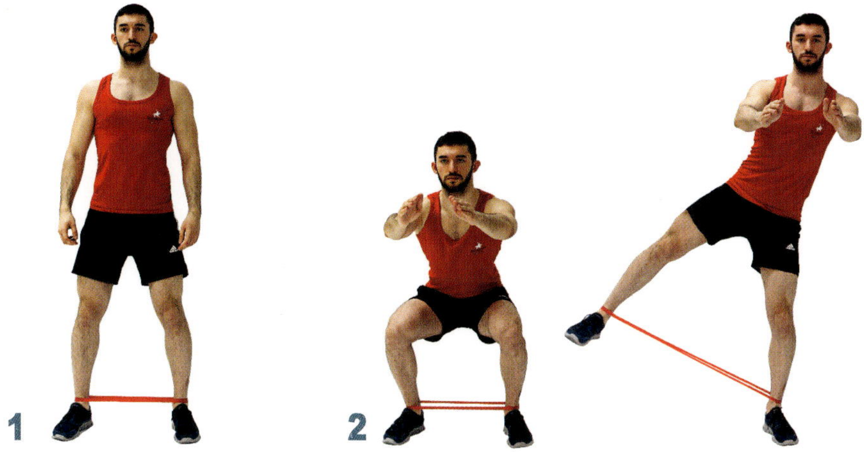

1 Startposition Steigen Sie mit beiden Bein in das Miniband und positionieren Sie es oberhalb der Knöchel. Sie nehmen einen schulterbreiten Stand ein und drehen die Fußspitzen leicht nach außen. Die Arme zeigen zum Boden. Dann bauen Sie Körperspannung auf und richten den Blick gerade nach vorn.

2 Ausführung Mit einer kontrollierten Bewegung bewegen Sie die Hüfte nach hinten, neigen gleichzeitig den Oberkörper leicht nach vorn und beugen die Knie. Gehen Sie mindestens so weit nach unten, bis die Oberschenkel parallel zum Boden zeigen. Gleichzeitig strecken Sie die Arme in Blickrichtung aus, die Handflächen zeigen zueinander. Achten Sie bei der Abwärtsbewegung darauf, dass Ihre Knie in Richtung der Fußspitzen zeigen, aber niemals darüber hinaus ragen.

Halten Sie auch am tiefsten Punkt den Rücken gerade. Dann drückten Sie sich wieder nach oben und ziehen im Stand das rechte Bein möglichst weit nach rechts außen. Sie führen eine Beinabduktion aus. Dann stellen Sie den rechten Fuß wieder am Boden auf, absolvieren die zweite Kniebeuge und führen die Abduktion linksseitig aus. Achten Sie bei jeder weiteren Wiederholung auf Körperspannung.

Variante Sie vereinfachen die Übung, indem Sie die Hände seitlich in den Hüften abstützen. Die Daumen zeigen dabei nach vorn.

Kniebeugen

BÄNDER: TheraBand, Body-Tube, Deuserband Light, Deuserband

KRÄFTIGUNG: Beinmuskulatur (Oberschenkelvorderseite, Oberschenkelrückseite, Wadenmuskulatur) | Großer Gesäßmuskel | Rumpfmuskulatur (Bauchmuskulatur, Rückenstreckmuskulatur) | Schultermuskulatur (Deltamuskeln) | Nacken- und obere Rückenmuskulatur (Trapezmuskel)

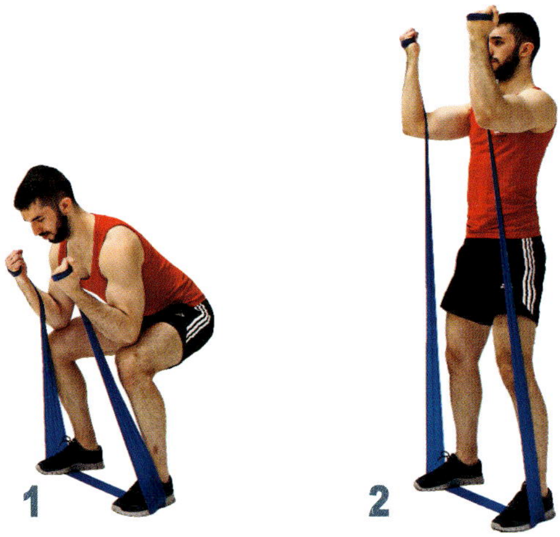

1 Startposition Im schulterbreiten Parallelstand positionieren Sie das Übungsband mittig unter den Füßen, umfassen die Bandenden und begeben sich in die Kniebeuge, indem Sie das Gesäß nach hinten unten schieben. In der Startposition zeigen die Oberschenkel waagerecht zum Boden und die Schienbeine stehen möglichst senkrecht. Sie winkeln die Arme an und stützen sich mit den Ellenbogen auf den Oberschenkeln ab. Dann drehen Sie die Handinnenseiten zum Körper. Achten Sie auf Körperspannung und halten Sie den Rücken in der Vorbeuge in einer neutralen Position. Das Trainingsband ist leicht vorgespannt.

2 Ausführung Drücken Sie nun die Füße in den Boden und die Knie leicht nach außen. Mit einer Bewegung aus der Hüfte und der Kraft der Oberschenkelmuskulatur drücken Sie sich gegen den Bandwiderstand nach oben. Mit der Aufwärtsbewegung führen Sie die gebeugten Arme frontal nach oben, bis die Oberarme parallel zum Boden zeigen.

Kniebeugen, dann Schulterdrücken

BÄNDER: TheraBand, Body-Tube, Deuserband Light, Deuserband

KRÄFTIGUNG: Beinmuskulatur (Oberschenkelvorderseite, Oberschenkelrückseite, Wadenmuskulatur) | Großer Gesäßmuskel | Rumpfmuskulatur (Bauchmuskulatur, Rückenstreckmuskulatur) | Schultermuskulatur (Deltamuskeln) | Nacken- und obere Rückenmuskulatur (Trapezmuskel) | Brustmuskulatur (großer Brustmuskel, vorderer Sägemuskel)

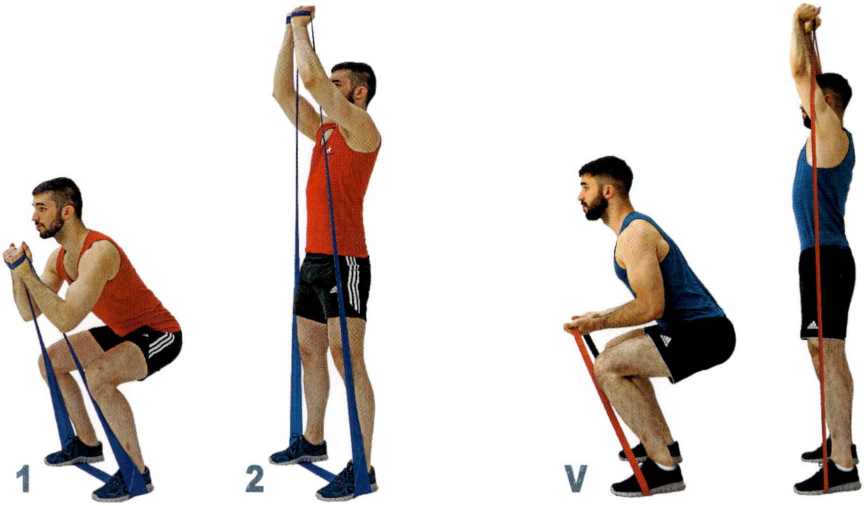

1 Startposition Im schulterbreiten Parallelstand positionieren Sie das Übungsband mittig unter den Füßen, umfassen die Bandenden und begeben sich in die Kniebeuge. Sie spannen das Übungsband leicht an und legen die Hände aufeinander beziehungsweise greifen mit den Fingern ineinander. Die Arme werden um 90 Grad angewinkelt. Halten Sie den Rücken gerade, die Rumpfmuskulatur angespannt und den Blick nach vorn gerichtet.

2 Ausführung Mit einer kraftvollen Bewegung drücken Sie die Hüfte nach vorn, strecken die Beine und richten den Oberkörper auf. Gleichzeitig führen Sie die Arme gegen den Bandwiderstand nach oben. Achten Sie auf durchgehende Rumpfspannung und halten Sie die Arme in der Streckung leicht angewinkelt.

Variante Steigern Sie die Belastung, indem Sie stärkere Bänder (Deuserband, Superband) verwenden. Alternativ trainieren Sie mit schulterbreit geöffneten Armen. Sie führen mit der Aufwärtsbewegung die Arme über den Kopf, bis sie nahezu senkrecht stehen. Halten Sie durchgehend Rumpfspannung, um eine Hohlkreuzbildung zu vermeiden. Die Arme bleiben auch in der Streckung ganz leicht gebeugt.

Kniebeugen mit Schulterdrücken

BÄNDER: Body-Tube, TheraBand

KRÄFTIGUNG: Schultermuskulatur (vorderer, mittlerer und hinterer Anteil der Deltamuskeln) | Nacken- und obere Rückenmuskulatur (Trapezmuskel) | Armmuskulatur (Trizeps) | Brustmuskulatur (großer Brustmuskel, Vorderer Sägemuskel) | Rumpfmuskulatur (Bauchmuskulatur, Rückenstreckmuskulatur) | Beinmuskulatur (Oberschenkelvorderseite, Oberschenkelrückseite, Wadenmuskulatur) | Großer Gesäßmuskel

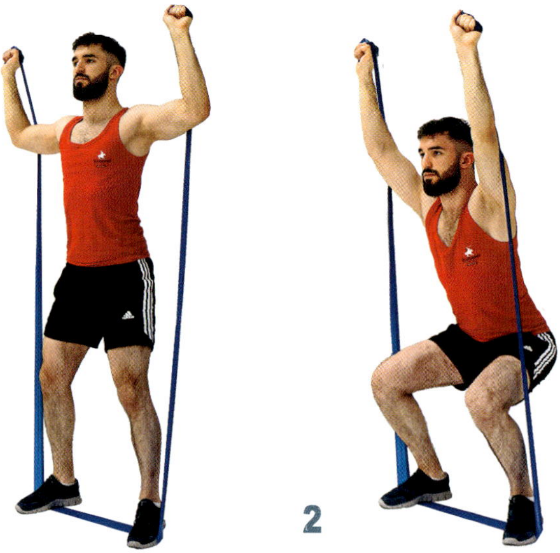

1 2

1 Startposition Sie stehen im schulterbreiten Parallelstand auf dem Trainingsband und halten die Arme um circa 90 Grad angewinkelt. Das Band befindet sich hinter den Armen, die Handinnenseiten zeigen nach vorn. Spannen Sie die Bauchmuskulatur an und ziehen Sie die Schultern tief. Der Blick ist nach vorn gerichtet.

2 Ausführung Führen Sie eine Kniebeuge aus, indem Sie die Hüfte nach hinten schieben und das Gesäß absenken, bis die Oberschenkel nahezu parallel zum Boden stehen. Die Knie dürfen dabei nicht über die Fußspitzen ragen. Es werden vorrangig die Fersen belastet. Zeitgleich mit der Kniebeuge drücken Sie die Hände gegen den Bandwiderstand nach oben. Sie führen die Arme nach oben, ohne sie ganz durchzustrecken. Halten Sie maximale Bauchspannung und den Kopf in Verlängerung zur Wirbelsäule. Dann drücken Sie sich aus der Kniebeuge wieder nach oben und winkeln gleichzeitig wieder die Arme an.

Kniebeugen mit Frontheben

BÄNDER: TheraBand, Variante: Body-Tube

KRÄFTIGUNG: Schultermuskulatur (Deltamuskeln, Muskeln der Rotatorenmanschette) | Nacken- und obere Rückenmuskulatur (Trapezmuskel) | Armmuskulatur (Trizeps) | Brustmuskulatur (großer Brustmuskel, vorderer Sägemuskel) | Rumpfmuskulatur (Bauchmuskulatur, Rückenstreckmuskulatur) | Beinmuskulatur (Oberschenkelvorderseite, Oberschenkelrückseite, Wadenmuskulatur) | Großer Gesäßmuskel

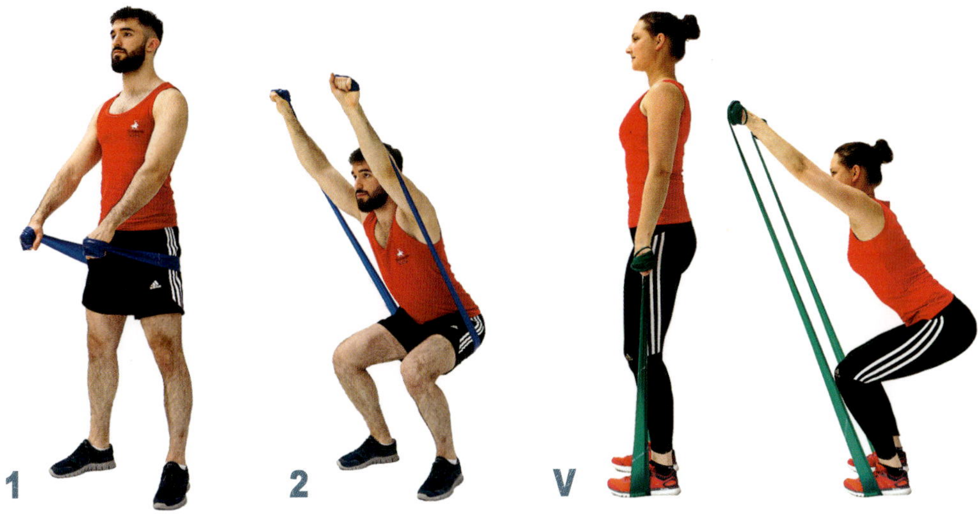

1 Startposition Im schulterbreiten Parallelstand führen Sie das TheraBand an den Oberschenkelrückseiten entlang zu den Händen und bringen es auf Zug. Die Arme werden leicht nach vorn ausgestreckt, die Handinnenseiten zeigen zum Körper. Spannen Sie die Bauchmuskulatur an und ziehen Sie die Schultern tief. Der Blick ist nach vorn gerichtet.

2 Ausführung Sie führen eine tiefe Kniebeuge aus, indem Sie die Hüfte nach hinten schieben und das Gesäß absenken, bis die Oberschenkel nahezu parallel zum Boden stehen. Zeitgleich mit der Kniebeuge heben Sie die Arme frontal an, bis sie eine Linie mit dem Oberkörper bilden. Vermeiden Sie beim Heben der Arme ein Schwungholen und halten Sie die Bauchmuskulatur maximal angespannt. Dann drücken Sie sich aus der Kniebeuge wieder nach oben und senken die Arme kontrolliert ab.

Variante Alternativ führen Sie die Kniebeugen mit Frontheben im Stand auf dem Band aus. Dazu stellen Sie sich mittig auf das Band, umfassen die Bandenden, strecken die Arme Richtung Boden aus und bringen das Band auf Zug. Mit der Kniebeuge heben Sie die Arme an, bis sie eine Linie mit dem Oberkörper bilden. Bei dieser Variante können Sie auch ein Body-Tube verwenden.

Ganzkörper-Partner-Workout

Auch für das Training zu zweit sind Widerstandsbänder hervorragend geeignet. Bei gegenseitiger Motivation fällt es leichter, die gesetzten Trainingsziele zu erreichen. Sie werden staunen, wie viel Spaß ein Partner-Workout bereitet und wie kurzweilig es ist. Neben Spaß und Motivation gibt es weitere nennenswerte Vorteile. Da beide Partner in der Übungsausführung voneinander abhängig sind, müssen Sie die einzelnen Teilbewegungen nicht nur technisch korrekt, sondern auch zeitgleich ausführen. Zugleich kontrollieren Sie sich gegenseitig. So werden Abfälschungen und Haltungsfehler vermieden.

Rumpfrotation im Stand und im Ausfallschritt

BÄNDER: TheraBand, Body-Tube, Deuserband Light

KRÄFTIGUNG: Schultermuskulatur (Deltamuskeln, Muskeln der Rotatorenmanschette) | Bauchmuskulatur (äußere und innere schräge Bauchmuskeln, gerader Bauchmuskel) | Rückenstreckmuskulatur | Variante: Beinmuskulatur (Oberschenkelvorderseite, Oberschenkelrückseite, Adduktoren) | Großer Gesäßmuskel

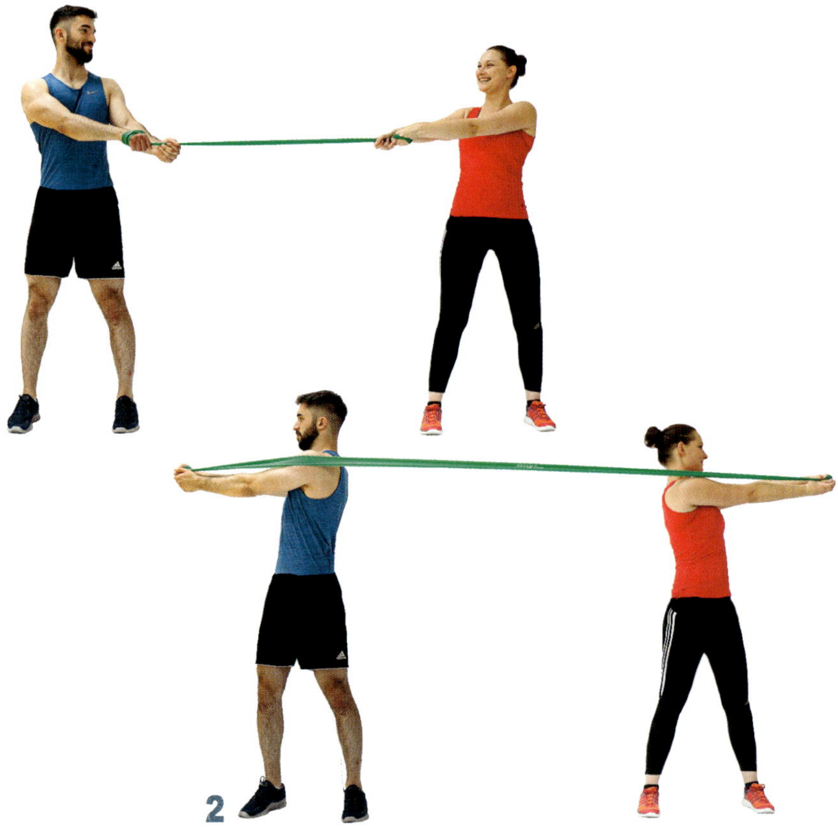

1

2

>> Rumpfrotation im Stand und im Ausfallschritt

1 Startposition Die Partner stehen im schulterbreiten Parallelstand nebeneinander, umfassen mit beiden Händen die Enden des TheraBandes beziehungsweise Body-Tubes, strecken die Arme und drehen sie zueinander. Das Band wird auf Spannung gebracht. Halten Sie die Knie leicht gebeugt, die Schultern tief und den Rumpf angespannt.

2 Ausführung Mit gestrecktem Rücken führen Sie eine Rotation des Oberkörpers nach außen aus. Die Bewegung wird durch die Rumpfmuskulatur eingeleitet, die Arme folgen der Rumpfrotation und ziehen das Band auseinander. Die Hüfte dreht sich nur leicht mit ein. Halten Sie die Wirbelsäule aufgerichtet. Nach mehreren Wiederholungen drehen sich die Partner um und führen die Rotation zur anderen Seite aus.

V

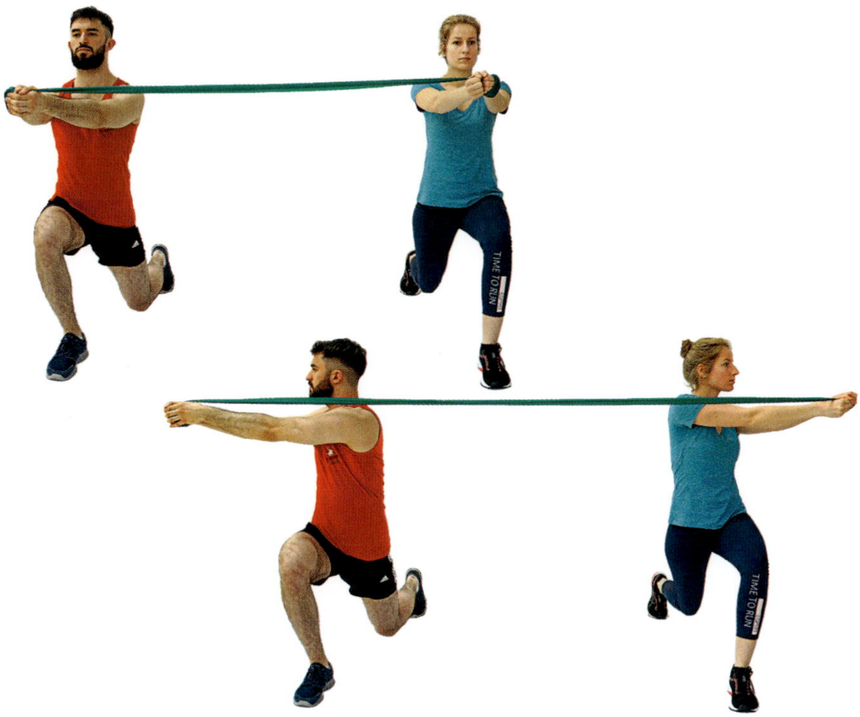

Variante Sie intensivieren die Übung, indem Sie die Rumpfrotation mit einem Ausfallschritt kombinieren. Entsprechend der Standvariante stehen beide Partner nebeneinander, bringen das Band auf Spannung und führen mit den einander zugewandten Beinen einen Schritt nach hinten aus. Sie beugen die Knie um circa 90 Grad. Gleichzeitig strecken Sie die Arme auf Schulterhöhe gerade nach vorn. Dann rotieren Sie über die Seite des vorderen Beins nach außen und ziehen das Band auseinander. Die Arme zeigen nahezu waagerecht zum Boden. Halten Sie den Oberkörper aufrecht und die Bauchmuskulatur angespannt. Abschließend rotieren Sie zurück zur Mitte und drücken sich wieder in die Standposition.

Armrückführen im Einbeinstand

BÄNDER: TheraBand, Body-Tube, Deuserband Light

KRÄFTIGUNG: Schulter- und Armmuskulatur (hinterer Anteil der Deltamuskeln, Muskeln der Rotatorenmanschette, Trizeps) | Rückenmuskulatur (Trapezmuskel, Latissimus) | Fuß- und Beinmuskulatur | Hüft-und Beckenstabilisatoren | Kniestabilisatoren

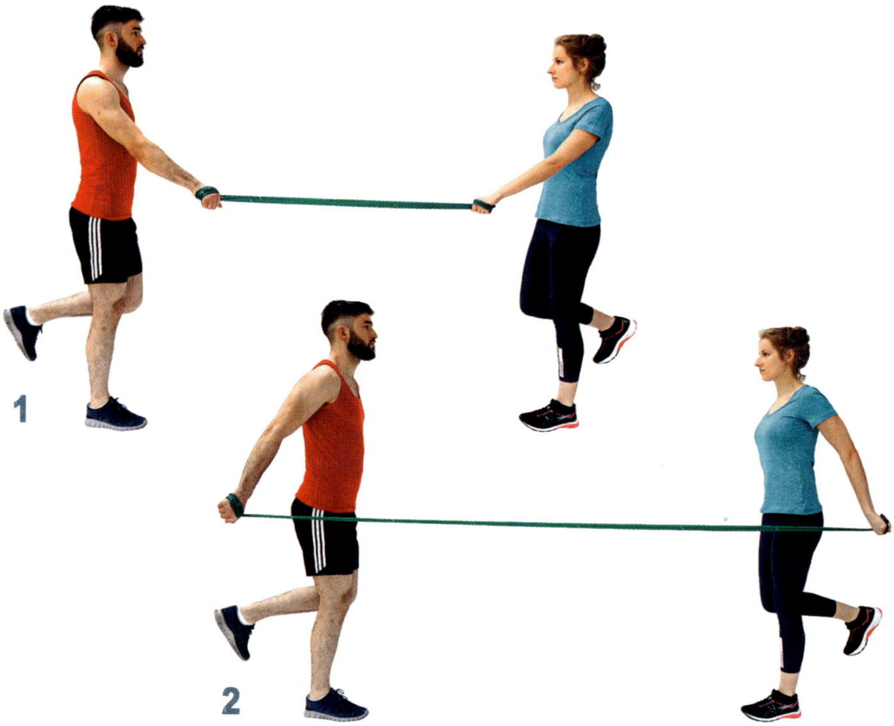

1 Startposition Beide Partner stellen sich gegenüber auf, richten den Blick zueinander und halten auf der gleichen Seite das Trainingsband mit nach vorn gestreckten Armen. Das Band ist leicht vorgespannt. Auf der dem Band gegenüberliegenden Seite wird der Fuß vom Boden abgehoben, Sie winkeln das Bein um 90 Grad an. Die Hand vom freien Arm können Sie in der Hüfte aufstützen. Das Standbein ist ganz leicht gebeugt. Nun richten Sie den Oberkörper auf, spannen Bauch- und Gesäßmuskulatur an und halten die Schultern tief.

2 Ausführung Jetzt ziehen Sie synchron den gestreckten Arm gegen den Bandwiderstand körpernah nach hinten. Halten Sie den Oberkörper aufrecht und den Trainingsarm ganz leicht gebeugt. Anschließend die Arme wieder synchron nach vorn führen. Nach mehreren Wiederholungen Seitenwechsel.
Hinweis: Fällt es Ihnen schwer, die Standposition im Einbeinstand zu halten, stellen Sie den Fuß des gehobenen Beins auf dem Fuß vom Standbein ab. Zudem können Sie den freien Arm zum Ausbalancieren seitlich halten.

Rudern in der Kniebeuge

BÄNDER: Deuserband

KRÄFTIGUNG: Schultermuskulatur (hinterer Anteil der Deltamuskeln, Untergrätenmuskel) | Nacken- und Rückenmuskulatur (Trapezmuskel, großer und kleiner Rautenmuskel, Latissimus) | Armmuskulatur (Bizeps, Armbeuger) | Rumpfmuskulatur (Bauchmuskulatur, Rückenstreckmuskulatur) | Beinmuskulatur (Oberschenkelvorderseite, Oberschenkelrückseite, Wadenmuskulatur) | Großer Gesäßmuskel

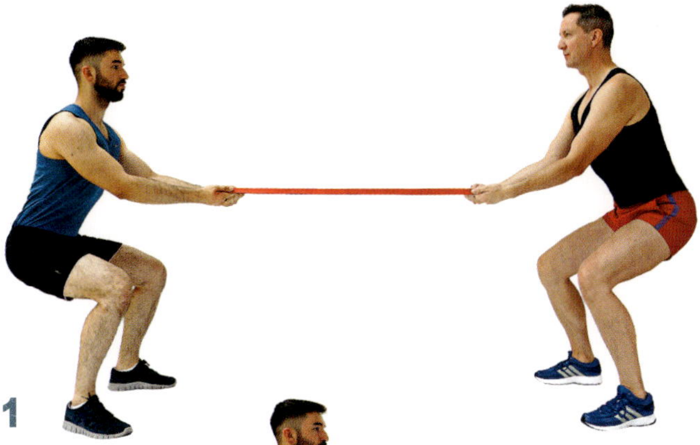

1

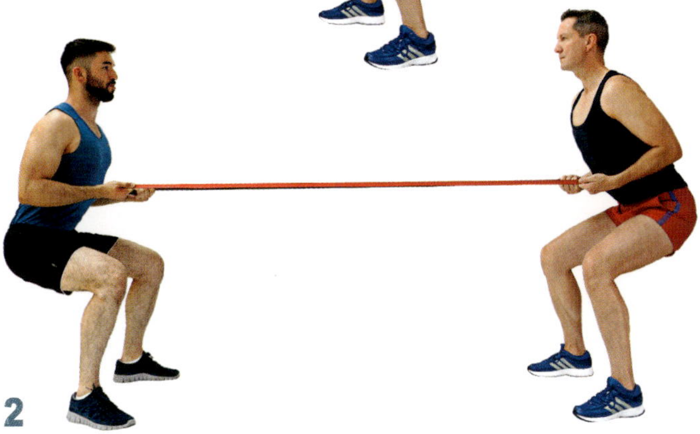

2

1 Startposition Beide Partner stehen sich im schulterbreiten Stand gegenüber, umfassen das Deuserband im Untergriff (Handflächen zeigen nach oben) und strecken die Arme nach vorn aus. Halten Sie immer eine kleine Beugung in den Ellenbogengelenken. Dann begeben Sie sich in die Kniebeuge, indem Sie die Beine beugen und das Gesäß nach hinten schieben. Die Knie bleiben hinter den Fußspitzen. Spannen Sie die Bauchmuskeln an.

2 Ausführung Nun ziehen beide Partner gleichzeitig und kontrolliert die Ellenbogen nah der Körperseiten nach hinten und die Schulterblätter aufeinander zu. Gleichzeitig wird das Brustbein nach vorn gedrückt, Sie halten die Wirbelsäule gestreckt und die Schultern tief. Anschließend strecken Sie die Arme langsam wieder nach vorn aus, verbleiben jedoch in der Kniebeuge. Halten Sie durchgehend Körperspannung, den Rücken gerade und den Blick auf den Partner gerichtet.

Armrückführen im Vierfüßlerstand

BÄNDER: TheraBand, Deuserband Light

KRÄFTIGUNG: Schulter- und Armmuskulatur (hinterer Anteil der Deltamuskeln, Muskeln der Rotatorenmanschette, Trizeps) | Rückenmuskulatur (Trapezmuskel, Latissimus) | Variante: Tiefe Rumpfmuskulatur

1 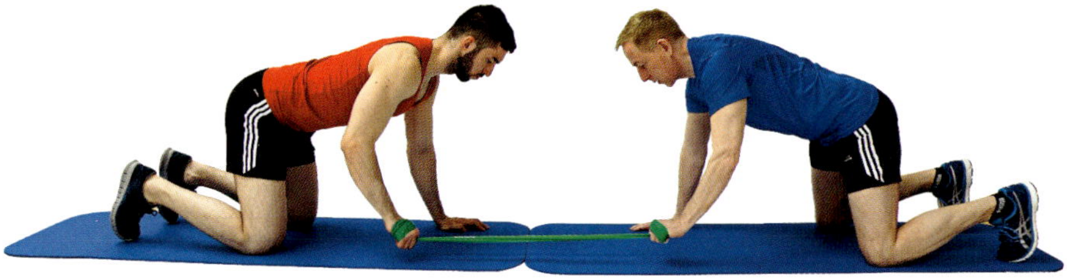

2 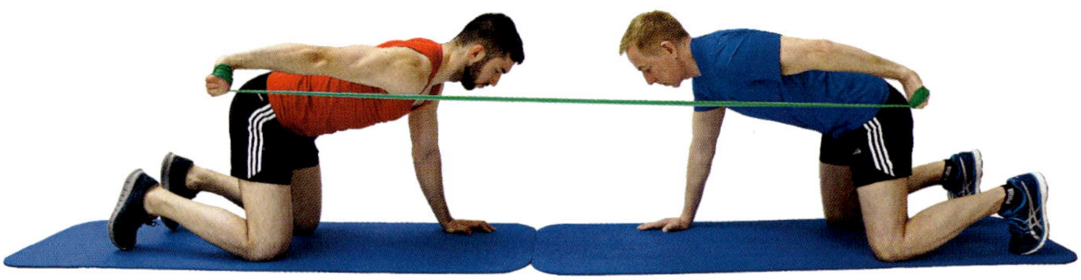

1 Startposition Beide Partner begeben sich frontal zueinander in den Vierfüßlerstand. Die Hände befinden sich senkrecht unter den Schultergelenken und die Knie unter den Hüftgelenken. Sie halten die Ellenbogen leicht gebeugt und die Fußspitzen am Boden. Nun umfassen beide Partner auf der gleichen Seite das Trainingsband und bringen es auf Zug. Auf der Bandseite wird die Hand nicht wieder aufgesetzt. Ihre Handflächen zeigen nach hinten.

2 Ausführung Jetzt ziehen beide Partner gleichzeitig ihren Arm seitlich am Körper nach hinten und oben, bis er waagerecht zum Boden zeigt. Der ausführende Arm bleibt im Ellenbogen immer leicht gebeugt. Dann führen beide Partner den Arm wieder zur Startposition nach vorn, ohne die Hand am Boden aufzusetzen. Halten Sie durchgehend Rumpfspannung. Nach mehreren Wiederholungen Seitenwechsel.

>>

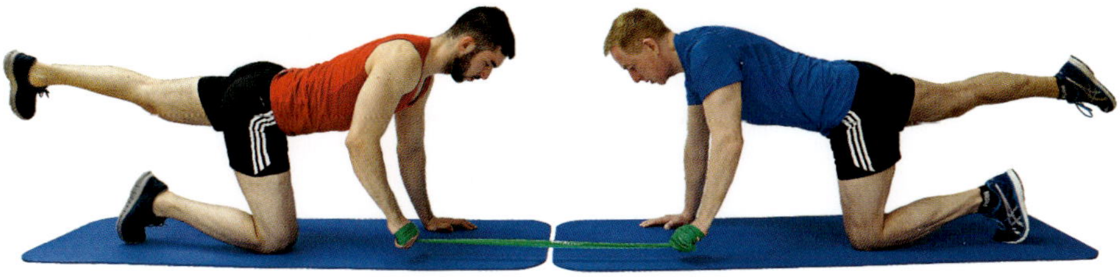

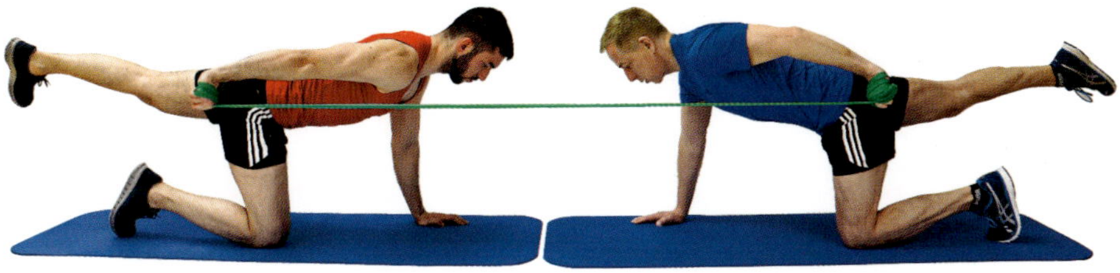

V

Variante Sie intensivieren die Übung, indem Sie das dem Trainingsarm gegenüberliegende Bein gerade nach hinten ausstrecken und dadurch den Körper in eine instabile Position bringen. Die Ausführung entspricht ansonsten der Variante im Vierfüßlerstand.

Arm seitlich heranziehen im Seitstütz

BÄNDER: TheraBand, Deuserband Light

KRÄFTIGUNG: Bauchmuskulatur (gerader Bauchmuskel, seitliche schräge Bauchmuskeln) | Rücken- und Schultermuskulatur (Trapezmuskeln, Rautenmuskeln, Latissimus, großer Rundmuskel) | Brustmuskulatur (großer Brustmuskel, vorderer Sägemuskel) | Armmuskulatur (Trizeps) | Tiefe Rumpfmuskulatur

1

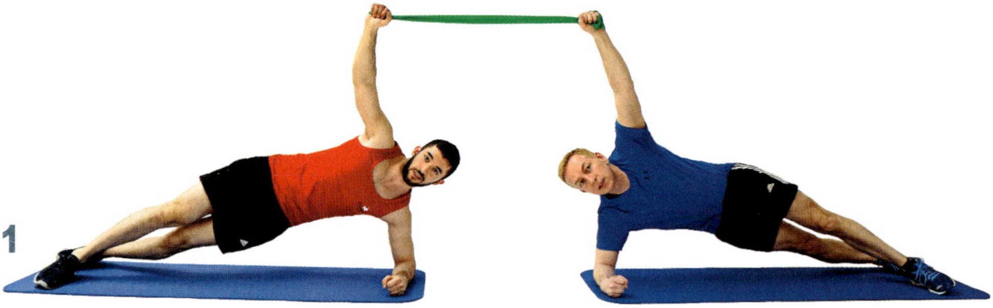

2

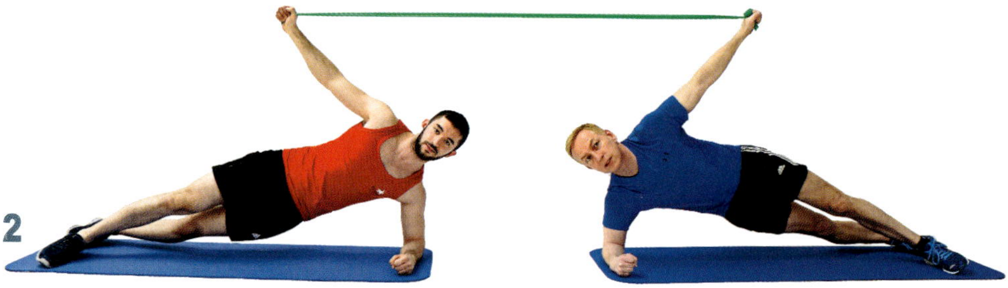

1 Startposition Die Partner begeben sich nebeneinander in den Seitstütz, indem sie sich auf den Unterarm aufstützen und die Beine in Schrittstellung aufstellen. Der Ellenbogen des Stützarms befindet sich unter der Schulter und der Fuß des oberen Beins vor dem Fuß des unteren Beins. Mit der Hand des oberen Arms umfassen beide Partner das Trainingsband, heben das Becken vom Boden ab und strecken den Arm senkrecht nach oben aus, ohne ihn durchzustrecken. Das Band ist leicht vorgespannt.

2 Ausführung Dann ziehen beide Partner gleichzeitig den gestreckten Arm so weit wie möglich in Richtung der Beine. Halten Sie die Bauchmuskulatur angespannt und den Seitstütz stabil. Vermeiden Sie ein Absinken des Beckens sowie Ausweichbewegungen mit Arm und Oberkörper nach vorn oder hinten. Nach mehreren Wiederholungen Seitenwechsel.

Trizeps Kickbacks

BÄNDER: 2 TheraBänder oder Body-Tubes

KRÄFTIGUNG: Armmuskulatur (Trizeps, Ellenbogenmuskel) | Tiefe Rumpfmuskulatur

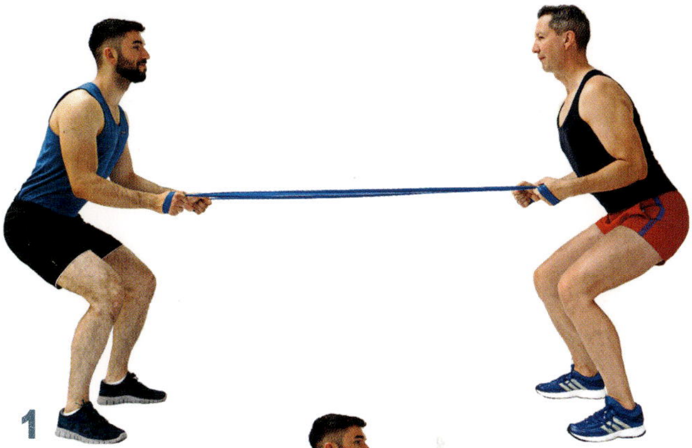

1

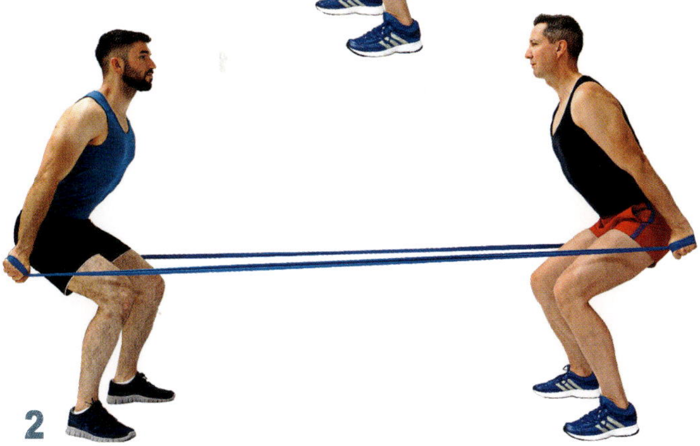

2

1 Startposition Beide Partner stehen sich frontal gegenüber, umfassen zwei Widerstandsbänder, die seitengleich mit um 90 Grad angewinkelten Armen zwischen ihnen gespannt werden. Im schulterbreiten Stand nehmen Sie eine leichte Kniebeugeposition ein, indem Sie die Beine etwas beugen und das Gesäß nach hinten schieben. Achten Sie darauf, dass die Knie hinter den Fußspitzen bleiben. Nun spannen Sie die Rumpfmuskulatur an und halten die Oberarme eng am Körper.

2 Ausführung Beide Partner strecken gleichzeitig die Arme und ziehen dabei die Oberarme nach hinten. Halten Sie am Endpunkt die Position für ein bis zwei Sekunden, bevor Sie die Arme zeitgleich wieder beugen. Achten Sie darauf, dass sich nur die Arme bewegen und halten Sie durchgehend Rumpfspannung und den Rücken gerade.

Diagonale Arm-Beinstreckung mit Butterfly einseitig

BÄNDER: TheraBand, Deuserband Light, Body-Tube

KRÄFTIGUNG: Brustmuskulatur (großer und kleiner Brustmuskel) | Schulter-, Arm- und Rückenmuskulatur (Deltamuskeln, Muskeln der Rotatorenmanschette, oberer Anteil Trapezmuskel, Bizeps) | Bauchmuskulatur (äußere und innere schräge Bauchmuskeln) | Gesäß-, Hüft- und Beinmuskulatur | Tiefe Rumpfmuskulatur

1

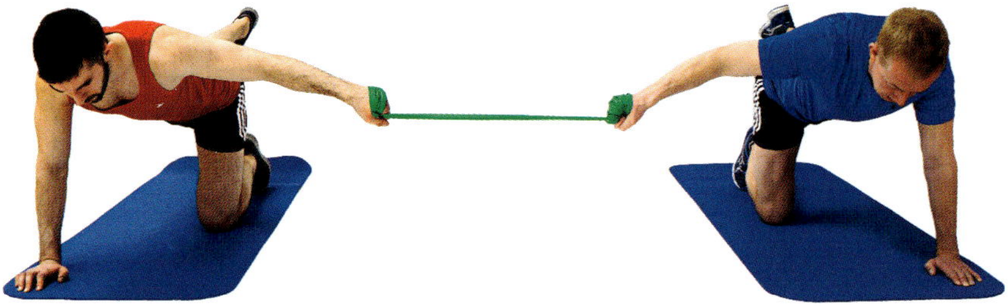

2

1 Startposition Beide Trainingspartner positionieren sich seitlich nebeneinander auf der Gymnastikmatte und nehmen den Vierfüßlerstand ein. Die Hände befinden sich unter den Schultern, die Knie werden hüftbreit geöffnet und unterhalb des Beckens platziert. Stellen Sie die Fußspitzen am Boden auf. Die einander zugewandten Hände halten das Trainingsband. Strecken Sie nun die Arme seitlich zueinander aus und bringen Sie das Band auf Zug. Gleichzeitig wird das äußere Bein nach hinten ausgestreckt, Bauch und Gesäß werden fest angespannt. Rumpf und Bein bilden eine Linie, der Kopf befindet sich in Verlängerung zur Wirbelsäule.

2 Ausführung Jetzt ziehen beide Partner ihren Arm langsam und kontrolliert aus der Schulter seitlich nach unten und dann so weit wie möglich in Richtung des Stützarms. Der Arm bleibt immer leicht gebeugt. Vermeiden Sie ruckartige Bewegungen und halten Sie die Rumpfposition. Anschließend die Arme wieder langsam seitlich zurückführen.

Breites Rudern im Stehen

BÄNDER: Deuserband, Variante: 2 Body-Tubes, 2 TheraBänder

KRÄFTIGUNG: Schultermuskulatur (hinterer Anteil der Deltamuskeln, Untergrätenmuskel) | Nacken- und Rückenmuskulatur (Trapezmuskel, großer und kleiner Rautenmuskel, Latissimus) | Armmuskulatur (Bizeps, Armbeuger) | Tiefe Rumpfmuskulatur

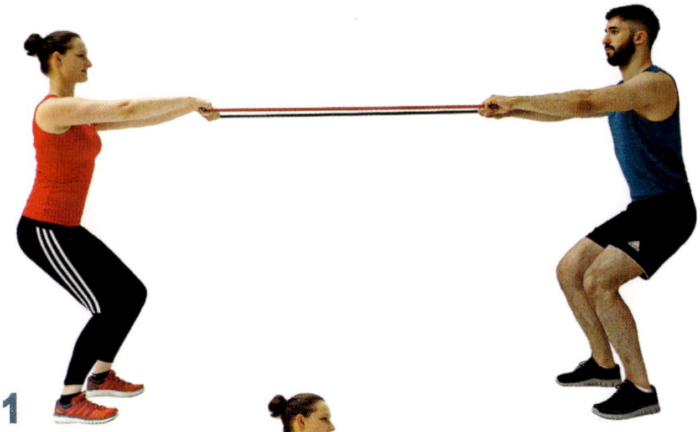

1

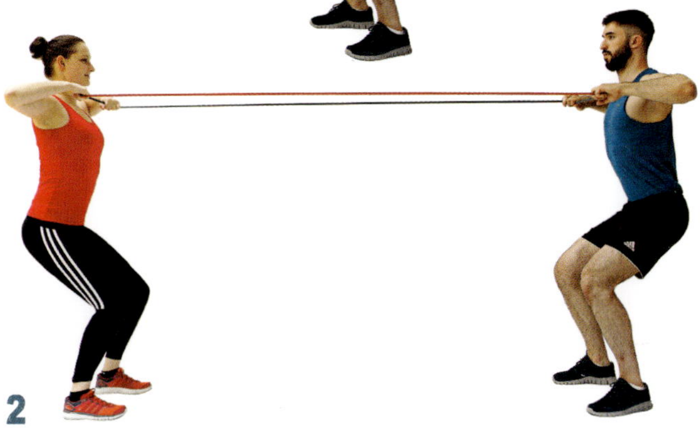

2

1 Startposition Beide Partner stehen sich im schulterbreiten Stand gegenüber, umfassen das Deuserband und strecken die Arme auf Schulterhöhe gerade nach vorn aus, ohne sie durchzustrecken. Die Handinnenseiten zeigen zum Boden. Nun beugen Sie leicht die Beine in den Kniegelenken, richten den Oberkörper auf, spannen die Bauchmuskulatur an und bringen das Band auf Spannung.

2 Ausführung Beide Partner beugen gleichzeitig und kontrolliert die Arme und ziehen die Ellenbogen auf Schulterhöhe nach hinten und die Schulterblätter aufeinander zu. Die Arme zeigen nahezu waagerecht zum Boden. Halten Sie durchgehend Körperspannung, den Rücken gestreckt und den Kopf in Verlängerung zur Wirbelsäule. Anschließend strecken Sie die Arme ebenso kontrolliert wieder nach vorn aus, ohne sie durchzustrecken.

Variante Alternativ zum Deuserband verwenden Sie zwei Body-Tubes oder zwei TheraBänder gleicher Stärke.

Reverse Flys

BÄNDER: 2 Body-Tubes, 2 TheraBänder

KRÄFTIGUNG: Schulter- und Schultergürtelmuskulatur (hinterer Anteil der Deltamuskeln, Untergrätenmuskel) | Nacken- und obere Rückenmuskulatur (Trapezmuskel, Rautenmuskeln) | Rumpfmuskulatur

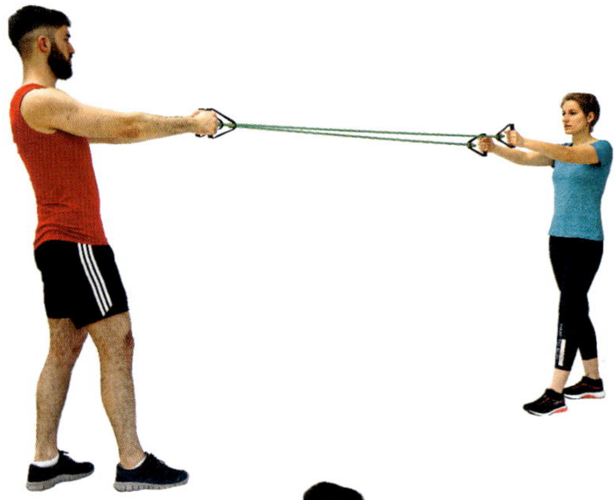

1

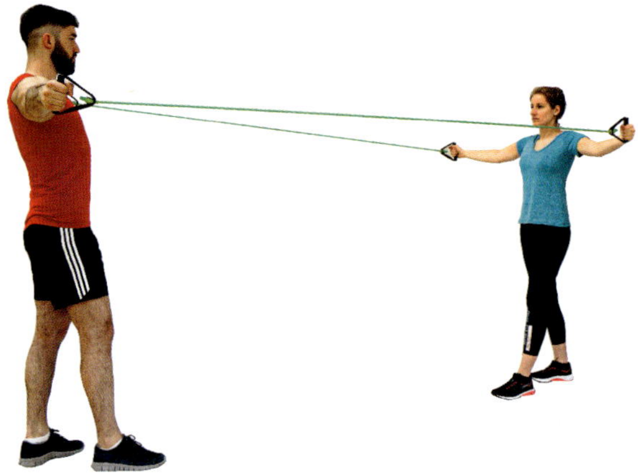

2

1 Startposition Beide Partner stehen sich in Schrittstellung gegenüber, strecken die Arme auf Schulterhöhe nach vorn aus (nicht durchstrecken) und halten die Enden von zwei TheraBändern oder Body-Tubes. Verwenden Sie Bänder gleicher Länge und Stärke. Die Handinnenseiten zeigen zueinander. Die Bänder sind leicht vorgespannt. Jetzt richten Sie den Oberkörper auf, kippen die Hüfte leichte nach vorn und spannen die Gesäß- und Bauchmuskeln an.

2 Ausführung Mit der Ausatmung ziehen beide Partner gleichzeitig, langsam und kontrolliert die Arme über die Außenseiten nach hinten und dabei die Schulterblätter zusammen. Halten Sie die Arme auf Brusthöhe, den Rücken gestreckt und Bauch- und Gesäßmuskulatur angespannt. Dann bewegen Sie die Arme ebenso synchron wieder nach vorn, ohne sie durchzustrecken. Sie leiten die nächste Wiederholung ein.

Butterfly mit gestreckten Armen

BÄNDER: Body-Tube, TheraBand

KRÄFTIGUNG: Brustmuskulatur (großer Brustmuskel, vorderer Sägemuskel) | Schultermuskulatur (vorderer Anteil der Deltamuskeln, Muskeln der Rotatorenmanschette) | Armmuskulatur (Bizeps)

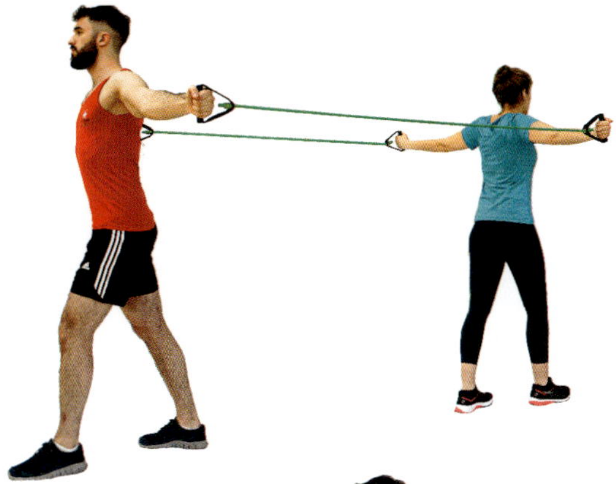

1

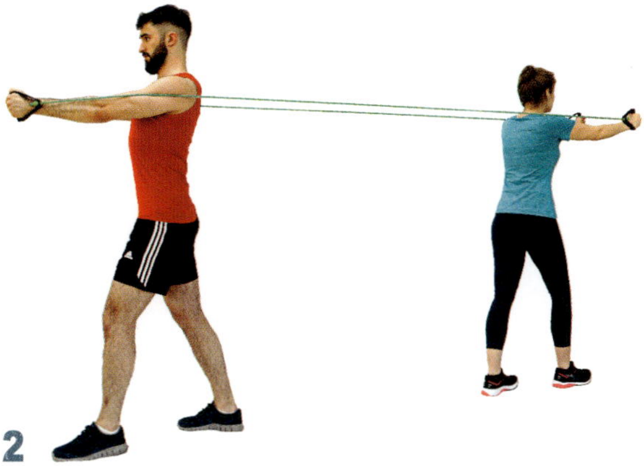

2

1 Startposition Auch für diese Übung benötigen Sie zwei Bänder gleicher Länge und Stärke. Die Partner stellen sich mit dem Rücken zueinander auf, umfassen die Bandenden auf der gleichen Seite und bringen die Bänder bei seitlich auf Brust- bis Schulterhöhe ausgestreckten Armen auf Zug. Halten Sie die Ellenbogen ganz leicht gebeugt. Für einen festen Stand nehmen Sie die Schrittstellung ein, spannen die Bauch- und Gesäßmuskulatur an und richten den Oberkörper auf. Die Handinnenseiten zeigen nach vorn.

2 Ausführung Mit einer langsamen und kontrollierten Bewegung aus den Schultern führen die Partner synchron die Arme nach vorn und atmen mit der Bewegung aus. Mit dem Einatmen bewegen Sie die Arme ebenso kontrolliert wieder seitlich zurück. Vermeiden Sie schnelle und ruckartige Armbewegungen und trainieren Sie ohne Schwung. Die Handgelenke bleiben gerade und die Arme ganz leicht gebeugt.

Ergänzungstraining (Ausgleichstraining) mit Fitnessbändern

Wenn Sie regelmäßig eine bestimmte Sportart wie zum Beispiel Fußball, Schwimmen, Laufen oder Radfahren absolvieren, werden bestimmte Muskeln bevorzugt trainiert und andere vernachlässigt. Erfahrene Sportler bauen entsprechende Kräftigungsübungen in ihr Trainingsprogramm ein, die verhindern, dass die kleinen Halte- und Stützmuskeln vernachlässigt werden oder trainingsbedingt muskuläre Ungleichgewichte (Dysbalancen) entstehen.
Grundsätzlich ist es bei allen Sportarten wichtig, dass nicht nur die ausführende und handelnde Muskulatur, sondern auch die entsprechenden Gegenspieler in ein Training einbezogen werden. Ist das innerhalb Ihres sportartspezifischen Trainings nicht oder nur schwer möglich, führen Sie zusätzlich ein Ergänzungs- beziehungsweise Ausgleichstraining durch. Dieses eignet sich auch, um Verspannungen und Schmerzen vorzubeugen, die infolge berufsbedingter einseitiger körperlicher Belastungen auftreten.
Ursprünglich kamen Ausgleichsübungen in der Physiotherapie zur Anwendung. Sie wurden unter anderem auch mit Thera-Bändern ausgeführt. Da sich das Training mit den Bändern bewährte und die Leistungsentwicklung förderte, wurde es fester Bestandteil der Trainingsprogramme von Sportlern in vielen Sportarten. Ob Kampfsportler, Handballer, Gewichtheber oder Läufer, alle profitieren von einen angepassten Ergänzungstraining.

Krafttraining mit Fitnessbändern als Ergänzung zum Ausdauersport

Kräftigungsübungen dürfen in keinem Ausdauer-Trainingsprogramm fehlen, denn sie stärken nicht nur Muskeln und Gelenke, sondern wirken sich auch positiv auf die Körperspannung und Körperhaltung aus. Dies schützt einerseits vor Überlastungen und mindert dadurch das Verletzungsrisiko, andererseits verbessert es deutlich die Kraftübertragung vom Unterkörper über die Körpermitte zu den oberen Extremitäten.
Sehen wir uns dazu einige Beispiele an: Ein regelmäßiges Lauftraining beeinflusst die maximale Sauerstoffaufnahme und wirkt sich dadurch positiv auf die Leistungsfähigkeit des Herz-Kreislauf-Systems aus. Jedoch beinhaltet es keine ausreichenden Kraftkomponenten, die auch die Rumpfmuskulatur einbeziehen und die intermuskuläre Koordination fördern. Dabei ist eine stabile Rumpfmuskulatur enorm wichtig. Sie hält beim Laufen den Oberkörper aufrecht und richtet die Abstoßenergie nach vorn. Gleichzeitig reduziert eine stabile Rumpfmuskulatur die Wirbelsäulenbelastung und verhindert Ausweichbewegungen. Wie Sie die Bänder in einem ergänzenden Training einsetzen können, zeigen die folgenden Übungsbeispiele.

Kräftigung der Rumpfmuskulatur

Seitliches Beinheben im Vierfüßlerstand

⊳ Seite 96 ⊳ Miniband

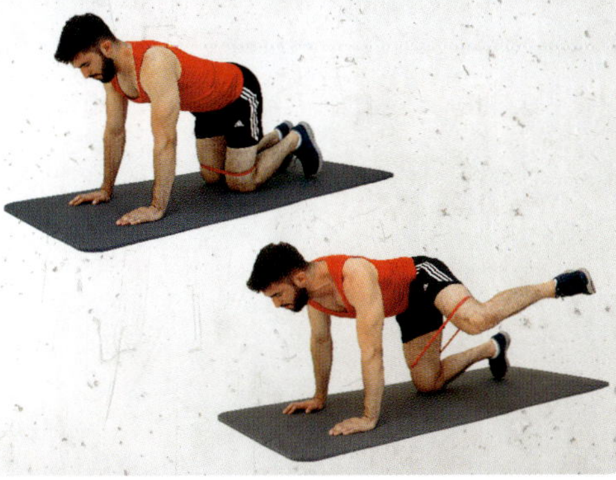

Seitliche Beinzüge im Vierfüßlerstand

⊳ Seite 97 ⊳ Miniband

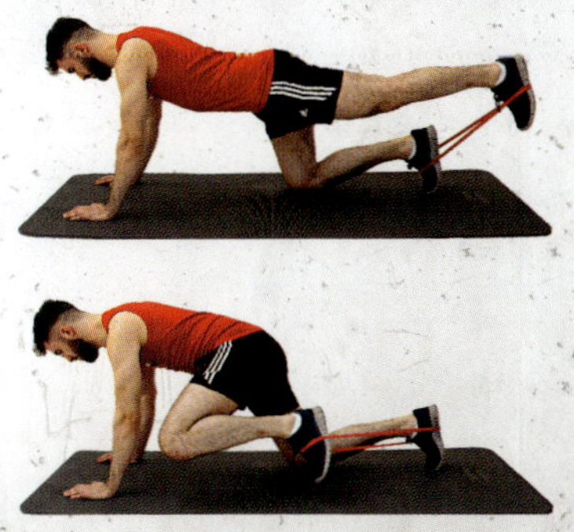

Oberkörperrotation vorgebeugt

⊳ Seite 60 ⊳ Body-Tube, TheraBand

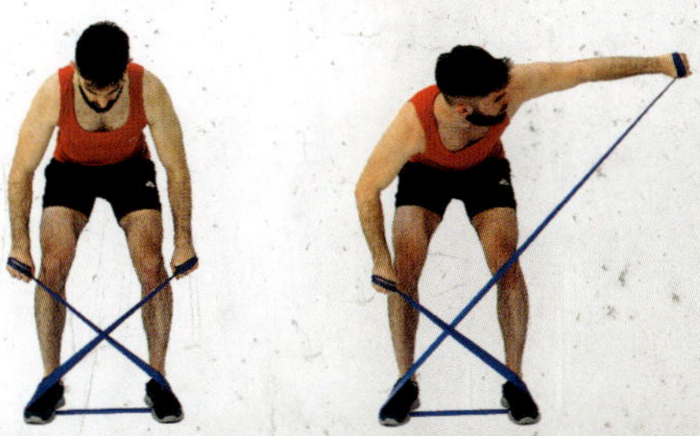

Hüftbrücke mit Beinstreckung

⊳ Seite 108 ⊳ Miniband

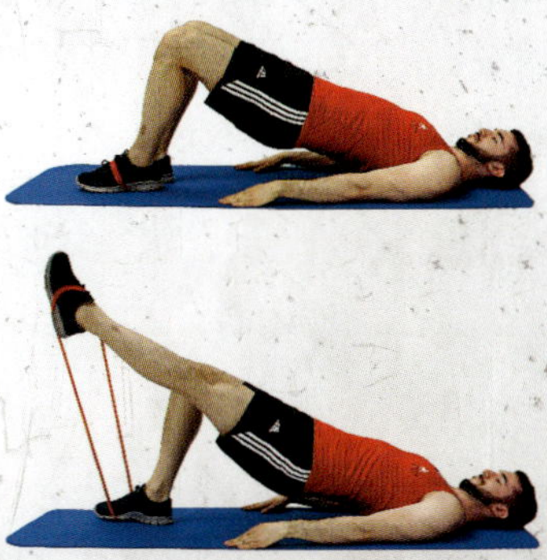

Russian Twist im Schwebesitz

⊳ Seite 116 ⊳ Miniband

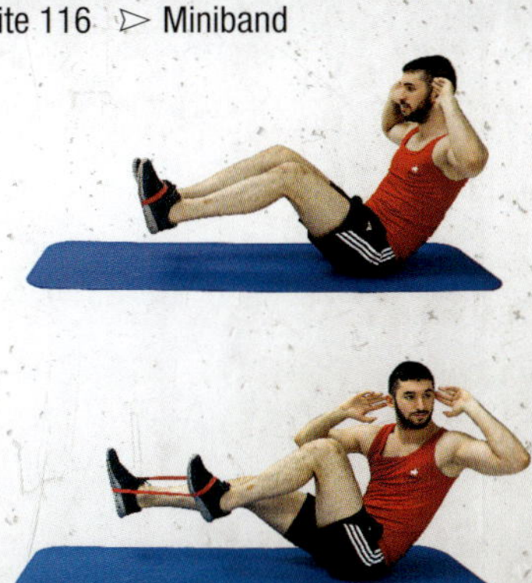

Seitbeugen im Stehen

⊳ Seite 119 ⊳ Body-Tube, TheraBand, Deuserband Light, Deuserband

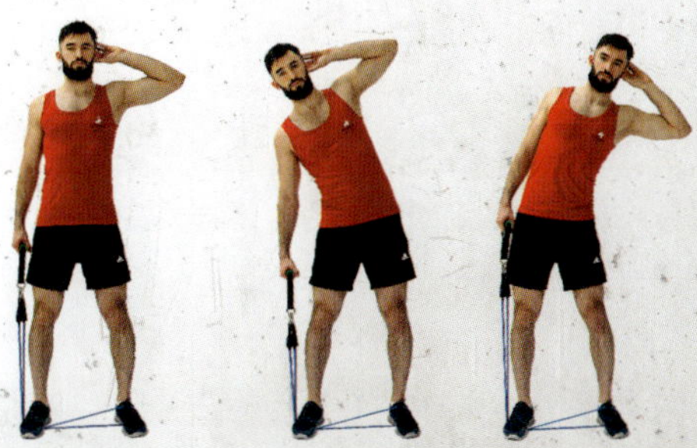

Hüftbrücke gegen Bandwiderstand

▷ Seite 124 ▷ TheraBand, Deuserband, Deuserband Light, Body-Tube

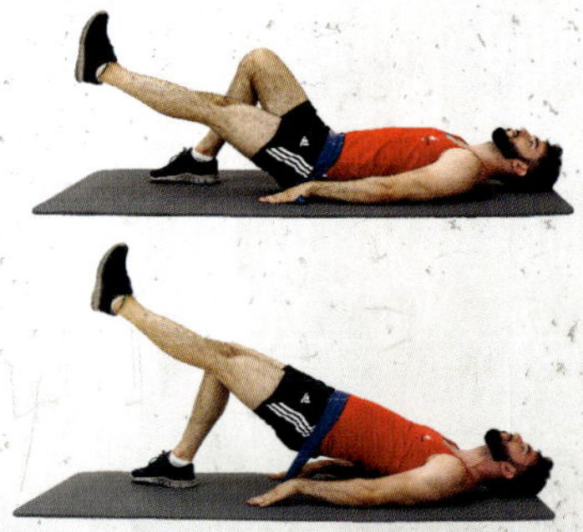

Einseitige Beinrotation

▷ Seite 126 ▷ TheraBand, Deuserband, Deuserband Light

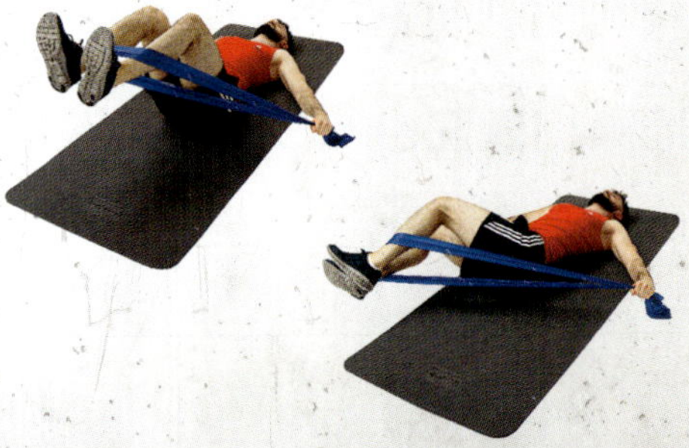

Rumpfaufrichtung (Kreuzheben)

▷ Seite 128 ▷ Deuserband, Deuserband Light

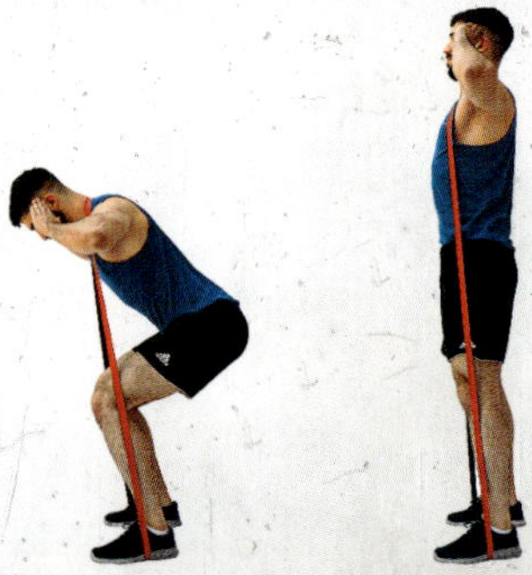

Einarmiges Rudern in Liegestützposition

▷ Seite 135 ▷ Miniband, TheraBand

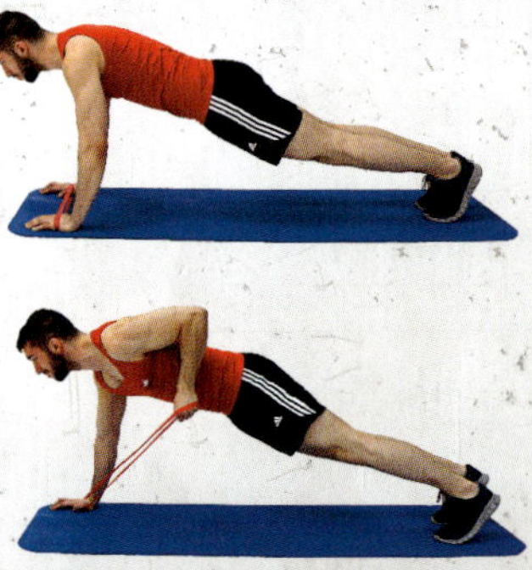

Reverse Plank mit Beinheben

▷ Seite 129 ▷ Miniband

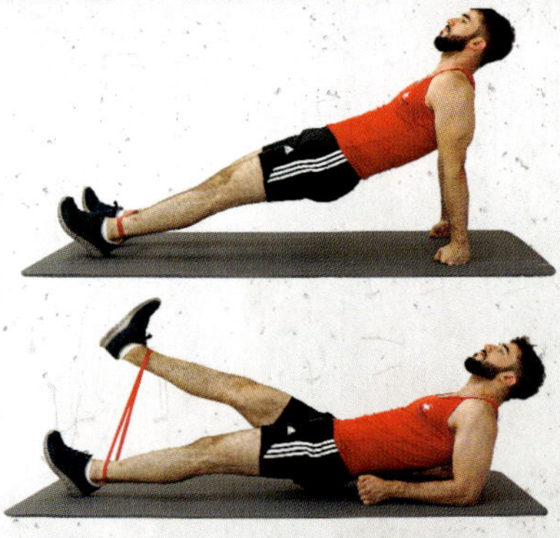

Bergsteiger

▷ Seite 136 ▷ Miniband

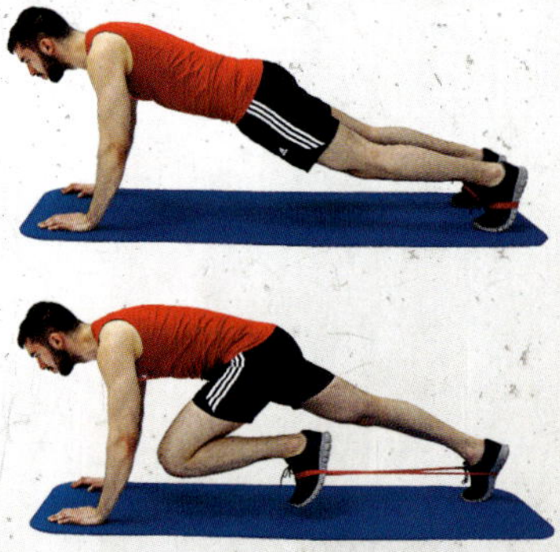

Seitstütz mit Kniezug

▷ Seite 139 ▷ Miniband

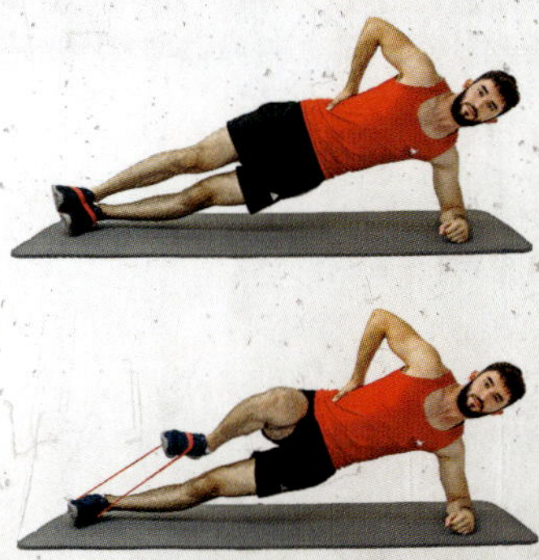

Drei-Punkt-Stütz

▷ Seite 140 ▷ Miniband

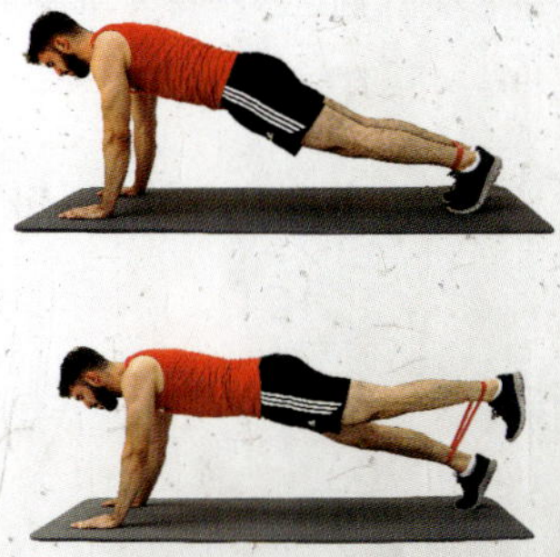

Plank mit seitlichem Beinzug

▷ Seite 141 ▷ Miniband

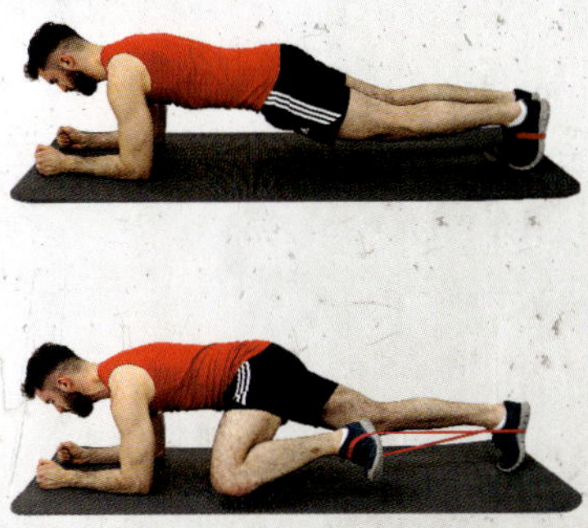

Einbeiniger Liegestütz

▷ Seite 142 ▷ Miniband

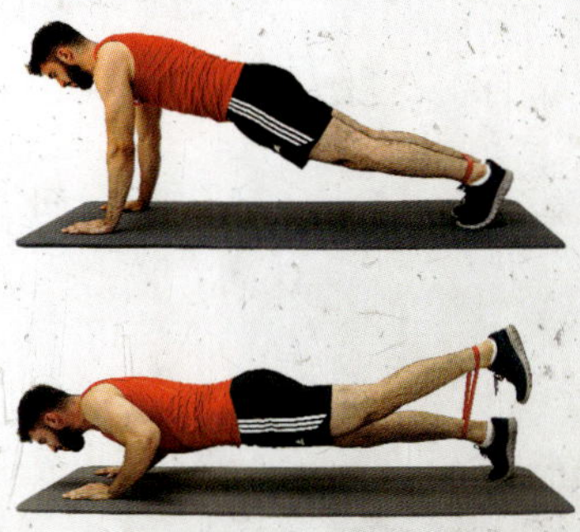

Schnellkrafttraining

Deuser- und Superbänder sind aufgrund ihres hohen Widerstands und ihrer Reißfestigkeit ideal für den Einsatz im Schnellkraft- und Sprinttraining. Das Band wird um die Hüften gelegt und von einem Trainingspartner gehalten. Sie laufen gegen den Zugwiderstand des Bandes. Wählen Sie ein extrem starkes Band mit einem hohen Zugwiderstand, wird vordergründig Kraft trainiert. Liegt der Widerstand im mittleren Bereich, trainieren Sie Kraftausdauer. Das Lauftraining mit Zugwiderstand gehört bei allen Sportarten zum Trainingsprogramm, die schnelle Sprints enthalten. Dazu zählen unter anderem auch Eishockey und Fußball.

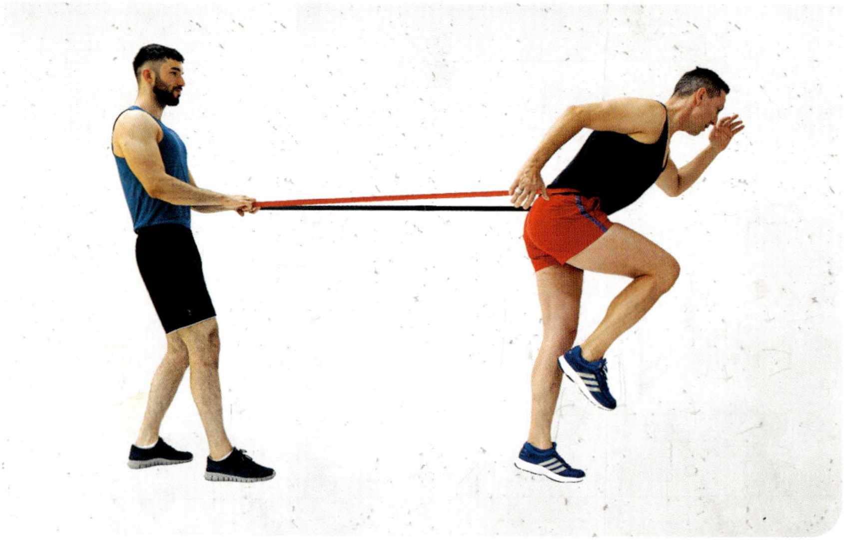

Kombinationsübungen

Wer regelmäßig Spielsportarten wie Handball, Basketball oder Volleyball betreibt, sollte ebenfalls ein ergänzendes und angepasstes Krafttraining ausführen. Die Entwicklung von Geschwindigkeit sowie zielgerichteten Würfen und Abschlägen erfordert ein perfektes Zusammenspiel von Muskeln, Sehnen, Knochen und Gelenken. Dabei steht einerseits das Training der Rumpf-, Schulter- und Armmuskulatur sowie der Beinmuskulatur im Vordergrund. Andererseits sind Übungen, die Drehungen, Streckungen und Rotationsbewegungen unter Belastung beinhalten, ebenso einzubauen. Auch die Kombination von Kniebeugen und Ausfallschritten mit Front- und Seitheben sowie Rotationsbewegungen sind zielführend.

Kombinationsübungen

Butterfly einseitig mit Rumpfrotation

▷ Seite 64 ▷ Body-Tube, TheraBand, Deuserband Light

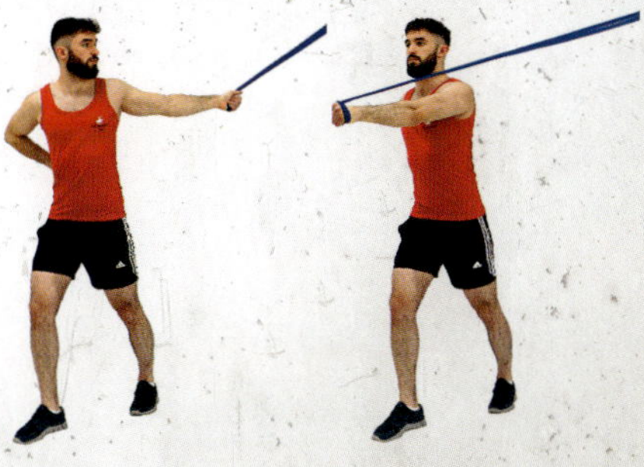

Oberkörperdrehung im Vierfüßlerstand

▷ Seite 71 ▷ TheraBand

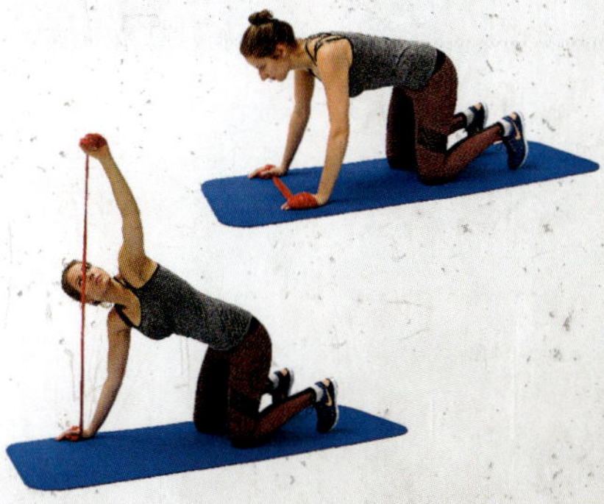

Frontheben im Sitzen

▷ Seite 72 ▷ Body-Tube, TheraBand, Deuserband Light

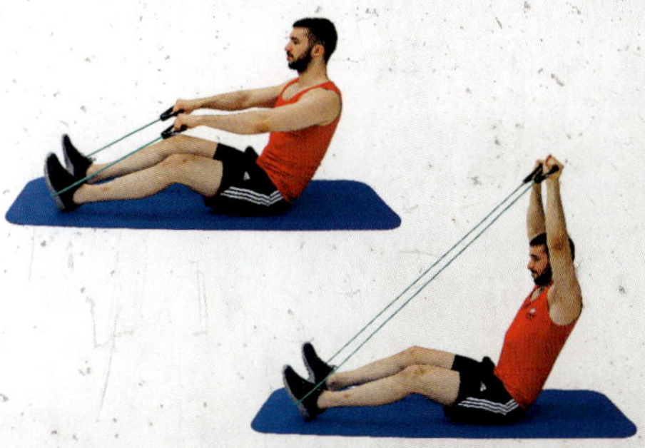

Diagonalzug

▷ Seite 112 ▷ TheraBand, Body-Tube, Deuserband Light, Deuserband

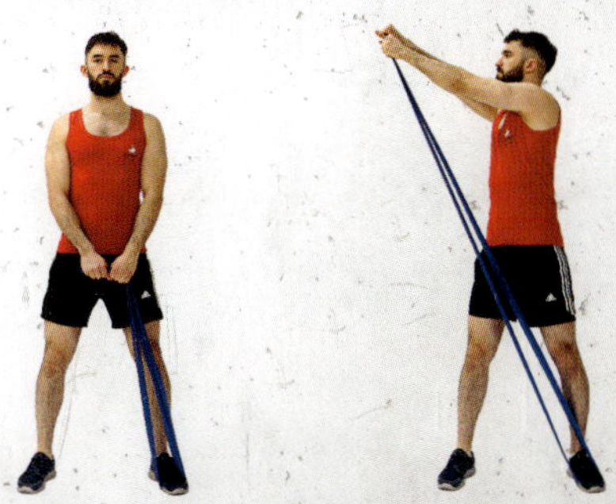

Diagonale Streckung im Einbeinstand

▷ Seite 114 ▷ TheraBand, Body-Tube, Deuserband Light

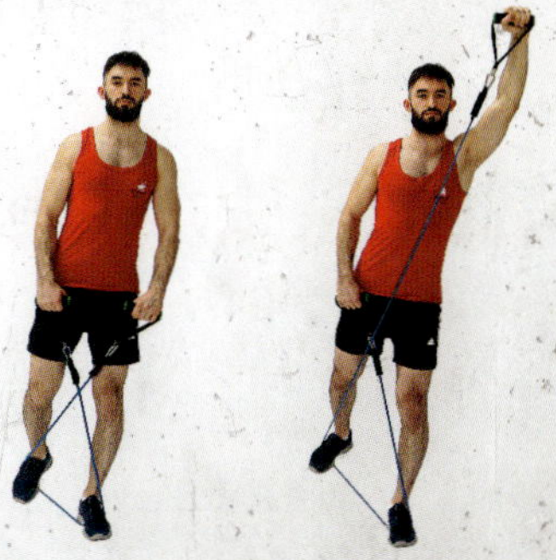

Russian Twist im Sitzen

▷ Seite 115 ▷ TheraBand, Deuserband, Deuserband Light, Body-Tube

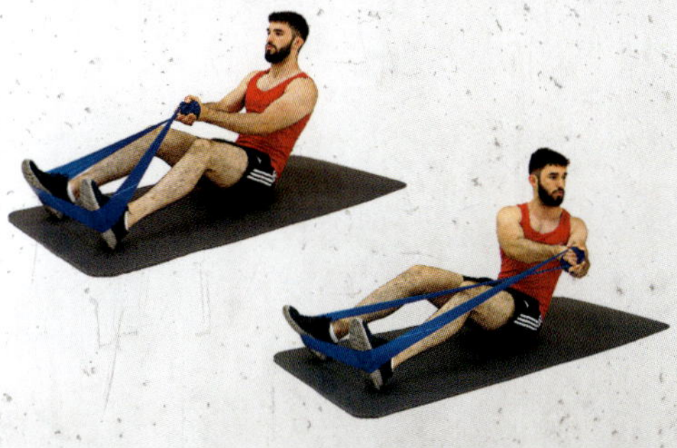

Ausfallschritt o. Kreuzschritt mit Seitheben

⊳ Seite 130 ⊳ Body-Tube, TheraBand

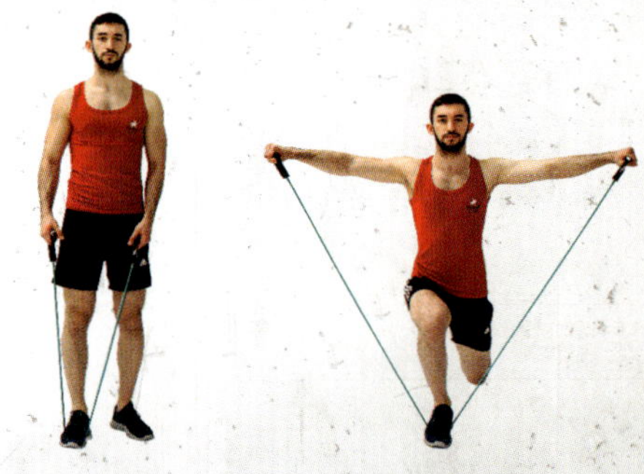

Ausfallschritt mit Frontheben

⊳ Seite 131 ⊳ Body-Tube, TheraBand

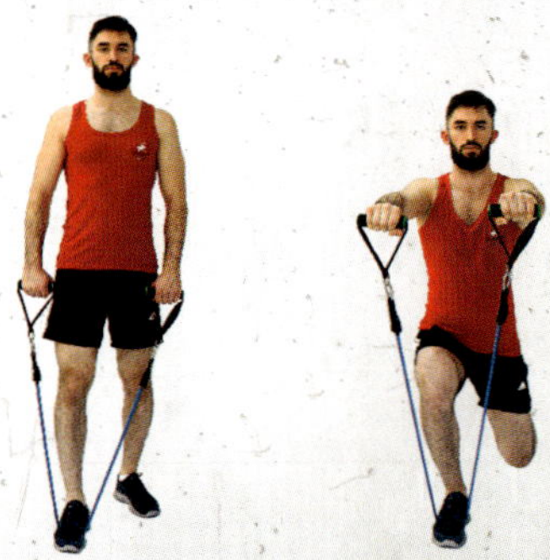

Ausfallschritt mit Rumpfdrehung

⊳ Seite 133 ⊳ TheraBand, Body-Tube, Deuserband Light

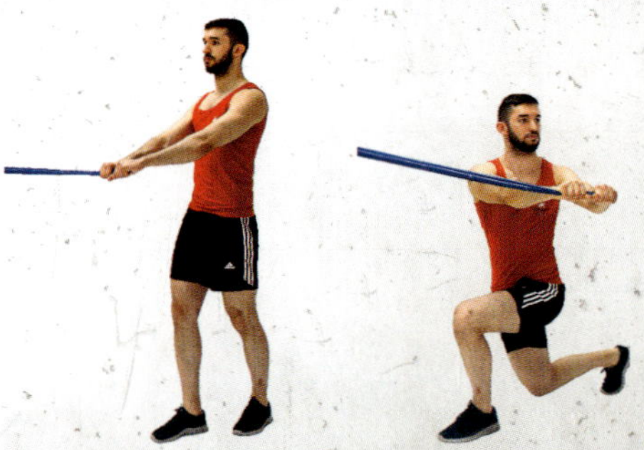

Kniebeugen, dann Schulterdrücken

⊳ Seite 147 ⊳ TheraBand, Body-Tube, Deuserband Light, Deuserband

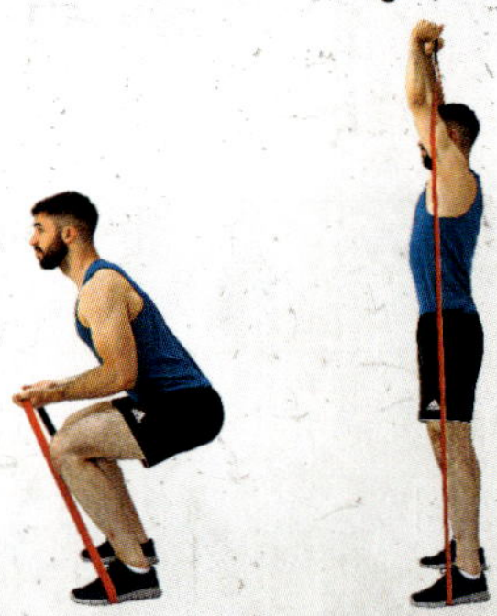

Kniebeugen mit Schulterdrücken

⊳ Seite 148 ⊳ Body-Tube, TheraBand

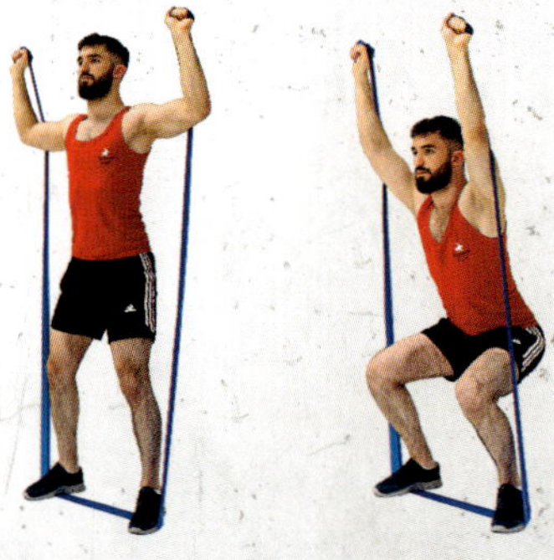

Kniebeugen mit Frontheben

⊳ Seite 149 ⊳ TheraBand, Body-Tube

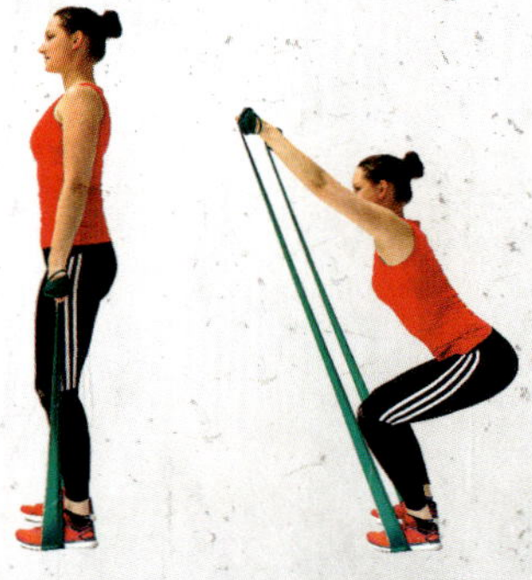

Gesundheitsorientiertes Krafttraining mit Fitnessbändern zur Rückenstärkung

Die Rückenmuskulatur ist für die Streckung und Stabilisierung der Wirbelsäule zuständig und ermöglicht uns Bewegungen in allen Richtungen. Trotz dieser relativ einfach klingenden Funktionen ist die Anatomie sehr komplex. Die gesamte Rückenmuskulatur besteht aus der oberflächlich gelegenen und der tiefliegenden Rückenmuskulatur. Das Training mit Widerstandsbändern ermöglicht es uns, sehr gezielt bestimmte Rückenbereiche und die dort vorhandenen Muskeln anzusprechen. Ein ausgleichendes Rückentraining kann muskuläre Dysbalancen beheben und daraus resultierende Fehlhaltungen korrigieren. Vor allem die häufig vernachlässigte Rückenstreckmuskulatur, die für die Aufrichtung der Wirbelsäule und für Seitneigungen zuständig ist, sollte dabei einbezogen werden.

Krafttraining zur Rückenstärkung

Frontziehen

⊳ Seite 53 ⊳ Body-Tube, TheraBand, Deuserband, **Deuserband Light**

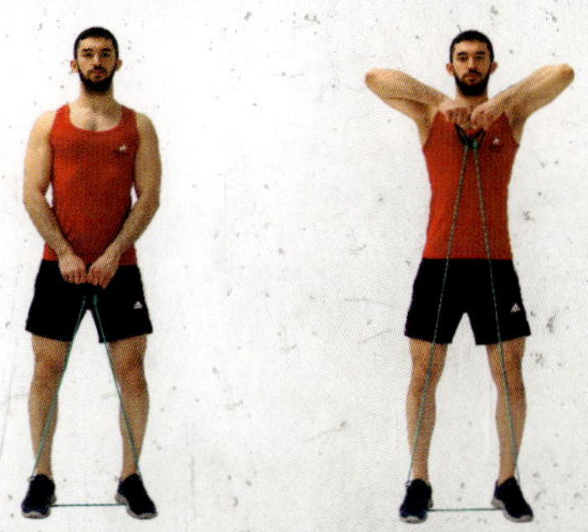

Vorgebeugtes Rudern in Schrittstellung

⊳ Seite 55 ⊳ Body-Tube, TheraBand, Deuserband, **Deuserband Light**

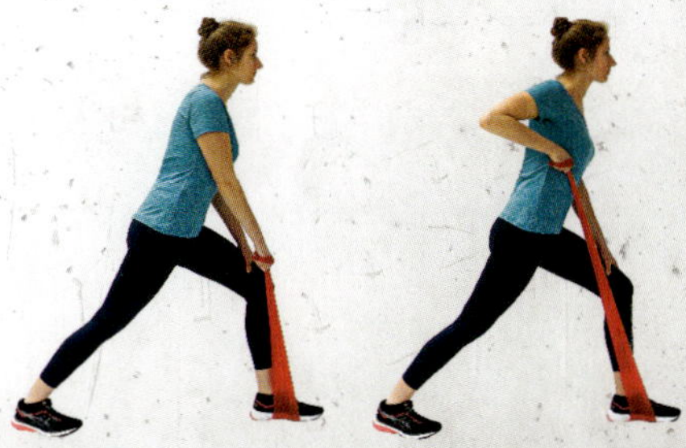

Reverse Flys im Sitzen

⊳ Seite 57 ⊳ Body-Tube, TheraBand

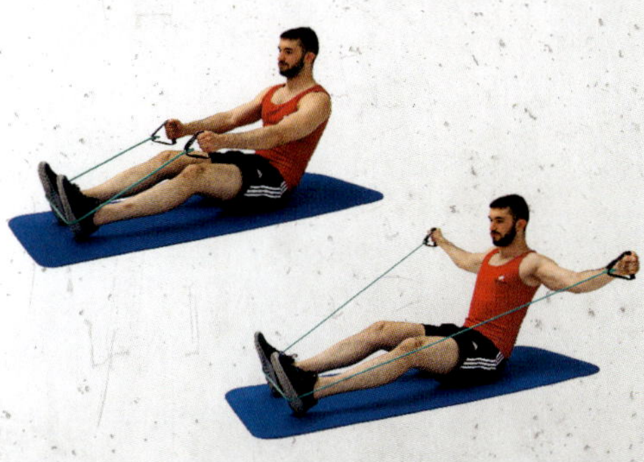

Reverse Flys vorgebeugt

⊳ Seite 59 ⊳ Body-Tube, TheraBand

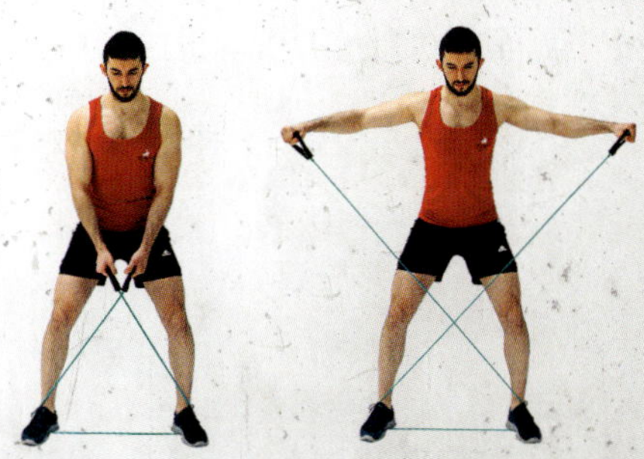

Arm-/Rückenstreckung

▷ Seite 69 ▷ Body-Tube, TheraBand

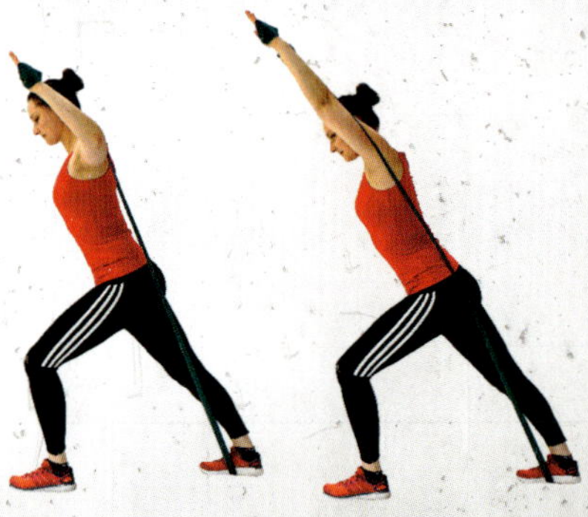

Armrückführen im Stehen

▷ Seite 80 ▷ TheraBand, Body-Tube

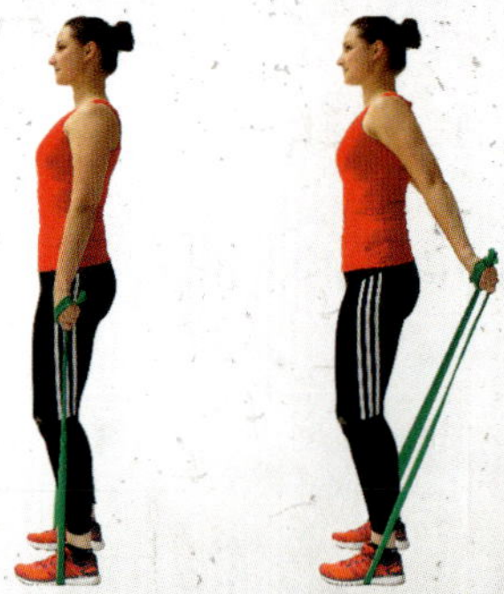

Rudern im Stehen

▷ Seite 83 ▷ Body-Tube, TheraBand, Deuserband, Deuserband Light

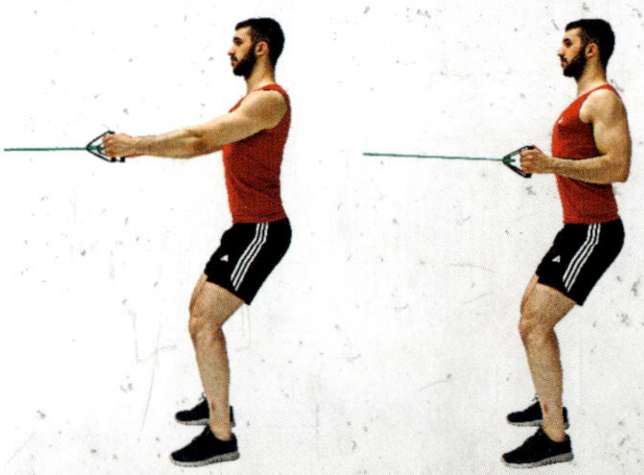

Einarmiges Rudern im Ausfallschritt

▷ Seite 82 ▷ Miniband, TheraBand

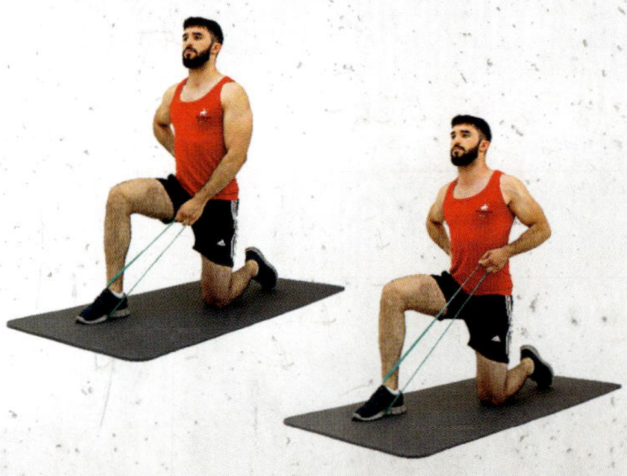

Latissimuszug gestreckt

▷ Seite 92 ▷ Miniband, TheraBand

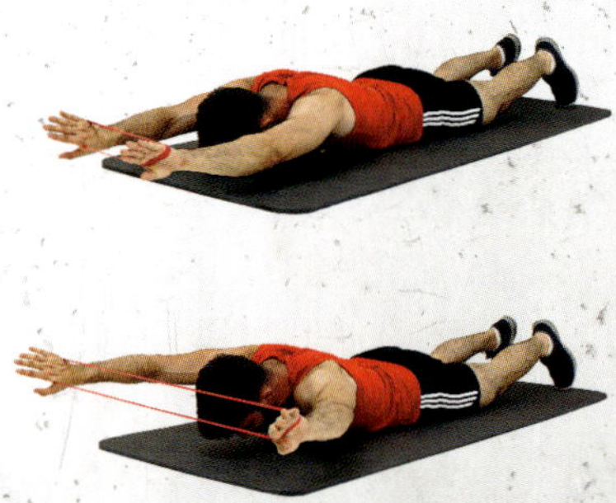

Oberkörperrotation vorgebeugt

▷ Seite 60 ▷ Body-Tube, TheraBand

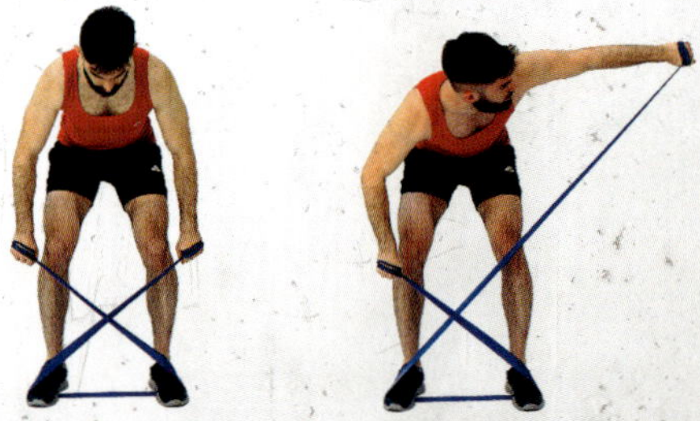

V-Streckung

▷ Seite 70 ▷ TheraBand, Body-Tube

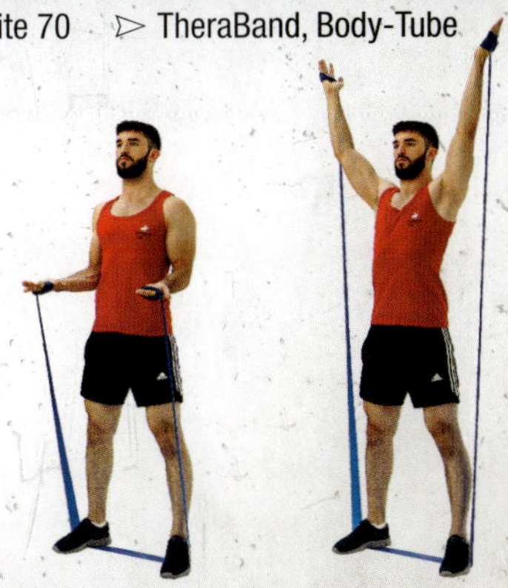

Trizepsdrücken über dem Kopf

▷ Seite 78 ▷ TheraBand, Body-Tube

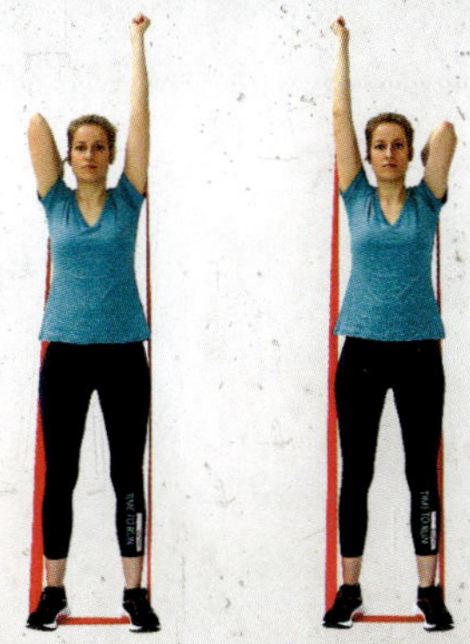

Seitheben der Arme

▷ Seite 49 ▷ Body-Tube, TheraBand

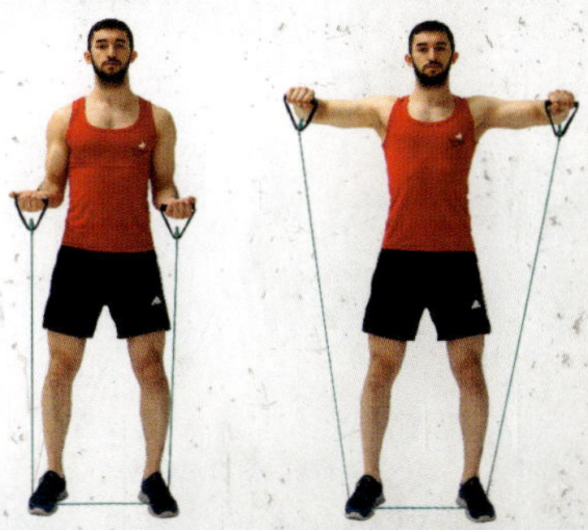

Diagonalzug

▷ Seite 112 ▷ TheraBand, Body-Tube, Deuserband Light, Deuserband

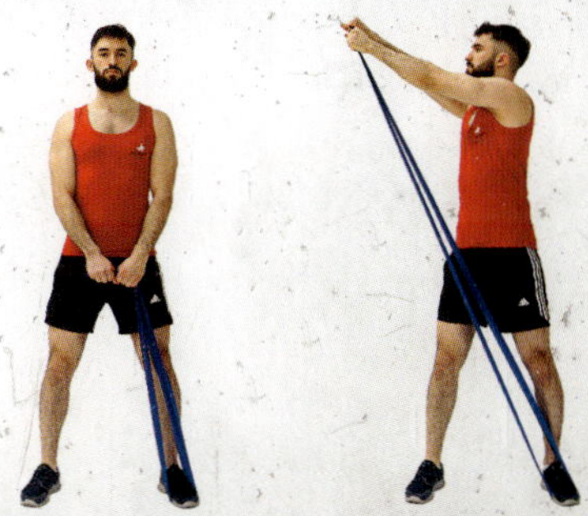

Hüftbrücke gegen Bandwiderstand

▷ Seite 123 ▷ TheraBand, Deuserband Light, Deuserband, Body-Tube

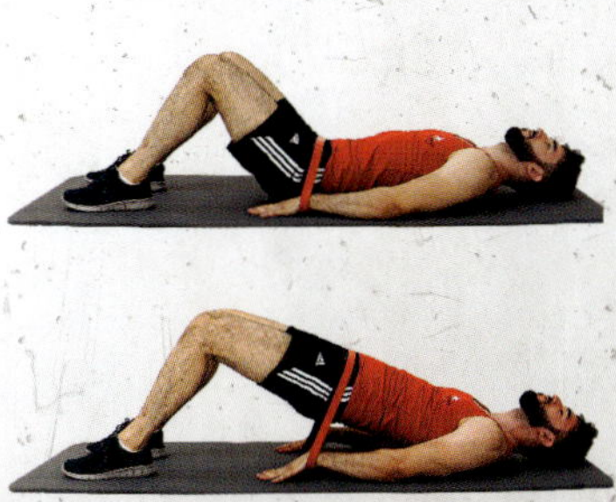

Push-Crunch

▷ Seite 118 ▷ TheraBand, Deuserband Light, Deuserband, Body-Tube

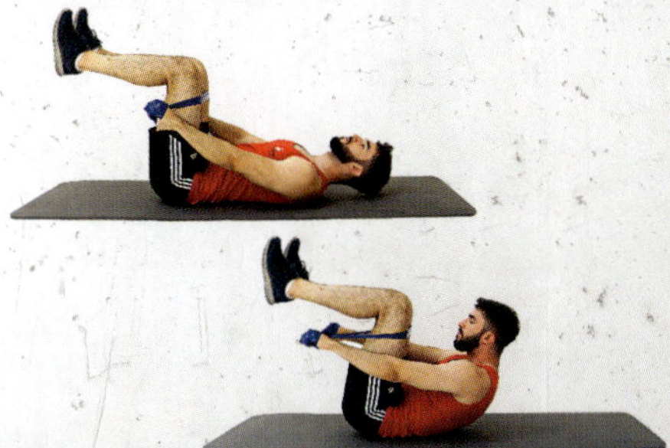

Übersicht über die Muskulatur

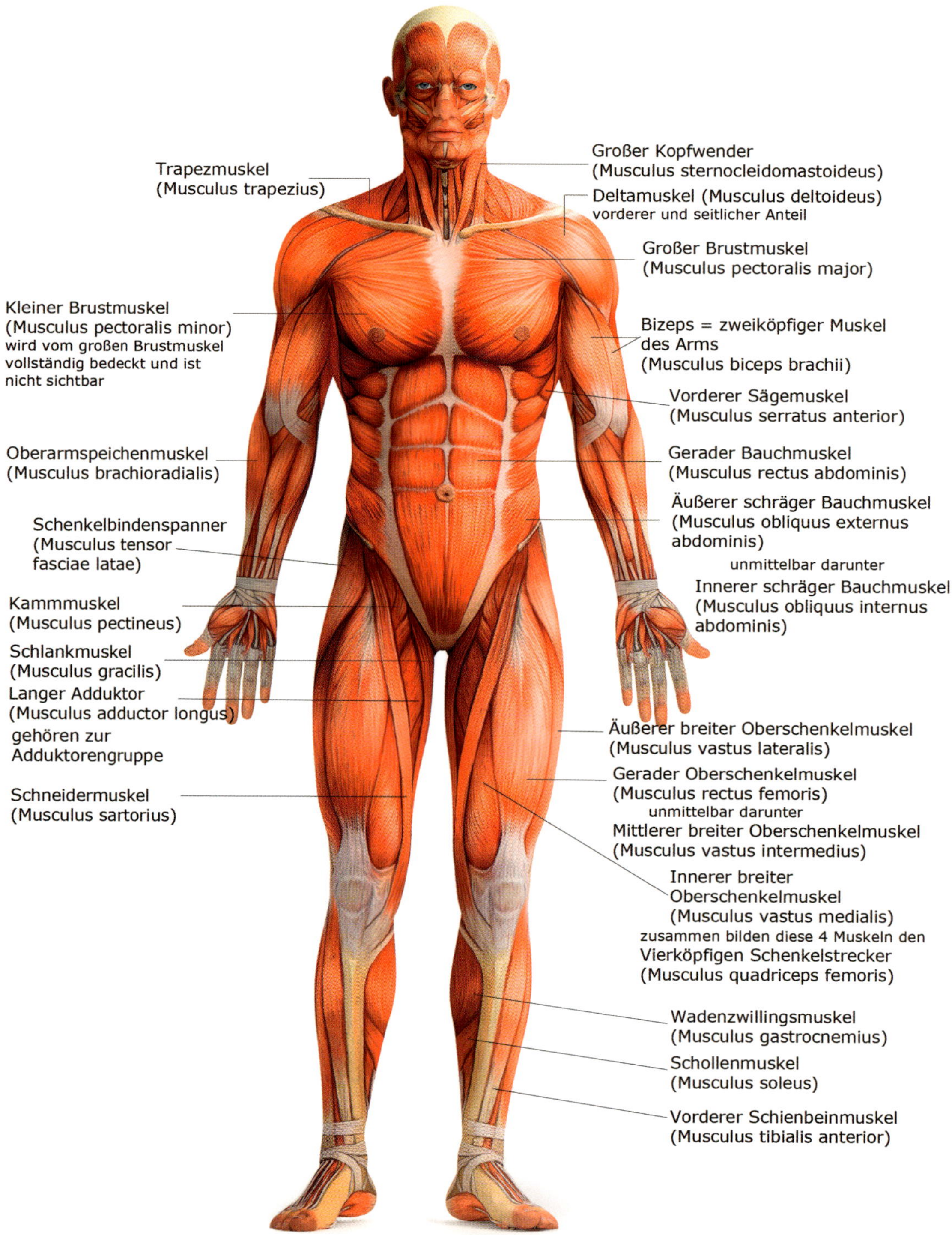

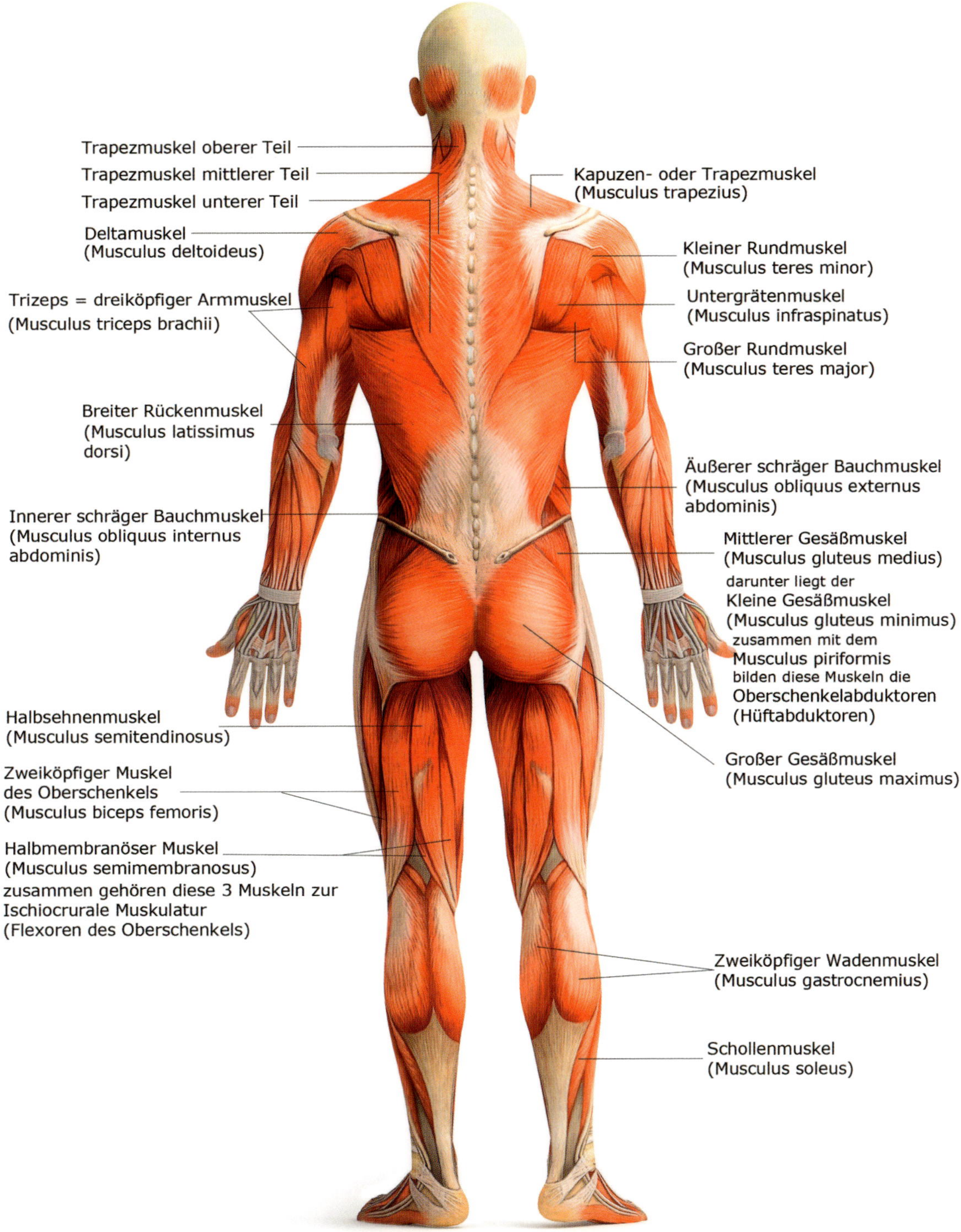
Trapezmuskel oberer Teil
Trapezmuskel mittlerer Teil
Trapezmuskel unterer Teil
Deltamuskel (Musculus deltoideus)
Trizeps = dreiköpfiger Armmuskel (Musculus triceps brachii)
Breiter Rückenmuskel (Musculus latissimus dorsi)
Innerer schräger Bauchmuskel (Musculus obliquus internus abdominis)
Halbsehnenmuskel (Musculus semitendinosus)
Zweiköpfiger Muskel des Oberschenkels (Musculus biceps femoris)
Halbmembranöser Muskel (Musculus semimembranosus)
zusammen gehören diese 3 Muskeln zur Ischiocrurale Muskulatur (Flexoren des Oberschenkels)
Kapuzen- oder Trapezmuskel (Musculus trapezius)
Kleiner Rundmuskel (Musculus teres minor)
Untergrätenmuskel (Musculus infraspinatus)
Großer Rundmuskel (Musculus teres major)
Äußerer schräger Bauchmuskel (Musculus obliquus externus abdominis)
Mittlerer Gesäßmuskel (Musculus gluteus medius)
darunter liegt der Kleine Gesäßmuskel (Musculus gluteus minimus)
zusammen mit dem Musculus piriformis
bilden diese Muskeln die Oberschenkelabduktoren (Hüftabduktoren)
Großer Gesäßmuskel (Musculus gluteus maximus)
Zweiköpfiger Wadenmuskel (Musculus gastrocnemius)
Schollenmuskel (Musculus soleus)

Fachliteratur

Jörg Birkel, Ben Schneider: Athletiktraining für Triathleten: Funktionelles Training für mehr Kraft, Stabilität und bessere Leistungen, 1. Auflage, Hamburg: spomedis 2011

Wend-Uwe Boeckh-Behrens, Wolfgang Buskies: Fitness-Krafttraining: Die besten Übungen und Methoden für Sport und Gesundheit, 16. Auflage, Reinbek: Rowohlt Taschenbuch Verlag 2000

Wend-Uwe Boeckh-Behrens, Wolfgang Buskies: Gesundheitsorientiertes Fitnesstraining: [Fitnessgrundlagen, Krafttraining, Ausdauertraining, Beweglichkeitstraining, Alterssport, Knietraining, Rückentraining, Ernährung, Entspannung], 1. Auflage, Lüneburg: Wehdemeier & Pusch 2002

Heiko Czichoschewski: fit for two: Das effektive Partner-Workout, 1. Auflage, München: Bruckmann 2014

Marcel Doll: Fit mit dem Miniband: Die besten Übungen und Workouts für zu Hause und unterwegs, 1. Auflage, München: riva Verlag 2016

Christoph Eifler: Intensitätssteuerung im fitnessorientierten Krafttraining: Eine empirische Studie, 1. Auflage, Baden-Baden: Tectum 2017

Adolf Faller, Michael Schünke: Der Körper des Menschen – Einführung in Bau und Funktion, 17. überarbeitete Auflage, Stuttgart: Thieme 2016

Wolfgang Friedrich: Optimale Regeneration im Sport: Der Schlüssel zum Erfolg für Freizeit- und Leistungssportler, 2. erweiterte und überarbeitete Auflage, Balingen: Spitta GmbH 2014

Wolfgang Friedrich: Optimale Sporternährung: Grundlagen für Leistung und Fitness im Sport, 4. Auflage, Balingen: Spitta GmbH 2015

Michael Fröhlich: Eine empirische Studie zur Methodik des Kraftausdauertrainings, 1. Auflage, Göttingen: Cuvillier 2003

Jürgen Giessing: Das Muskelaufbautraining beim Bodybuilding. Eine kritische Analyse aus sportwissenschaftlicher Sicht, 2. Auflage, Baden-Baden: Tectum 2007

Andres Hohmann, Martin Lames, Manfred Letzelter: Einführung in die Trainingswissenschaft, 6. Auflage, Wiebelsheim: Limpert 2014

Horst Meise, Gesine Ratajczyk: TheraBand und Bodytrainer-Tubing, 2. Auflage, Aachen: Meyer & Meyer 2008

Christian Ovelhey: Stärkung der Kraftausdauer und intermuskulären Koordination für die Bereiche Rücken, Rumpf und Schultern: Wahrnehmungsförderung der Muskelspannung, 1. Auflage, München: Grin Verlag 2009

Markus Pabst, Andreas Butz: Athletiktraining für Ausdauersportler: Mehr Kraft, Energie und Beweglichkeit, München: BLV Buchverlag 2017

Jörn Rühl, Jens Binias: 4XF Outdoor FitCamp: Natur, Spaß und hartes Training, 1. Auflage, Aachen: Meyer & Meyer 2014

Günter Schnabel, Hans-Dietrich Harre: Trainingslehre – Trainingswissenschaft: Leistung-Training-Wettkampf, 1. Auflage, Aachen: Meyer & Meyer 2009

Ronald Thomschke: Rückenfit & Kreuzfidel: Das Training für Rücken und aufrechte Körperhaltung, 2. Auflage, Berlin: Steffen Verlag 2015

Ronald Thomschke: Tiefenmuskulatur-Training: Starke Körpermitte, mehr Kraft, Stabilität, Balance, 3., überarbeitete, aktualisierte und erweiterte Auflage, Berlin: Steffen Verlag 2019

Bildnachweis

Alle Fotos stammen vom Autor, außer: S. 7 (l.) Gerhard Seybert/fotolia.de | S. 7 (m.) TheraBand Loop/Ludwig Artzt GmbH | S. 7 (r.) Mark Herreid/fotolia.de | S. 8 TheraBand/Ludwig Artzt GmbH | S. 9 (beide) TheraBand Rollenware, TheraBand CLX Band/Ludwig Artzt GmbH | S. 10 (o.) TheraBand Bodytrainer Tubing/Ludwig Artzt GmbH | S. 10 Body-Tube (o.), Body-Tube Set (u.)/Dittmann International GmbH) | S. 11 (o.) ZenBands/ZenOne Sports | S. 11 (u.) Rubberband/Dittmann International GmbH | S. 12 (u.l.) ZenLoops/ZenOne Sports | S. 12 (u.r.) TheraBand Loop/Ludwig Artzt GmbH | S. 13 (beide) Original Deuser Band, Deuser Band Light/Deuser GmbH | S. 14 (o.) ZenBands Power/ZenOne Sports | S. 17 lenblr/fotolia.de | S. 19 (r.) bilderzwerg/fotolia.de | S. 35 Kzenon/fotolia.de | S. 36 (l.) Africa Studio/fotolia.de | S. 36 (r.) Microgen/fotolia.de | S. 38 Anna Berdnik/shutterstock.de | S. 41 Yulia Furman/fotolia.de | 42 (l.) Microgen/fotolia.de | S. 42 (r.) Elizaveta/fotolia.de | S. 172, 173 adimas/fotolia.de

Über den Autor

Ronald Thomschke lebt und arbeitet als Sportdozent und Präventions-Trainer in Berlin. Schwerpunkte seiner Tätigkeit sind die Erhaltung und Wiederherstellung der Leistungsfähigkeit des Stütz- und Bewegungsapparates durch korrektiven Muskelaufbau, Verbesserung der Körperhaltung und Förderung der Beweglichkeit. Als Personal Trainer entwickelt Ronald Thomschke individuelle Trainings- und Ernährungsprogramme zum Erreichen individueller Ziele. Bewährte Trainingskonzepte aus seinen zahlreichen Seminaren und Kursen mit Teilnehmern unterschiedlichster Altersgruppen publiziert er seit 2015 in seinen Büchern. Er ist Autor von bisher fünf Trainingsbüchern und acht Trainingskarten-Sets, die vom Steffen Verlag herausgegeben werden.

Lob und Kritik

Sind Sie mit diesem Buch zufrieden? Dann würden wir uns über Ihre Weiterempfehlung freuen. Erzählen Sie es Ihrem Freundeskreis, berichten Sie Ihrer Buchhändlerin/ Ihrem Buchhändler davon oder bewerten Sie den Onlinekauf.

Und wenn Sie Kritik, Korrekturen oder Aktualisierungen haben, freuen wir uns über Ihre Nachricht.

Unter https://steffen-verlag.de/newsletter finden Sie unseren kostenlosen Newsletter.

Impressum

Die Deutsche Nationalbibliothek verzeichnet diese Publikation in der Deutschen Nationalbibliografie; detaillierte bibliografische Daten sind im Internet über http://dnb.d-nb.de abrufbar.

3. Auflage 2022

www.steffen-verlag.de, info@steffen-verlag.de

Herstellung: STEFFEN MEDIA, Friedland – Berlin – Usedom,
www.steffen-media.de

ISBN 978-3-95799-081-5